# 中医内科案例选读

主　　审　王新华
主　　编　张志敏　周迎春　祝维峰
副 主 编　张诗军　仲　昱　任培华　武志娟　杨钦河
编　　委　（按姓名笔画排序）
　　　　　王　峰（广州医科大学）
　　　　　王　鹏（广州医科大学）
　　　　　朱慧志（安徽中医药大学）
　　　　　仲　昱（南京中医药大学）
　　　　　任培华（广州医科大学）
　　　　　杨钦河（暨南大学）
　　　　　何春梅（内蒙古自治区国际蒙医医院）
　　　　　汪晓军（首都医科大学）
　　　　　张志敏（广州医科大学）
　　　　　张诗军（中山大学医学院）
　　　　　武志娟（广州医科大学）
　　　　　金　玲（暨南大学）
　　　　　周迎春（南方医科大学中医药学院）
　　　　　周毅业（广州医科大学）
　　　　　祝维峰（广州医科大学）
　　　　　贾爱明（大连医科大学）
　　　　　夏鑫华（广州医科大学）
　　　　　郭海燕（中国中医科学院研究生院）
　　　　　黄平东（广州中医药大学）
　　　　　黄婉怡（广州医科大学）
　　　　　童　娟（广州医科大学）
　　　　　童延清（长春中医药大学）
　　　　　潘素滢（广州医科大学）
　　　　　潘爱珍（中山大学孙逸仙纪念医院）

## 科学出版社
### 北　京

# 内 容 简 介

本书是《中医内科学》的配套教材，书中案例大多来自于各编委的临床验案，案例后附有理、法、方、药的详细解读，是学习《中医内科学》的重要参考书籍。早临证是中医学习过程中的重要环节，本教材可以作为中医理论联系临床实践的重要桥梁。全书的内容注重科学性、创新性、整体性、实用性、启发性，通过生动的案例讲解，能够使同学们身临其境，体悟临床，培养学习兴趣，提高临床水平。

本教材主要适用于全国中医药院校、综合医科大学的中医药学、中西医临床结合五年制、七年制中医内科学课堂教学，也可用于中医住院医师规范化临床实践教学。

**图书在版编目（CIP）数据**

中医内科案例选读 / 张志敏，周迎春，祝维峰主编. —北京：科学出版社，2023.11

ISBN 978-7-03-076516-1

Ⅰ. ①中… Ⅱ. ①张… ②周… ③祝… Ⅲ. ①中医内科–医案–中医学院–教材 Ⅳ. ①R25

中国版本图书馆 CIP 数据核字（2023）第 189599 号

责任编辑：张天佐 / 责任校对：严　娜
责任印制：张　伟 / 封面设计：陈　敬

科学出版社 出版
北京东黄城根北街 16 号
邮政编码：100717
http://www.sciencep.com

北京厚诚则铭印刷科技有限公司 印刷
科学出版社发行　各地新华书店经销

\*

2023 年 11 月第 一 版　开本：787×1092　1/16
2023 年 11 月第一次印刷　印张：11 1/4
字数：261 000

**定价：56.00 元**
（如有印装质量问题，我社负责调换）

# 前　　言

　　案例式教学是一种新型的教学模式，近年来广泛应用于中医医学教育领域。为了充分适应我国新时代高等中医药教育发展和人才培养的需要，改革教学方法，不断改变传统灌输式教学模式，使用临床实践案例培养学生临床辨证能力和中医思维，将理论与临床密切结合，不断增强中医临证解决问题的能力和水平。在科学出版社的组织下，由多所院校中医临床专家共同编写了这本《中医内科案例选读》教材。

　　本教材以党的二十大精神为指引，以中国特色社会主义教育"为党育人、为国育才"为使命。本教材的编写宗旨是以案例式教学法建立理论与临床联系的桥梁，使医学生在充分掌握中医基础理论的基础上，通过学习临床案例，培养中医临床思维能力，更好地掌握内科临床诊疗基本技能，不断提高应用中医药理论来认识和处理临床常见疾病的能力，减少理论与实践教学的距离感，提高医学生临床的实操性，更好地适应临床实习、住院医师规范化培训和工作后的临床实践需要。

　　本教材由十余所医学院校附属医院的中医内科临床专家分工编写。根据国家对于高等教育教材建设的要求，本教材内容注重科学性、创新性、整体性、实用性、启发性，所选用案例均为临床实际案例，主要来自各位编委所在的医院，部分选自中医名家医案（均摘录于正式出版的专著或学术期刊）。

　　本教材主要适用于全国中医药院校、综合医科大学的中医药学、中西医临床结合五年制、七年制中医内科学课堂教学，也可用于中医住院医师规范化临床实践教学。同时，可作为各级中医师承培训以及毕业后基层工作的中医全科医师、西学中临床医师、中医爱好者的重要参考书之一。

编　者

2021 年冬

# 目　　录

# 绪　言

## 第一节　中医内科学的定义与范围

中医内科学是中医学的重要组成部分，是中华民族在长期与疾病做斗争实践中医疗经验的积累和总结，是随着社会经济、政治、地理、文化、气候、环境变化而逐步形成的。

中医内科学是运用中医学理论，在充分认识和研究人体生理病理特点的基础上，依据中医特有的辨证论治方法，在整体观念的指导下，不断认识疾病，逐步明确诊断，合理治疗的过程。

中医内科学的研究范围包括中医内科学基础理论和内科常见疾病如肺系疾病、心系疾病、脾胃疾病、肝胆疾病、肾系疾病等的诊断、辨证和防治。随着社会的发展和科学技术的进步，以及疾病谱的变化，其研究范围也随之变化，不断拓展。

学习中医内科学，首先要掌握中医基础理论、中医诊断学的基本技能和技巧，同时熟练掌握中药学和方剂学的基本内容，在充分学习中医经典的基础上，才能通过具体临床案例，不断学习和掌握中医临证诊断和治疗的技能及技巧，逐步培养中医独特的诊疗思维，为今后临床独立诊疗奠定基础。

学习中医内科学需要有强烈的民族自豪感和文化自信，具备良好的医德医风，不忘学医初心，秉承医者仁心之念，为健康中国建设做出应有的贡献。

## 第二节　中医内科学发展概况

中医内科学，古称"大方脉"，是中医学的重要组成部分，是我国人民在长期与疾病做斗争的医疗实践中的宝贵经验总结。中医内科学的发展与中医学的发展密切相关，大体经历了以下几个阶段。

### 一、中医内科学的萌芽（原始社会至夏朝）

自从远古时代以来人类同疾病的斗争就从未停止。只不过，在殷商之前的中华民族发展史因缺乏文字的记载，诸多治疗疾病的经验通过传说保留下来。在旧石器时代，"阴康氏"部落的先民发明了一种类似"跳大绳"的"大舞"，通过"摔筋骨，动肢节"来调整经脉，宣达腠理，通利关节，从而达到治疗疾病的目的。相传大禹在长期治理水灾的过程中患了偏枯病而发明了一种独特呼吸运气结合脚步移动的"禹步"导引法。传说中彭祖高寿八百岁，得益于饮食养生、药物养生和导引之法。这些传说和经验对中医内科学的治疗有很多的启示。

### 二、中医内科学的起源（殷商时代）

有文字考据的中医内科学的起源大约能追溯到殷商时期，从已经出土的甲骨文考证中发现最早关于病名的记载。西周时期，《周礼·天官》中有关于疾医、食医、疡医、兽医的分类，而疾医相当于内科医生。战国时期，扁鹊被人们视为分科的先师。正是内科疾病的普遍存在和实践的深入发展，使得内科学理论知识和临床实践也在不断提升，而《黄帝内经》的问世，被视为战国以前医学理论和临床实践的系统总结。殷周时期出现的阴阳五行学说，到春秋战国时期则被广泛应用于阐明一切自然、社会、生命医学等，以此探讨人体的生理病理现象，为中医学的发展奠定了坚实的理论基础。

## 三、中医内科学的奠基（春秋战国至秦汉时期）

《黄帝内经》分为《素问》《灵枢》两部分，各81篇，共18卷，其基本理论首先强调整体观念，将人与自然环境视为一个整体，休戚相关；其次将阴阳五行学说有机融合到对人体生理、病理、诊断、治疗以及预防等方面，从而探究生命的基本规律。《黄帝内经》在黄老道家理论上建立了中医学的"阴阳五行""脉象""藏象""经络""病因""病机""病症""诊法""论治"及"养生学""运气学"等学说，从整体观上来论述医学，呈现了自然、生物、心理、社会"整体医学模式"，其基本素材来源于中国古人对生命现象的长期观察、大量的临床实践以及简单的解剖学知识，从而奠定了人体生理、病理、诊断以及治疗的认识基础，是中国影响极大的一部医学著作，被称为医之始祖。

汉代张仲景勤求古训，博采众方，并结合自己的临床实践，著成《伤寒杂病论》一书，《伤寒杂病论》系统地分析了伤寒的原因、症状、发展阶段和处理方法，创造性地确立了对伤寒病的"六经分类"的辨证施治原则，奠定了中医内科学的临床基础。

## 四、中医内科学的充实与发展（魏晋至金元时期）

自魏晋至金元时期，中医内科学理论和临床诊疗水平不断得到充实与发展。隋代巢元方所著《诸病源候论》，是一部最早的病因病理学著作，此书继《黄帝内经》、《难经》、仲景著作之后，使中医理论更为丰富，该书对不少疾病的病因观察与认识已经比较深入，使中医病因学说趋于系统、全面。如对山区多"瘿"病乃其民"饮沙水"之故；岭南"瘴气"系"杂毒因暖而生"等。西晋医学家王叔和著《脉经》，使脉学理论与方法系统化，并将相似的脉象进行排列比较，以便掌握，对内科的诊断起了很大的推进作用。东晋葛洪所著的《肘后备急方》是中国第一部临床急救手册，其中描写的天花症状，以及其中对于天花的危险性、传染性的描述，都是世界上最早的记载，而且描述得十分精确。书中还提到了结核病的主要症状，并提出了结核病"死后复传及旁人"的特性。

金元时期是中医理论发展的一个重要时期，称为"新学肇兴"。这一时期由于长期的战乱，人民生活贫苦，疾病流行，奠定了产生金元四大家的社会基础。由于实践的丰富，不少医家深入研究古代的医学经典，结合各自的临床经验，自成一说，流派纷呈，在中医药学术方面有许多创新和发展，影响深远。其中最突出的代表是刘完素、张从正、李东垣和朱丹溪，被后世称为"金元四大家"。刘完素认为疾病多因火热而起，在治疗上多运用寒凉药物，因此称为寒凉派。张从正认为治病应着重祛邪，"邪去而正安。"在治疗方面丰富和发展了汗、吐、下三法，世称"攻邪派"。李东垣认为"人以胃气为本"，在治疗上长于温补脾胃，因而称为"补土派"。朱丹溪认为"阳常有余、阴常不足"，善用"滋阴降火"的治则，世称"养阴派"。

## 五、中医内科学的普及和提高（明清时期）

明代薛己的《内科摘要》是首先用"内科"命名的著作。王纶在《明医杂著》中指出"外感法仲景，内伤法东垣，热病用完素，杂病用丹溪"，这是对当时内科学术思想的很好总结，反映当时内科的学术理论已成体系。温病学派是中国明代末年以后，以研究外感温热病为中心的一个学术派别，温病学术的形成和发展是中医内科学的一个巨大成就。明清之际，瘟疫流行猖獗，尤以江浙一带为著，且该地区气候湿热，热病盛行，客观上促使江浙诸医家对温热病进行研究，并由此逐渐形成一个学派。明末清初吴有性著《温疫论》阐发疫病流行的特点、治疗之法当与《伤寒论》有所不同后，江浙地区又相继出现了一些相关的新理论与治疗方法。叶天士《外感温热篇》创卫气营血辨证、吴鞠通《温病条辨》提出三焦辨证，丰富了辨证论治的内涵，完善了内科热病学术体系。这一时期，理论上已不限于一家之言，而是博采历代众家之长，结合自己的经验加以发挥，完善了内科疾病的证治体系，使中医内科学术理论更臻成熟与完备。

## 六、中医内科学的衰落与复兴（晚清至当代）

晚清时期，随着西方文明强势地位的不断确立，西医的影响逐渐扩大，中医的生存危机也接踵而至。自20世纪50年代起，中医内科学进入了一个崭新的发展时期。国家组织了中医理论研究工作，总结古今中医内科学的理论和实践。中医内科学现代化的步伐加快，在继承历代医家学术思想和临床经验的基础上，不断汲取现代医学学科发展所取得的新技术、新方法，中医内科学也取得了新进展、新成就。

综上所述，中医内科学是中医临床学科的基础，中医内科学发展水平的高低在一定程度上代表了中医学的发展水平。回首中医内科学走过的历程，可谓路途艰辛，但硕果累累。在国家对中医药的大力支持下，国际学术的交流与合作日益增加，国内学者不断对中医理论进行总结与创新，中医内科学必将在新的历史舞台上得到更大的发展！

# 第一章 肺系疾病

## 第一节 感 冒

感冒是感受风邪或时行疫毒，引起肺卫功能失调，出现鼻塞、流涕、喷嚏、头痛、恶寒、发热、全身不适、脉浮等为主要临床表现的一种外感病证。感冒全年均可发病，但以冬、春季节为多，具有一定的传染性。病情较轻者称"伤风"，病情较重且在一个时期内引起广泛流行、临床表现相类似的，称为"时行感冒"。一般认为西医学中的上呼吸道感染属于本病范畴。感冒是由六淫、时行疫毒侵袭人体而发病。以感受风邪为主，但在不同的季节，往往夹时邪相合而侵入人体，如冬季多夹寒邪，春季多夹风邪，暑季多夹暑湿，秋季多夹燥邪，其中尤以风寒、风热、暑湿为多见。风邪夹时令之邪，由人体的皮毛、口鼻而入，侵犯肺卫，则卫阳被遏，营卫失和，邪正相争，肺气失宣，而致感冒。在临床工作中，以风寒感冒、风热感冒、暑湿感冒、胃肠型感冒、儿科感冒、经期感冒、妊娠期感冒多见。

### 一、风寒感冒案

陈某，女，25岁。2018年9月21日初诊。主诉：鼻塞声重2日。患者穿衣不慎后受寒，鼻塞声重，恶寒甚，无汗，头痛，肢体酸楚，打喷嚏，时流清涕，咽痒，偶有咳嗽，痰白稀薄，舌苔薄白，脉浮紧。

**中医诊断**：风寒感冒。

**治法**：辛温解表，宣肺散寒。

**方药**：九味羌活汤加减。羌活10g，防风10g，细辛3g，白芷10g，川芎10g，甘草10g，黄芩10g，桔梗10g。3剂，水煎服，每日1剂。

服药后诸症减。守方继进，再服3剂。3天后随访已痊愈。

**【按语】** 肺为脏腑之华盖，其位最高，开窍于鼻，司呼吸之职，外合皮毛，其为娇脏，不耐邪侵，故外邪从口鼻、皮毛入侵，肺卫首当其冲。肺卫功能失调，导致卫表不和。临床工作中，患者表现的症状会随体质的不同而不同，用药也随之加减。

### 二、风热感冒案

马某，男，61岁。2018年6月3日来诊。主诉：鼻塞、咽干3日。患者数天前外出游玩后自觉身热，咽干咽痛，口渴，鼻塞，流黄稠涕，头胀痛，咳嗽，痰黏黄，大便干结，小便黄，纳差，眠可，舌尖红，舌苔薄黄，脉浮数。

**中医诊断**：风热感冒。

**治法**：辛凉解表，疏风清热。

**方药**：银翘散加减。连翘9g，金银花9g，桔梗15g，薄荷9g，竹叶6g，生甘草5g，荆芥穗5g，淡豆豉5g，牛蒡子9g，芦根15g，黄芩10g，柴胡10g。5剂，水煎服，每日1剂。

服药 5 天后随访已痊愈。

【按语】 一般而言，感冒属轻浅之疾，及时有效地诊治，预后良好。但时行感冒或年老体弱者，病邪容易由表入里，迅速传变，临证需加以重视，及时防治以免发生传变，或夹杂其他疾病。此外，病情的长短与感邪的类型、正气的强弱有关。

## 三、暑湿感冒案

曹某，男，19 岁。2020 年 7 月 18 日来诊。主诉：鼻塞声重 2 日。患者 2 日前冲凉后受寒，鼻塞声重，身热不扬，汗出不畅，肢体困重，头重如裹，胸闷脘痞，纳呆，流浊涕，心烦口渴，大便溏，小便短赤，舌苔黄腻，脉濡数。

**中医诊断**：暑湿感冒。

**治法**：清暑祛湿解表。

**方药**：新加香薷饮加减。金银花 10g，香薷 15g，连翘 10g，扁豆花 10g，厚朴 10g，生石膏 10g（先煎）。5 剂，水煎服，每日 1 剂。服药 5 天后随访已痊愈。

【按语】 夏月暑湿感冒为常见之疾，夏季夹暑湿，梅雨季节夹湿邪等。在发病过程中还可见寒与热的转化或错杂。病久反复，正气受损，或年老体弱，正气不足，卫外不固，亦容易受邪而致疾病反复发作。体质的差异也可导致感受外邪的差异。临证过程中要加以辨别。

## 四、胃肠型感冒案

曾某，女，12 岁，学生。因"反复呕吐、腹痛 2 日，加重伴发热半天"于 2014 年 12 月 24 日夜间初诊。患者因冬至当天中午吃饺子，晚上吃汤圆。随即出现呕吐症状，来诊时，患者面色潮红，口唇干红如妆，自觉腹痛难忍，表情痛苦，精神倦怠，时时觉恶寒，因其疼痛难忍，随即予以温敷通经止痛等对症处理。30 分钟后，患者腹痛缓解，但恶寒加重，观其舌苔厚腻，闻其口气酸涩而臭秽，脉浮滑数。

**中医诊断**：感冒（胃肠型）。

**治法**：消积导滞。

**方药**：大柴胡汤加减。柴胡 12g，黄芩 12g，芍药 10g，半夏 10g，枳实 9g，生姜 3 片，大枣 4 枚，大黄 10g，山楂 10g，陈皮 15g。5 剂，水煎服，每日 1 剂。

**二诊**：5 天后来诊时，患者身热已退，无呕吐、腹痛，稍稍有食欲，大便泻下增多，自觉精神明显好转。原方减大黄为半量。继续服用 3 剂。

【按语】 现在人们常常喜欢用时髦的"节假日综合征"一词，以上现象只不过是节假日综合征的一种。希望人们能够引以为戒！

## 五、儿科感冒案

李某，女，8 岁，因"双手掌遍布红疹、鼻塞声重 2 天"于 2013 年 6 月 5 日初诊。观其形体微浮胖，面色晦暗不泽，精神倦怠，双手不自主互相抓挠，表情痛苦，双手掌皮下红疹成片，家长代诉患儿昨日饱食荔枝十几粒，夜间受凉，当晚即开始手足瘙痒，伴见纳食减少，嗳气，流浊涕，咳黄痰，时呈叹气样呼吸，咳嗽偶作，咽喉不利，大便不畅顺，舌质淡暗，苔厚腻，脉滑。

**中医诊断**：儿科感冒。

**治法**：辛开苦降，宣清导浊。

**方药**：导滞汤加减。焦楂曲各 10g，炒麦芽 10g，槟榔 10g，连翘 10g，莱菔子 10g，陈皮 5g，制半夏 5g，香附 10g，甘草 5g，羌活 10g。3 剂，水煎服，每日 1 剂。

**二诊**：患儿精神好转，手足皮疹已减去十分之六七，家长代诉服药后，大便泻下五六次，泻下物味道臭秽，可见宿食、痰涎等物，胃纳稍增，舌上厚苔渐退。原方加桂枝、白芍、木香各 10g。

【按语】 荔枝，味甘、酸，性温，入心、脾、肝经，可以止呃逆，止腹泻，为食疗佳品。具有补脑健身、开胃益脾、促进食欲之功。多食易上火。每到荔枝上市的时候，不少人因过食荔枝而导致发热、湿疹、咽痛等症。

## 六、经期感冒案

陈某，女，35 岁，初诊节气：立秋。患者平素经行量少腹痛，昨天月经来潮，当晚沐浴，不慎感冒，半夜发热，体温 38.6℃。头胀目眩，口苦咽干，胁满心烦，晨起恶心，不思饮食。经量更少，腹痛加重，遂来门诊，体温 38.2℃，咽红充血，苔薄黄，舌质较红，脉弦滑。

**中医诊断**：经期感冒（热入血室型）。

**治法**：调和营卫。

**方药**：小柴胡汤。柴胡 30g，黄芩 9g，党参 9g，制半夏 9g，炙甘草 9g，生姜 3 片，大枣 4 枚。3 剂，水煎服，每日 1 剂。

患者连服 3 剂热退经增痛止。继服 7 剂后经事净，热未复，纳谷常，诸症除。

【按语】 经期感冒，多为邪停少阳，半表半里，仲景设小柴胡汤主之，切证有效。清代傅青主认为："妇人当行经之际，腠理大开，适逢风之吹，寒之袭，则肝气为之闭塞，行经水之道路也随之而俱闭，由是腠理经络，各皆不宜，而寒热之作，由是而起。"经期感冒的治疗重在调经。

## 七、妊娠期感冒案

杨某，女，28 岁。因"鼻塞声重 1 周"于 2018 年 6 月 5 日初诊。患者孕 28 周，近一周自觉鼻塞声重，咳嗽，咳吐少量黄痰，咽部干燥疼痛，汗出乏力，偶觉恶心，纳眠可，二便调，舌红苔薄白，脉浮数。

**中医诊断**：妊娠感冒（风热犯表型）。

**治法**：辛凉解表。

**方药**：银翘散合麻杏甘石汤加减。连翘 9g，金银花 9g，炙麻黄 5g，生石膏 10g（先煎），砂仁 10g，桔梗 15g，薄荷 9g，竹叶 6g，生甘草 10g，荆芥穗 5g，淡豆豉 10g，牛蒡子 9g，芦根 15g。3 剂，水煎服，每日 1 剂。

**二诊**：患者热退，咽痛减轻，咳嗽缓解。首方继进。再服 3 剂，诸症消失。

【按语】 妇女怀孕后阴血下聚胞宫以养胎，阳气浮于上，容易出现卫外之阳气不足，脏腑气血阴阳失调，功能紊乱，若孕妇平素体虚，调摄不慎，感受外邪，侵袭机体，发而为病。妊娠期感冒应着重于"治病与安胎并举"，遣方用药时应脉证相符、谨慎用药、中病即止。

# 第二节 外感发热

外感发热是指感受六淫之邪或温热疫毒之气，导致营卫失和，脏腑阴阳失调，出现病理性体温升高，伴有恶寒、面赤、烦躁、脉数等主要临床表现的一类外感病证。外感发热的病机是外邪入侵，人体正气与之相搏，正邪交争于体内，则引起脏腑气机紊乱，阴阳失调，阳气亢奋，或热、毒充斥于人体，发生阳气偏盛的病理性改变，即所谓"阳胜则热"的病机。外感发热的病理性质为阳气亢奋，即属热属实。其不同的病变和临床表现，则是由感邪的性质和病邪作用的脏腑部位所决定。如病邪影响发病，火热之邪为病，热变较速，发热为主；湿热为病，其性黏滞，病变多留恋中下焦；风寒为病，则有一个郁而化热的过程；疫毒为病，起病更急，传变更快，热势很甚。又如病位影响发病，随病邪作用的肺脾肝胆、胃肠膀胱等部位不同，则相应脏腑的气机发生紊乱，因而就有不同的外感发热病证。外感发热病变，病机以阳胜为主，进一步发展为化火伤阴，亦可因壮火食气而气阴两伤，若病势由气入营入血，或疫毒直陷营血，则会发生神昏、出血等危急变证。

## 一、风寒发热案

李某，男，56 岁。2017 年 8 月 21 日初诊。因"发热 3 日"来诊。患者游泳后不慎受寒，发热，体温最高为 39℃，鼻塞声重，头痛，肢体疼痛，打喷嚏，流清涕，咳嗽，痰白稀薄。纳眠可，二便调，舌苔薄白，脉浮紧。

**中医诊断：**风寒发热。

**治法：**辛温解表，宣肺散寒。

**方药：**荆防败毒饮。羌活 10g，独活 10g，柴胡 10g，前胡 10g，枳壳 10g，茯苓 10g，荆芥 10g，防风 10g，桔梗 15g，川芎 10g，生甘草 10g。5 剂，水煎服，每日 1 剂。

5 天后随访已痊愈。

**【按语】** 外邪从口鼻、皮毛入侵，肺卫首当其冲。肺卫郁闭，卫表不和，故见发热、头痛、身痛、全身不适等表卫症状；肺失宣肃，故见鼻塞、流涕、打喷嚏、喉痒、咽痛等不适。临床工作中，患者表现的症状会随体质的不同而不同，用药也随之加减。

## 二、风热热证案

成某，男，55 岁。2019 年 5 月 3 日来诊。因"发热、咽干、咽痛 3 日"来诊。患者因 3 天前在海滩边游玩后自觉身热，咽干咽痛，口渴，鼻塞，流黄稠涕，头胀痛，咳嗽，痰黏黄，小便黄，大便正常，纳差，眠可，舌尖红，舌苔薄黄，脉浮数。

**中医诊断：**风热热证。

**治法：**辛凉解表，疏风清热。

**方药：**银翘散加减。连翘 9g，金银花 9g，桔梗 15g，薄荷 9g，竹叶 10g，生甘草 5g，荆芥穗 10g，淡豆豉 10g，牛蒡子 9g，芦根 15g，淡豆豉 10g。3 剂，水煎服，每日 1 剂。

3 天后随访已痊愈。

**【按语】** 六淫病邪侵袭人体能否引起感冒，关键在于卫气之强弱，同时与感邪的轻重有关。"邪之所凑，其气必虚"，一方面提示了正气不足或卫气功能状态暂时低下是感冒的决定因素；另一方面是邪气能否战胜正气，即感邪的轻重，邪气轻微不足以胜正则不发生感冒，邪气盛如严寒、时行病毒，邪能胜正则亦发生感冒。对于此类患者，疏散风热首当其冲，卫表和，热自退。

## 三、暑热证案

卢某，女，22 岁。2019 年 8 月 10 日来诊。发热、鼻塞声重 2 日。患者 2 日前冲凉后受寒，自觉身热，鼻塞声重，肢体困重，头重如裹，胸闷脘痞，纳呆，流浊涕，心烦口渴，大便溏，小便短赤，舌苔黄腻，脉濡数。

**中医诊断**：暑湿发热。

**治法**：清暑祛湿解表。

**方药**：新加香薷饮加减。金银花 15g，香薷 15g，连翘 10g，扁豆花 10g，厚朴 15g，生石膏 10g（先煎）。5 剂，水煎服，每日 1 剂。

5 天后随访已痊愈。

【按语】　夏月暑湿发热为常见之疾，湿热之邪困遏肺卫引起发热，治疗以清暑祛湿解表为主。

## 四、外感发热不止案

伍某，女，92 岁，广州人。因"反复发热、咳嗽咳痰 2 周余，加重 1 天"入院。入院诊见：神志清，精神疲倦，发热，体温 37.5℃，咳嗽、咳痰，平躺后咳嗽加重，痰为白色黏稠痰、量少、难以咳出，伴有胸闷，无气促胸痛，无恶寒，无鼻塞、流鼻涕。患者自起病以来胃纳差，睡眠差，大便难解，夜尿 3~4 次，舌质干红，无苔，脉滑数。观其形体消瘦，自觉口干难忍，饮水即吐，不欲饮食，咳嗽时作，咳痰不畅，大便数日不通，夜间睡眠不宁，舌质干红少津，舌苔根部厚而黑燥不见底，脉细涩。

**中医诊断**：外感发热。

**治法**：急下存阴。

**方药**：大承气汤加减。柴胡 10g，黄芩 10g，大黄 10g，芒硝 10g，枳实 10g，厚朴 10g，生石膏 10g（先煎）。5 剂，水煎服，每日 1 剂。

二诊：患者服药后，饮食逐渐增加，舌苔已经由黑转黄，可以下床稍稍走动。

【按语】　此例患者为超高龄患者，热病后，宜养阴。然患者身热虽减，但余毒未清，故用小剂量硝、黄以成缓下之功。"观其前后，知何部不利，利之则愈"，是顺势而治的中医临床方法。

## 五、误治失治发热案

贾某，女，37 岁。因"发热反复 20 余日"于 2013 年 6 月 13 日初诊。患者于 5 月中旬到北京出差，回来途中因感车上空调冷气而觉浑身发冷，当晚回到家中就开始出现畏寒发热症状。经过予以对症处理并抗感染治疗 3 日，仍身热不退，伴咳嗽声重，咽喉肿痛。于次日到某市中心医院治疗。住院期间，患者发热反复不退，经过抗感染治疗 2 周，症状无明显缓解。问诊得知患者形体略虚胖，月经已停数日，胃纳尚可；恶风怕冷，二便如常，夜间发热，并且热势较高，每服退热药后，汗出热减，药性刚过，身热又起。自诉口干欲饮，饮食一般。舌质黯，苔厚腻微黄。故治疗当以表里双解之剂为先导。

**中医诊断**：误治发热。

**治法**：表里双解。

**方药**：大柴胡汤加减。柴胡 10g，黄芩 10g，芍药 10g，制半夏 15g，枳实 15g，生姜 3 片，大枣 4 枚，大黄 10g，生石膏 10g（先煎）。5 剂，水煎服，每日 1 剂。

**二诊**：患者来电话，服药 5 剂后，周身肌肤微热，微汗出。原方去生石膏，加番泻叶 10g，再服 3 剂。

【按语】 妇人热入血室，张仲景立小柴胡汤和刺期门之法以示后人。本例患者被误治使得病机更为复杂。查阅病历前医用柴胡桂枝汤，或是知其常而不知其变也。今采用表里双解之法以获效。

# 第三节 咳 嗽

咳嗽是指肺气不清，肺失宣肃而上逆，发出咳声或咳吐痰液为主要表现的一种肺系病证。咳嗽既是一个独立性的疾病，又是肺系多种疾病的一个症状。咳嗽的病因，一是外感六淫，侵袭肺系；二是脏腑功能失调，内邪干肺，均可引起肺失宣肃，肺气上逆而作咳。《医学心悟》曰："肺体属金，譬若钟然，钟非叩不鸣，风寒暑湿燥火六淫之邪，自外击之则鸣，劳欲情志，饮食炙煿之火自内攻之则亦鸣。"上呼吸道感染、急慢性支气管炎、支气管扩张、肺炎等当以咳嗽为主要表现时，可参考本节辨证论治。

## 一、风寒咳嗽案

刘某，男，6 岁。家长代诉：咳嗽 2 周。患儿咳嗽已有两星期之久，一直身未发热，但鼻塞流涕不已，时有喷嚏，近日复冒受风寒，以致咳嗽加重，鼻流清涕，呼吸略粗，有痰咳之不出，面黄溲少，苔白脉缓。

**中医诊断**：风寒咳嗽。

**治法**：疏风散寒，宣肺止咳。

**方药**：三拗汤加味。炙麻黄 2g，杏仁 10g，炙甘草 3g，桔梗 3g，前胡 3g，苏子 3g，莱菔子 3g，象贝母 5g，橘皮 3g，橘络 1.5g，旋覆花 5g（包煎），葱头 3 个。3 剂，水煎服，每日 1 剂。

**二诊**：药后咳减，痰黏不易咳出，鼻涕转稠而浊，纳差，口干欲饮，呼吸略粗，苔转白厚而腻，脉微数，系肺为邪郁，清肃失司，有郁久化热、上激娇脏之象，当予清肺宣上，以化郁邪，以上方加生石膏治之，自可获愈。

【按语】 凡感冒外邪出现以咳嗽为主症者，即为风寒咳嗽，或外感咳嗽，治疗之法不外乎疏散外邪，以收宣肺止咳之效。本例患儿体质薄弱，触冒风寒，肺气失宣，营卫为病，故咳嗽不已，治当宣肺开上，宗三拗汤加味。因风为阳邪，容易化热，寒郁日久，亦能化热，尤其小儿纯阳，化热更速，今天看时为表寒，明天即能变表热，运用三拗汤，如果加入生石膏，即将辛温解表之剂，一变而为辛凉解表之剂了。

## 二、风热咳嗽案

陈某，男，2岁半。家长代诉：咳嗽伴发热1天。患儿近日时时咳嗽，有白黏痰，昨日自托儿所回家后发热，头痛，咳嗽，怕到医院打针，求中医诊治。现症见发热38.7℃，恶风寒，头痛，口干，唇干口渴，鼻塞流涕，咳嗽痰多不利，尿黄，大便稍干，舌质红，苔淡黄，脉浮数。

**中医诊断：**咳嗽（外感风热犯肺型）。

**治法：**疏风清肺，止咳化痰。

**方药：**荆芥茅根杏仁汤。荆芥6g，薄荷3g，白茅根15g，杏仁3g。上方2剂，水煎服。每剂药煎3次，每煎药液50ml，3次煎液合在一起计150ml，每3～4小时服1次药，每次药量为30～40ml，食白米稀粥。

**二诊：**患儿服上方药汗出热退，他症好转，尚有咳嗽、鼻塞流涕，舌质红，苔淡黄，脉滑稍数。应是表邪未尽，肺热未清。继以宣肺清热止咳化痰治之。药用白茅根15g，杏仁5g，薄荷3g，生甘草3g。上方2剂。煎服法同上，仍以稀粥为主食。

**三诊：**服药后咳嗽仍时有发作。舌质红，苔黄，脉稍数。继以清肺止咳化痰治之。药用白茅根10g，杏仁3g，川贝母3g。上方2剂，煎服法同上。数日后告之，咳嗽已痊愈。嘱避风寒，饮食清淡，以防咳嗽再发。

**【按语】** 本例为幼儿外感风热犯肺。咳嗽为儿科常见病之一，方中荆芥疏风退热为君药；白茅根清肺热，泻肺火，味甘补脾而不伤胃，胃热除，中气自复，有寒不伤中、甘不泥膈之功，为方中之臣药；杏仁入肺与大肠，理气润肺，止咳逆上气，善解肌而达腠理，通皮毛发散，利肺气，有发散风寒、肃肺降气、解郁化痰之功，与白茅根相辅相成，为方中之臣药；薄荷辛凉疏风解热、祛邪止痛为佐使之药。四药合用，可疏风解表，清肺退热，宣肺止咳，化痰止嗽。二诊时患儿热退，减荆芥，加生甘草助白茅根、杏仁、薄荷清肺之余热，尚可助三药止咳、化痰、宁嗽之功，亦能补中，可解祛邪伤正之虑。三诊时患儿正气得复，减生甘草，加川贝母，可使肺脏行使宣发肃降之职，以除后患。笔者使用经验方"荆芥茅根杏仁汤"，因人、因时、因地之不同适度加减治疗小儿风热咳嗽，通过50年来的临床实践证实，其确有殊功。

## 三、风燥咳嗽案

李某，女，1岁，于2007年1月14日初诊。其母代诉：咳嗽、发热5天。患儿咳嗽、发热5天，在当地医院静脉滴注头孢哌酮钠注射液、氨茶碱注射液、地塞米松、清开灵等，用药后症状缓解，次日继而发热、咳嗽、口干、唇紫、吮乳差、昏睡，上述药物连用5天后来我处就诊，遂建议住院治疗。但是患儿家属以经济困难，家庭无人照管为由拒绝住院。查患儿：心率148次/分，律齐，双肺呼吸音粗糙，可闻及干鸣音，体温38.4℃。

**中医诊断：**咳嗽（燥热犯肺型）。

**治法：**疏风清肺，润燥止咳。

**方药：**桑杏汤合麻杏石甘汤加减。桑叶2g，杏仁3g，枇杷叶2g，川贝母3g，沙参6g，麦冬6g，款冬花3g，炙麻黄3g，生石膏30g（先煎）。上方1剂，嘱水煎两次兑匀，每次服5ml，每30分钟一次。

次日来诊，热退咳止，精神好转，心率112次/分，律齐，体温36.8℃，双肺呼吸音粗，干鸣音消失，上方生石膏减为 15g，继服 1 剂，以巩固疗效，随访未再复发。

【按语】 小儿的生理特点为脏腑娇嫩，气血未充；生机蓬勃，发育迅速，稚阴稚阳，纯阳之体。病理特点主要表现为发病容易，传变迅速：脏气清灵，易趋康复。现代医学认为：某些病毒、真菌、细菌和支原体可引起呼吸道感染，小儿由于发育未成熟，免疫力低下，抗病能力较弱，故气候寒冷时易发生上呼吸道病变。

祖国医学认为肺为气之本，外合皮毛，开窍于鼻，司呼吸而主清肃，风邪由皮毛或口鼻而入，外束肌表，内犯于肺，肺气为邪气所阻遏，不能宣达，肺中津液化为痰液，阻于气道，以致肃降无权，出现发热、咳嗽、气促、鼻煽、喉中痰鸣等肺气上逆、肺气闭塞的症状。治上焦如羽，非轻不举，方用辛凉轻剂桑杏汤合麻杏石甘汤加减，只要掌握好发病的季节与病机，辨证施治，随证加减，不论小儿或成人均可收到良好的效果。

## 四、痰湿咳嗽案

患者，女，40 岁，2014 年 10 月 20 日初诊。主诉：咳嗽间断发作 2 年余。患者于 2 年前无明显诱因突发咳嗽，其间咳嗽间断发作，自服止咳类药物（具体不详）未见明显好转。2 个月前"感冒"后咳嗽再发，持续至今未痊愈。某医院查胸部 X 线片示肺纹理增强，肺功能未见明显异常，血常规示白细胞正常。目前患者咳嗽，夜间不咳，痰多色白，偶有黄痰，易咳出。咽部有异物感，鼻后滴流，鼻塞，流黄涕，纳眠可，二便调，舌淡红齿痕，苔白，脉滑。

**中医诊断：**咳嗽（痰湿蕴肺型）。

**治法：**健脾化湿、降逆止咳，兼清郁之痰热。

**方药：**二陈汤加减。陈皮 10g，法半夏 10g，茯苓 30g，紫苏子 10g，蜜百部 10g，紫菀 15g，白芷 10g，辛夷 10g，蜂房 6g，路路通 10g，黄芩 10g，鱼腥草 30g，桔梗 10g，生甘草 10g。7 剂，水煎服，每日 1 剂，早晚各一次，饭后半小时温服。

**2014 年 10 月 27 日复诊：**患者咳嗽明显减轻，现已基本不咳，鼻塞减轻，咽部异物感好转，仍痰多色黄，有鼻后滴流，乏力，少气。患者咳嗽减轻，去紫苏子、蜜百部、紫菀；咽部异物感好转去桔梗、生甘草；患者仍有咳痰色黄，故加金荞麦清热化痰；患者病程日久，肺肾之气耗损，故有乏力少气，加黄芪、仙茅、淫羊藿补肺益肾，纳气平喘，继服 1 周。

**2014 年 11 月 2 日复诊：**患者咳痰减少，鼻塞减轻，鼻后滴流减轻，乏力、气短好转，效不更方继服 1 周。后随诊患者已无明显不适。

【按语】 该患者由鼻部疾病引起分泌物倒流至鼻后和咽喉等部位，直接或间接刺激咳嗽感受器，导致以咳嗽为主要表现的综合征，根据临床表现属于中医"咳嗽"范畴。风痰留伏，鼻窍不利是上气道咳嗽综合征的一大重要病机。上气道咳嗽综合征的基本病理因素为"痰"，发病病机为脾失健运，痰湿内生，阻塞鼻窍、咽喉，肺失宣降而致鼻后滴流、咳嗽等临床表现，故可以针对病机，用二陈汤健脾化湿使痰无以化生，为治病之本也；配合宣降肺气以止咳，并佐以辛散通窍之品，以宣通鼻窍，从而取得良好的治疗效果。二陈汤首载于宋代《太平惠民和剂局方》，由陈皮、半夏、茯苓、甘草、生姜、乌梅组成。二陈汤为燥湿化痰、理气和中的代表方和基础方。陈皮燥湿化痰，理气和中；半夏燥湿化痰，降逆止咳；茯苓健脾化湿，使湿去脾旺，痰无所生；生姜降逆化饮，温肺止咳；乌梅收敛肺气而止咳；甘草祛痰止咳，调和药性；诸药合用，共奏健脾燥湿、降逆宣降通利之功。

## 五、痰热蕴肺案

患者，男，59 岁，1989 年 8 月 5 日初诊。主诉：咳嗽半月余。患者感冒半月未愈，曾肌内注射青霉素、链霉素 10 天未见效果。现咳嗽、吐黄白色黏痰、量多，晨起为甚，胸闷气短，口干而苦，头痛，大便干，舌红苔薄黄，脉弦滑。

**中医诊断**：咳嗽（痰热蕴肺型）。

**治法**：清热化痰，肃肺止咳。

**方药**：清金化痰汤加味。半夏、陈皮、黄芩、杏仁、枳实、炙枇杷叶各 9g，全瓜蒌、桑叶、鱼腥草、茯苓各 30g，炙桑白皮、前胡、炒葶苈子各 15g，胆南星 6g。3 剂，水煎服，每日 1 剂。患者服药 3 剂，咳嗽顿止，诸证均愈。

**【按语】**　本例为外感风寒之邪，入里化热，热灼肺津为痰，痰热壅肺，肺失清肃宣降所致，故用清金化痰汤以清气化痰、下气止咳，加桑叶、前胡宣散风热、止咳化痰，使热清痰消病愈。清金化痰汤是以瓜蒌、黄芩、胆南星清热化痰，杏仁、炙枇杷叶、炙桑白皮、炒葶苈子肃肺降气，陈皮、枳实行气散结，鱼腥草清肺解毒。全方共奏清热化痰、下气止咳之功。肺气通畅，热清痰消，则肺气宣降正常，实为治疗痰热壅肺之要方。临床上咳嗽痰黄或白黏稠，痰咳难出，苔黄，脉滑数为其辨证要点。肺主气，司呼吸，外合皮毛，肺为贮痰之器，肺为娇脏，不耐寒热，不论是外感风热之邪，或外感寒邪入里化热，或肺有蕴热，灼津为痰，或外邪引动宿痰，痰热相结，壅滞肺系，肺失清肃，则咳嗽、胸闷、喘逆。故《黄帝内经》云："诸气膹郁，皆属于肺。"以上病案病变部位在肺，病邪性质属痰热互结，病理机制为肺失清肃，肺气上逆。故临床上使用清金化痰汤治疗肺系疾病，可取得满意的疗效。

## 六、肝气犯肺、寒热错杂、痰气交阻案

常某，女，37 岁，2018 年 1 月 29 日初诊。主诉：反复咳嗽 3 年余，加重 1 个月。患者近 3 年来咳嗽反复发作，1 个月前患者偶感风寒，初起发热咳嗽，自行服药后发热止而咳嗽缠绵。既往有慢性胃炎病史。刻下：咳嗽频作，咳白黏痰，咽痒，口苦，胸部有灼热感，嗳气反酸，上腹部胀满，无鼻塞流涕，两肺听诊未闻及异常，胸部 X 线检查未见明显异常。舌红，苔薄黄，脉细数。

**西医诊断**：慢性支气管炎，慢性胃炎，胃食管反流性咳嗽。

**中医诊断**：咳嗽（肝气犯肺、寒热错杂、痰气交阻型）。

**治法**：调和寒热，降气化痰。

**方药**：旋覆代赭汤加减。旋覆花 10g（包煎），代赭石 15g（先煎），姜半夏 10g，党参 10g，干姜 6g，黄芩 10g，黄连 5g，吴茱萸 3g，柴胡 10g，佛手 10g，陈皮 6g，射干 10g，僵蚕 10g，红枣 10g，生甘草 5g。7 剂，水煎服，每日 1 剂。

**2018 年 2 月 5 日二诊**：患者服药后咳嗽减少，仍觉胃脘不适，嗳气，无反酸，口苦咽干，二便调，舌边红，苔少，脉细。腹部 B 超未见异常。处方：上方去代赭石、黄连、吴茱萸，加白芍 10g，南北沙参各 15g。共 7 剂，水煎服，每日 1 剂。

**2018 年 2 月 14 日三诊**：患者咳嗽基本缓解，嗳气反酸好转，胸部有灼热感，口苦减轻，咽干，舌淡红，苔薄黄，脉细。处方：上方加黄连 5g，吴茱萸 3g。共 14 剂，水煎服，每日 1 剂。随访症状消失。

【按语】 《伤寒论》第 161 条云："伤寒发汗，若吐，若下，解后心下痞硬，噫气不除者，旋覆代赭汤主之。"慢性咳嗽，胃食管反流性咳嗽可占十之二三。本病以慢性咳嗽为主要症状，兼见嗳气、反酸、烧心、胸骨后灼热疼痛等胃食管反流症状。本例患者常嗜烟酒肥甘或心情抑郁等，多有慢性胃炎等病史，可用旋覆代赭汤加减治疗本病。胡希恕先生认为，本病多见于素日胃虚患者，再添外感内伤，引动内饮上逆，故常见"心下痞硬，噫气不除"。本例患者素有胃脘不适，外感解后，证见肝胃不和、痰气交阻，故用旋覆代赭汤降气化痰、健胃和中。方中再加干姜、黄芩、黄连、柴胡，实为旋覆代赭汤联合小柴胡汤和半夏泻心汤，以达和解少阳、调和上下之功。三方灵活使用，可升降枢机、和解肝胃，是治疗同类疾病的常用方法。再加吴茱萸，是为左金丸之意，但见肝胃不和之反酸，必用此法，较之瓦楞子、乌贼骨疗效更佳。二诊时患者胃脘不适，医者遵循《胡希恕伤寒论讲座》中的思想，认为本方中代赭石重用伤胃，量宜小，故去之，又见胃阴不足，故加白芍、沙参。后再守方加减，随访症状基本消失。

临证时，若患者胃气不虚，常去参、草、枣，以防其守中壅滞；若痰气交阻、咽中不爽明显，则加厚朴、紫苏梗、茯苓，取半夏厚朴汤意。

## 七、热伤肺阴案

刘某，女，55 岁，2018 年 10 月 15 日初诊，主诉：咳嗽 1 月余。患者于 1 个月前感寒后，自觉体热，体温波动在 36.6～37.0℃，伴咳嗽，咳少量白黏痰，鼻塞，流清涕，偶有气短，夜间手足心热，胃纳可，二便可，舌质淡暗，苔白腻，脉细而弦，双肺呼吸音粗。查胸部 X 线片示未见明显异常。

**中医诊断：**咳嗽（热伤肺阴型）。

**治法：**清热滋阴，润肺止咳。

**方药：**小柴胡合青蒿鳖甲汤加减。柴胡 20g，黄芩 10g，清半夏 10g，炙甘草 10g，炙紫菀 15g，款冬花 15g，浙贝母 10g，金银花 10g，连翘 10g，桑白皮 15g，鳖甲 15g（先煎），青蒿 5g，生地黄 15g，知母 5g。5 剂，水煎服，每日 1 剂。

**2018 年 10 月 22 日二诊：**诸症好转，咳嗽、咳痰减轻，乏力，纳眠可，小便可，大便不成形，舌质淡，苔腻白，脉弦细，双肺呼吸音粗。在上方基础上减金银花、连翘、桑白皮；青蒿、鳖甲更改药量；酌加白屈菜、黄芪、茯苓、太子参、炒白术。继续服 7 剂，水煎服，每日 1 剂。后随访咳嗽已无。

【按语】 本例患者辨证为肺热伤阴。十月中旬，天气风寒邪当令，又风为百病之长，善行而数变，易于兼夹他邪，故风寒袭表，邪气由皮毛侵入人体，停留在半表半里之间，正气未复，邪气未除，肺气不宣与表里不和并存；又患者平素手足心热，阴虚内热之象显著，故致肺阴不足，内外合病，发为咳嗽；日久难愈，故见反复咳嗽，咳痰。用柴胡剂以表里双解，祛邪扶正；青蒿鳖甲汤加减为底方滋阴以清内热；因患者咳嗽、咳痰，故配伍炙紫菀、款冬花、浙贝母以润肺止咳；金银花、连翘兼以清热解毒。服药后患者无发热，咳痰好转，兼有乏力、大便不成形，此时外邪已除大半，患者久病而致肺脾气虚，正气未复，故原方去金银花、连翘、桑白皮等寒凉之品，患者阴虚燥热之象缓解，故减轻青蒿、鳖甲用量，酌加黄芪、太子参补益精气以扶助正气，茯苓、炒白术健脾渗湿以补脾气。

# 第四节 哮 病

哮病与喘证相鉴别又相互联系,现代临床多见于支气管哮喘的患者,喘息性支气管炎、嗜酸性粒细胞增多症、心源性哮喘、阻塞性肺气肿、肺心病等有本病的临床特征的患者,皆可参照本节哮病辨证论治,中医辨证哮病也可结合西医对于诱发支气管哮喘的过敏因素的分析与治疗。哮病以发作期与缓解期相交替、喉间痰鸣、气喘、呼吸急促为临床特征,甚者呼吸困难、哮声剧烈如吼。"哮喘"之名首见于宋代王执中的《针灸资生经》,其中提到"因与人治哮喘,只缪(刺)肺俞,不缪(刺)他穴"。由于哮、喘常同时发病,古人原本不区分哮、喘二门,如《针灸资生经》提到"凡有喘与哮者,为按肺俞,无不酸痛,皆为缪刺肺俞,令灸而愈。亦有只缪刺不灸而愈,此病有浅深也"。至明清才渐渐有了明显的区别,明代虞抟《医学正传》作出了明确的鉴别,"哮以声响言,喘以气息言",对哮与喘作了明确的鉴别,明代秦景明的《证因脉治·哮病论》亦提到"哮与喘似同,而实异短息。喉中如水鸡声者,乃谓之哮;但张口气急,不能转息者,谓之喘"。哮病宿根于痰,朱丹溪提到哮证"专主于痰"。在对哮病的阴阳寒热辨证基础上,《景岳全书》提到"扶正气者须辨阴阳,阴虚者补其阴,阳虚者补其阳;攻邪气者须分微甚,或散其风,或温其寒,或清其痰火。然发久者,气无不虚,故消散中宜酌加温补,或于温补中宜量加消散",说明了在治疗上有侧重攻邪与扶正之分,攻邪以攻风、寒、痰、火之邪为主,而久虚者宜扶正,又要防止留邪,扶正与"消散"根据病情合理控制份量。

## 一、发作期

### (一)冷哮案

萧某,男,36岁,喘息气促,咳嗽1周,时有哮鸣。1周前因感寒发作,形寒渐渐,气急不能平卧,喘促喉中有哮鸣声,痰白清稀易咳,舌淡,苔薄白,脉浮滑。体格检查:神志清楚、颈软、双瞳孔等大等圆,对光反射正常,巩膜无黄染,心率80次/分,律齐,两肺可闻及干啰音,腹软,无压痛,肝脾肋下未触及。

**中医诊断:**哮证(冷哮)。

**治法:**温肺散寒。

**方药:**小青龙汤加减。麻黄6g,细辛9g,干姜6g,炙甘草10g,桂枝10g,五味子15g,半夏20g,茯苓15g,炒白术15g。7剂,水煎服,每日1剂。

**【按语】** 祛痰降气对治疗哮喘来说至关重要,小青龙汤中细辛、干姜、半夏为化痰饮要药。小青龙汤中,麻黄是宣肺平喘的主药,生者发散力大,宜先煎去沫,水炙则表散力缓,若不须表散,可用蜜炙。小青龙汤是治外感风寒、内停水饮之证的效方。哮喘辨证属寒实者(又名冷哮),首先可考虑用本方治疗。《伤寒论》载:"伤寒表不解,心下有水气,干呕,发热而咳,或渴,或利,或噎,或小便不利,少腹满,或喘者,小青龙汤主之。"方中麻黄、桂枝解表发汗,宣肺平喘;干姜、细辛温肺化饮,半夏燥湿化痰;五味子敛肺止咳,并防诸药温散太过而耗散肺气;炙甘草缓和药性,益气和中。合用而成解表化饮、止咳平喘之剂。临床用该方治疗哮喘,每有良效。症见喘息气促,喉中有哮鸣声或水鸡声,咳痰色白清稀,或多泡沫,胸膈胀闷,面色晦滞,口不渴或口干不欲饮,舌苔薄白或白腻,舌面滑润,脉弦滑或浮紧等。临床可辨证加减，如在喘而无热的情况下，可去桂枝、白芍；汗出较多时，可去桂留芍，以敛阴和营。患者素体阳虚，或由于病情演变，阴盛阳微，尤其是肾阳亏虚，摄纳失职，肾虚者可于小青龙方中加附子以温肾祛寒。

### （二）热哮案

郑某，女，60岁，3天前因受凉出现发作性喘息，反复发作，喉中痰鸣，胸闷，咳嗽，咳黄痰，质黏，咳吐不利，面赤，多汗，口渴，舌质红，苔黄腻，脉滑数。

**中医诊断：** 哮证（热哮）。

**治法：** 清热宣肺，化痰定喘。

**方药：** 定喘汤加减。炙麻黄12g，杏仁12g，款冬花15g，葶苈子12g，苏子10g，黄芩12g，防风12g，地龙9g，半夏6g，胆南星15g，钩藤25g，炙甘草10g。5剂，水煎服，每日1剂。

**【按语】** 患者诸般热症明显，本方以定喘汤化痰平喘，定喘汤本定位于肺，杏仁、款冬花、苏子都是宣肺之品，又加地龙合以麻黄解痉排痰，钩藤息内风，半夏、胆南星合增清热化痰之功，寒热并用。本例虽是针对热哮，但也可变化用于其他类型的哮喘，参考西医的观点，哮证患者最忌过敏，而方中防风、地龙、钩藤等在药理研究中也可缓解过敏。由于哮病本因宿痰而发，又受外邪侵袭而犯，所以应当以此解除外邪的侵扰。本方能有效地缓解呼吸道症状，从而减少气道受到的刺激，渐至平复。患者虽因受凉而发，但见一派热象，无恶寒状，少见恶寒身冷这点是热哮的突出特征，应与其他证型相鉴别。

### （三）寒包热哮案

李某，男，38岁。主诉：哮喘4年，加重3天。患者4年前不慎外感风寒，主要症状是发热恶寒，咳嗽，后期伴有轻微哮喘，经抗炎、止咳等西药治疗，症状好转，但此后一旦感寒，哮喘就会发作，时轻时重。3日前因受寒，哮喘复发，呼吸困难，喉中有哮鸣音，伴咳嗽，痰白量少质黏，咳出不爽，夜间明显而影响睡眠，不得平卧，否则胸胀，呼吸更加困难。现患者还伴有发热恶寒，头身疼痛，胸闷不舒，口干欲饮，舌红苔黄腻，脉滑数。

**中医诊断：** 哮证（寒包热哮）。

**治法：** 解表散寒，清化痰热。

**方药：** 小青龙加石膏汤加减。麻黄15g，杏仁10g，射干15g，桔梗20g，黄芩15g，生石膏50g（先煎），地龙30g，全蝎粉5g（吞），白僵蚕20g，旋覆花35g（包煎），桑白皮30g，川贝母粉5g（吞）。2剂，水煎服，每日1剂。

患者服药2剂，热退，哮喘平。

**【按语】** 寒包热哮证多见表寒的发热恶寒无汗与里热的口干欲饮、热郁同时出现，因痰热壅肺、复感风寒所致，方多用小青龙加石膏汤、厚朴麻黄汤等。本方君药用大剂量生石膏，是为了急治其标、迅速退热、挽其危势，重用平肺的地龙、白僵蚕、桑白皮配以清热的黄芩、射干、川贝母。地龙、白僵蚕清肺络之功良好，能够迅速排邪、缓解气道的危急，再辅以清热化痰之法，既攻其表，又治其里，通络散邪为先才可宣通气道，配合巧妙，寒包火之势可除。其中白僵蚕与旋覆花的作用较为特殊：白僵蚕性味辛、咸、平，入肝、胃经，功能祛风解痉、化痰散结，可治中风失音、惊痫、头风、喉风、喉痹、瘰疬结核、风疮瘾疹、丹毒及乳痈等，气味俱薄，性属阳，有升散之功，可拔邪外出，尤其对风热之邪炽的情况作用良好；旋覆花味咸，性温，入肺、脾、胃经，消痰，下气，软坚，行水，可治胸中痰结、肋下胀满、咳喘、呃逆、唾如胶漆、心下痞、噫气不除及大腹水肿等，皆因其性下降。白僵蚕与旋覆花性辛苦温而俱为走散之药，一升一降更有调畅气机的妙用，两药合用化痰祛里热的效果良好，可为治疗痰火之类的疾病所借鉴。

### （四）风痰哮案

张某，69 岁，反复咳喘 20 余年，加重 1 周。患哮喘 20 余年，每年冬三月辄发，喘促喉中有哮鸣声，咳声重浊，痰少而咳不出，吐出为清稀泡沫痰。喘急胸闷，张口抬肩，端坐不能行走，面色晦暗发青，口不渴，无畏寒发热，苔白，脉弦滑。自诉对尘螨、花粉过敏。体格检查：神志清楚，双下肺可闻及干啰音，腹软无压痛，肢体无水肿。

**中医诊断：**哮证（风痰哮）。

**治法：**祛风涤痰，降气平喘。

**方药：**三子养亲汤合小青龙汤加减。麻黄 6g，白芍 10g，细辛 9g，干姜 6g，炙甘草 10g，桂枝 10g，五味子 15g，半夏 20g，苏子 15g，白芥子 15g，茯苓 15g，炒白术 15g。7 剂，水煎服，每日 1 剂。

**【按语】**　《韩氏医通》中三子养亲汤（苏子、白芥子、莱菔子）是祛痰降气的好方子，邱志楠教授更常与小青龙汤配合使用，临床辨证加减。本例患者病势较为严重，见哮鸣与咳喘较重、面青、张口抬肩而端坐不能行走，痰难咳而呈清稀泡沫样，症状较为严重，但见口不渴、未见热象，属于发作期症状较为严重的风痰哮证，本证多见发病急促，因风邪外袭，诱发风痰壅盛、喘急胸满，治以化痰降气为主，三子养亲汤急以利窍化痰，配以茯苓、白术健脾化痰，实因水之制在脾，水之主在肾，脾阳虚则湿难运化，肾阳虚则水不化气，化痰则脾肾同治。患者发病多在冬三月，多因感寒而发，亦有温肾散寒之用义。

### （五）虚哮案

丁某，女，67 岁，患者哮喘 10 余年，3 天前受凉后出现喘促，喉中有哮鸣声，咳声重浊，痰少而咳不出，喘急胸闷，端坐不能行走，面色晦暗发青，口不渴，喜热饮，胃纳差，舌淡，苔白，脉弦滑。既往患糖尿病多年，自诉无药物过敏。体格检查：神志清楚、颈软、双瞳孔等大等圆，对光反射正常，巩膜无黄染，心率 78 次/分、律齐、肋间隙增宽，三四征（+），双肺呼吸音减弱，双下肺可闻及干啰音，腹软，无压痛，肝脾肋下未触及。

**中医诊断：**哮证（虚哮）。

**治法：**温肺化饮，扶阳散寒。

**方药：**小青龙汤加减。麻黄 10g，白芍 15g，细辛 6g，干姜 10g，炙甘草 10g，桂枝 10g，五味子 10g，半夏 15g，苏子 15g，白芥子 10g，茯苓 15g，炒白术 15g。5 剂，水煎至 300ml，晨起及睡前温服，每日 1 剂。

**二诊：**药后喘息明显缓解，胃纳转佳，痰白清稀易咳，舌淡，苔薄白，脉浮滑。处方：制附子 15g，白芍 15g，细辛 6g，干姜 10g，炙甘草 10g，桂枝 10g，五味子 10g，半夏 15g，苏子 15g，白芥子 10g，茯苓 15g，炒白术 15g，淫羊藿 15g 加服用天龙咳喘灵，连服 12 剂后喘息平复。

【按语】　因患者素虚，机体无力排邪而痰液黏腻难除，故应扶护正气。本患者病程久，病久必虚，而现在处于发作期，病势较急，首先散寒，又当治本，故亦扶肺、脾、肾之虚，治肺用五味子，治脾用茯苓、白术，治肾用干姜，患者本身年纪大、脏虚，更注重了散寒药物的使用，以期扶助肾阳。炙甘草缓和药性，益气和中。虚证患者应注意的是脾胃亏虚，因哮病痰聚伤及脾胃，患者容易同时出现胃纳差的情况。二诊时患者正气稍复、寒势稍退之后即痰饮渐化，故胃纳恢复，寒邪渐退，呈冷哮状，仍以扶阳散寒之法，用姜附之品暖肾散寒，淫羊藿补肾阳，佐以细辛、白芥子入肺。本例患者病势较长、病情较复杂，涉及脏腑较多，对于虚证患者的治疗，当根据其病情合理安排攻邪、扶正的分量，宜散中有收，尤其对于年纪大的患者，注意攻邪扶正如何兼施。

## 二、缓解期

### （一）哮证肺虚感寒案

李某，男，38 岁，反复气促、气喘 7 年。7 年前患者受凉患重感冒，经治好转，后遗留哮喘症状，至秋季即见喷嚏流涕、胸闷、哮喘等症频作，经口服地塞米松、氯苯那敏、氨茶碱等可控制，哮喘时作，多持续至立冬后方停止。今年立秋后，哮喘诸症如期而至，遂来求治。诊见：呼吸急促，喉间有哮鸣音，喷嚏清涕频作，时咳白泡沫痰，饮食、二便、睡眠尚正常，舌淡，苔白滑，脉弦滑。

**中医诊断**：哮证（肺虚感寒型）。

**治法**：散寒化饮。

**方药**：小青龙汤合过敏煎加减。麻黄 10g，桂枝 10g，干姜 10g，半夏 10g，五味子 10g，银柴胡 10g，乌梅 10g，防风 10g，荆芥 10g，射干 10g，白芍 15g，细辛 3g，黄芪 20g。7 剂，水煎服，每日 1 剂。

**复诊**：患者服完 4 剂喘止而诸症平，继服 3 剂巩固疗效。

随访 2 年余，病未再作。

【按语】　所谓"论邪之伏，在于少阴；论邪之发，则以证候为依据"，意思是说所伏何邪，邪伏何处，并不重要。重要的在于伏邪外发的表现。因为中医是根据患者的证候推求病因，给予有针对性的治疗。所以，我们理解的伏邪发病学说是医家提出的一种病因学理论，目的在于在治疗方面能与新感温病有所区别，并在理论上能够做到自圆其说，实践上能够区别对待。该例哮喘系寒饮内伏，风寒外袭，痰气相击而成，亦即过敏体质遇致敏原刺激，致气管痉挛，气管黏膜充血水肿而发病。治当温肺化饮平喘，益肺脱敏祛风。方药仍选小青龙汤温肺化饮，过敏煎脱敏祛风，加黄芪益气，射干利肺平喘。诸药同用，紧扣病机，既能祛内在深伏之寒饮，又能益气固卫，祛风平喘，故获良效。患者是从前遗留的寒邪藏匿于肺，痰饮未去，长期未治，痰聚肺虚，故易受外邪而发，肺气欲宣不得宣，对于肺虚患者应当加大化饮与扶阳散寒的药量，同时根据卫阳强弱的情况，有的放矢，调节肺气宣肃而恢复卫表对邪气的防御。对于长期反复易受外界影响复发的患者，可以考虑过敏煎，过敏也是治疗支气管哮喘患者常常需要考虑的因素。

### （二）哮证痰湿困脾案

孟某，女，74 岁，咳嗽两年，加重 1 月余。患者于 2 年前开始反复出现咳嗽，每遇天气变化或者感冒后症状加重，曾于 2015 年 4 月 25 日至 5 月 8 日在某医院呼吸科住院治疗，出院诊断为"支气管哮喘，支气管扩张"，出院后间断使用"信必可 160/4.5μg"吸入治疗，平时偶有咳嗽，无气促，近 1 个月患者自觉咳嗽较前频繁，自行坚持使用信必可吸入治疗，并加用孟鲁司特钠 10mg，每晚给药一次，口服，咳嗽可稍缓解，但自觉背后有巴掌大小不适，冷感明显，自感气促，无咯血，无胸闷胸痛，无鼻塞流涕，无咽痒咽痛，无发热恶寒，偶有胃脘不适，胃纳不佳，大便溏，舌淡，苔黄腻，脉沉细，近期无明显体重变化。

**中医诊断**：哮证（痰湿困脾型）。

**治法**：化湿健脾。

**方药**：金水六君煎加减。当归 10g，陈皮 10g，法半夏 15g，熟地黄 30g，茯苓 30g，白术 30g，甘草 6g，干姜 10g，细辛 3g，五味子 10g，砂仁 10g（后下），佩兰 10g。3 剂，水煎服，每日 1 剂。

**二诊**：患者仍偶有咳嗽，无明显时间规律，痰少色白，偶感气促，背后冷感明显减轻。查体：咽充血（+），心肺听诊无明显异常。舌淡苔白，脉沉细。考虑患者的咳嗽症状明显减轻，无明显咽喉不适，且背部冷感减轻，其属于"寒湿"无疑，乃去清热之砂仁和佩兰，再加蜈蚣 1 条、肉桂 5g，再进 4 剂。

**【按语】** 患者有多年支气管哮喘和支气管扩张的基础病史，中医学认为哮病多因为"顽痰伏肺"，其多数是遇到外感之邪的诱发，不发作时以肺、脾、肾三脏虚损为主要病机特点；另外患者自觉"背部有巴掌大小不适，冷感明显"，金元四大名医之朱丹溪曾有相似的医案记载，论述一患者"背后寒冷如掌大小，乃寒痰作祟"，所以医者以为患者此次初诊时乃内在之"痰邪"为患，结合患者舌淡和脉沉细的表现，其性质为寒，但当时患者有黄腻苔，又担心患者此时病情发作兼夹有"痰邪化热"，所以在初诊处方时以金水六君煎健脾肾化痰湿，联用了常用的"姜辛味"温化寒邪，宣降肺气，同时也以砂仁、佩兰化湿清热，此时医者以为患者应当是寒痰为患，但舌象见黄腻苔，不敢只用热药温补，所以寒温并用，只予 3 剂，也有投石问路之意。至患者第一次复诊时，其咳嗽缓解，背部冷感明显减轻，且舌象之黄腻苔退去，此时舌脉证三者相符，一派脾虚寒湿之象，故复诊再开方时去砂仁、佩兰，加用肉桂配伍干姜以益火之源，加蜈蚣以增加搜风化痰止咳之功。患者三诊时咳嗽和背部冷感等不适已经大部分缓解，效果明显，此时方证相合，以效不更方，嘱患者继续原方再进，并结合哮喘疾病的特点嘱患者生活调适以收全功。脾虚患者最明显的症状即为胃纳不佳，痰扰脾胃，应根据寒热来化痰，寒痰则可补脾阳，亦可兼以茯苓、白术等燥湿、复胃气，虚证患者同时注意有无肺虚、肾虚，根据实际情况相应调整。

### （三）哮证肾虚案

彭某，女，65 岁，反复喘促发作 3 年余，加重 1 月余。现病史：患者有支气管哮喘病史 3 年余，其间反复发作，平时吸入舒利迭治疗，无明显咳嗽气促不适，1 个月前患者受凉后出现咳嗽，咽痒则咳嗽明显，夜间喘促，痰黏难咯，时发哮鸣，行走乏力，易感疲惫，纳可，鼻塞无流涕，无发热恶寒，无胸闷胸痛，夜眠差。体格检查：呼吸平顺，唇甲无发绀，咽充血（+），双侧扁桃体未见肿大，双肺未闻及明显干、湿啰音，心率 86 次/分，律齐，未闻及明显病理性杂音，舌淡苔薄白，脉细。

**中医诊断：**哮证（肾虚型）。

**治法：**温肾化痰平喘。

**方药：**金水六君煎合小柴胡汤合三子养亲汤加减。陈皮 10g，茯苓 15g，炙甘草 6g，熟地黄 30g，当归 10g，细辛 3g，干姜 5g，五味子 10g，柴胡 10g，黄芩 10g，法半夏 10g，紫苏子 15g，白芥子 10g，莱菔子 10g，蜈蚣 1 条，炙麻黄 10g。3 剂，水煎服，每日 1 剂。

**二诊：**患者咳嗽和夜间喘促明显减轻，偶有咽痒咳嗽，痰少，纳可，无鼻塞流涕，无发热；舌淡暗，苔薄白，脉细。诊断同前，原方继进，3 天后随访患者已无喘息，嘱患者继续吸入舒利迭控制哮喘以改善临床症状。

**【按语】** 该例患者既往有支气管哮喘病史多年，平时吸入糖皮质激素控制病情，但此次因外感诱发哮病再次加重，因为哮病以"顽痰伏肺"为基本病机，所以该患者既有内之之顽痰，又有此次外感之风邪，风邪侵袭肺脏，肺气不利则可见咳嗽、喘息、鼻塞等症，痰浊内阻则痰黏难咯，肺气不宣而作哮，故其治疗应温肾化痰平喘，以金水六君煎化痰止咳、补益精血，"姜辛味"升降相伍调畅肺之气机，因为该三味药物之组合干姜、细辛宣发肺气，五味子敛肺降气，其宣降有序恢复肺脏宣肃之职，三味药性温，符合经典中"病痰饮者，当以温药和之"训诫；更以小柴胡汤寒热并用，攻补兼施，功能疏散外邪，兼能调畅气机；加用三子养亲汤取其降气止咳之功，该方温肺化痰，降气消食，白芥子除痰，紫苏子行气，莱菔子消食，皆行气豁痰之药，气行则火降而痰自消；另外，本方中配伍炙麻黄宣肺平喘，疏风散邪，蜈蚣息风定喘，两者一个以驱逐外风为主，一个以搜逐内风见长，共能祛风定喘，全方切中病机，患者服药 3 剂而效果彰显，复诊时咳嗽、气促均明显减轻，只偶有咳嗽、咽痒，痰少，"效不更方"，以初诊之原方继进，并根据哮喘病的特点和相关指南建议患者在哮喘缓解后需要长期吸入糖皮质激素控制病情，并嘱患者注意运动和饮食调理、避免感冒，减少哮喘急性加重次数以保护肺功能。遇到此类病例，除喘息、气促更为明显外，多有精神萎靡，怕冷、肢体不温，面色苍白或晦暗，口唇发紫，汗出涔涔，舌质胖嫩，脉细无力或不浮反沉等。本方中亦以患者素体阳虚，兼有肾虚症状，肾虚患者在治疗时既要温肺平喘，又要扶阳益肾，治以金水六君煎，合以姜辛之品，金水六君煎是治疗肺肾虚寒痰证的良方，《景岳全书》称"外感之嗽，凡属阴虚少血，或脾肺虚寒之辈，则最易感邪，但察其脉体稍弱，胸膈无滞，或肾气不足，水泛为痰，或心嘈呕恶，饥不欲食，或年老中衰，血气渐弱而咳嗽不能愈者，悉宜金水六君煎加减主之。"肾虚体现在脉象以两侧尺脉沉细为特点，可与脾虚相鉴别，故《景岳全书》提到"察其脉体稍弱"为使用特点。本例患者脉象正合景岳所言，用之正宜，大剂量熟地黄合当归也是金水六君煎的特点，重补肾虚之精血，补真阴，壮肾水，培元气。

## （四）哮证久病虚损案

周某，女，81 岁，咳嗽，气促 3 天。患者咳嗽 20 余年，3 天前因外感风寒出现咳嗽，气促，喉中哮鸣音，痰白清稀，疲倦乏力，畏寒，行走无力，语声低微，胃纳欠佳，二便调。体格检查：神志清楚、颈软、双瞳孔等大等圆，对光反射正常，巩膜无黄染，心率 85 次/分，律齐，双肺闻及干啰音，腹软，无压痛，肝脾肋下未触及。

**中医诊断：**哮证（属肺、脾、肾三脏虚型）。

治法：温肾散寒。

方药：肾气丸加减。青天葵 10g，紫河车 15g，地骨皮 15g，淡附片 10g（先煎），淫羊藿 15g，桑白皮 15g，熟地黄 15g，炙麻黄 10g，山茱萸 15g，五味子 10g，炙甘草 10g，巴戟天 15g。7 剂，水煎服，每日 1 剂。

二诊：服药 7 剂后，患者咳嗽气促明显缓解，喉中已无哮鸣音。前方加仙鹤草 30g，酸枣仁 15g。

三诊：再服药 2 周后诸症皆消。

【按语】 清代吴澄在《不居集》中将痰的发生归结到脾、肺、肾三脏，"盖痰之生也，多由于脾"，"痰之来也，多由于肺"，"痰之本也，多在于肾"。本例患者长期有咳、痰、喘症状，日久耗伤肺气，损及脾肾，痰浊内蕴，变生瘀滞，形成气虚痰瘀之证，其标在肺，其本在脾肾。脾肾阳虚，升清降浊失常，水液失于气化，聚为痰，冷痰上泛，堵塞气道，致肺气宣发肃降失常，故咳喘咯痰、胸中胀满，所以慢性肺病的治疗特别要注意温肾法的应用。药用淫羊藿、淡附片、山茱萸、紫河车以温肾散寒，可以明显改善患者症状，减轻气促。补脾、补肾、补肺是老年哮病患者的常用治法，且常同时使用，扶正是对于老年哮病患者所适用的重要治法，本例以紫河车大补其虚，对于有条件的肺肾两虚较为严重的患者可以考虑配合使用。

# 第五节　喘　证

喘证是以呼吸困难，甚至张口抬肩，鼻翼煽动，不能平卧为特征的病证。"喘"即呼吸急促之意，《说文解字·口部》曰："喘，疾息也。"疾息，指的是呼吸频次比正常人快速急迫。喘证可见于现代医学的细菌性肺炎、喘息性支气管炎、慢性阻塞性肺疾病、肺源性心脏病等。喘证初期以实喘居多，然患者未及时就诊或前医失治误治而致喘证迁延不愈，病久伤正，此时喘证病机已发生变化，成为虚实夹杂喘证，或虚喘，更为危重者，可致喘脱危候。《黄帝内经》较全面地论述了喘证的病因病机，为后世医家奠定了诊疗基础。《神农本草经》记载了治疗"咳逆上气""咳逆""上气""善喘""喉鸣喘"等证的药物，为后世医家治疗喘证提供了用药思路。

## 一、麻黄汤喘证医案

张某，男性，36 岁。2018 年 6 月 2 日来诊。主诉：就诊前不慎感受风寒之邪，当晚即发热，体温 39.2℃，恶寒、无汗、战栗，喘咳气急，周身疼痛，舌红苔薄白，脉浮紧有力。

**西医诊断：**支气管炎。

**中医诊断：**喘证（风寒袭肺型）。

**治法：**宣肺散寒平喘。

**方药：**麻黄汤加减。炙麻黄 12g，桂枝 9g，杏仁 12g，知母 9g，炙甘草 6g。2 剂，水煎服，服 1 剂后汗出热解，继服 1 剂诸症皆愈。

【按语】 《伤寒论》载："太阳病，头痛发热，身疼腰痛，骨节疼痛，恶风无汗而喘者，麻黄汤主之。"全身作痛者，是筋骨不耐寒气紧缩所致；汗为寒闭，内蕴之热原欲借汗透出，现寒气闭塞不能宣散，则无汗发热；伤寒表实证可见脉阴阳俱紧，因太阳为卫外之阳，脉得太阳蕴蓄之热，原当起伏有力，今遇寒袭，寒气紧缩使其脉道不能起伏，是以出现浮紧有力之脉；寒气由皮毛入肺，闭其肺气，肺气郁闭则作喘。麻黄能入肺经，可散其在经之风寒，更能直入肺中，以泻其郁满；桂枝味辛性温，也具有发表之力，但其所发之表只在肌肉之间，善于托肌肉中之寒外出，主上气咳逆吐吸，不但能佐麻黄发表，兼能佐麻黄入肺定喘；杏仁味苦性温，亦主治咳逆上气，也佐麻黄定喘之功；加入知母清热；甘草甘缓，能缓麻黄发汗之猛烈，兼能解杏仁之小毒。

## 二、麻杏石甘汤喘证医案

赵某，男，45 岁。2019 年 2 月 2 日初诊。主诉：喘促，喉中痰鸣，咳痰白中夹黄，不易咳出，胸部胀闷，汗出，发热，口干口渴，身痛，舌红苔黄，脉浮数。

**西医诊断：**喘息性支气管炎。

**中医诊断：**喘证（表寒里热型）。

**治法：**清热宣肺，降气平喘。

**方药：**麻杏石甘汤加减。炙麻黄 10g，杏仁 12g，生石膏 30g（先煎），鱼腥草 30g，桑白皮 10g，葶苈子 20g，炙甘草 6g。2 剂，水煎服，分早晚 2 次空腹服。

二诊：恶寒发热好转，喘促减轻，痰量减少，痰色白，寐欠安，舌红，苔白微腻，脉滑数。

**辨证：**表邪已解，仍有里热。

**治法：**清热化痰。

**方药：**瓜蒌 30g，川贝母 10g，杏仁 10g，陈皮 10g，茯苓 10g，清半夏 10g，薏苡仁 30g，芦根 15g，炙甘草 6g。3 剂，水煎服，日 1 剂，早晚分服。

三诊：咳喘已平，偶咳少量白稀痰，易咳出，时气短乏力，口干，咽喉不利，舌红少苔，脉细数。

**辨证：**病后余邪未尽，气阴两虚。

**治法：**补肺益气养阴。

**方药：**党参 10g，麦冬 10g，五味子 15g，紫菀 10g，桑白皮 10g，玉竹 10g，生甘草 6g。3 剂，水煎服，分早晚 2 次空腹服。药后病除。

**【按语】** 此案例为外邪束表，肺有郁热，热郁于肺，肺气上逆，故见喘促；胸部胀闷，寒热错杂则痰黄白相兼。以麻杏石甘汤宣肺清热，佐以葶苈子泻肺平喘。二诊时喘减，无身热，舌红，苔白微腻，脉滑数，示表证解，痰热未清，余邪未尽，治以清宣肺热、化痰平喘止咳为主，故去麻黄，加入川贝母、陈皮、茯苓、清半夏、薏苡仁等药物清热化痰。三诊时咳喘已平，病后气阴两虚，故予益气养阴润肺以善其后。麻杏石甘汤中的麻黄并非解表发汗之用，乃为解肺家之邪热，李时珍云："麻黄乃肺经专药，虽为太阳发汗之重剂，实发散肺经火郁之药也。"麻黄泄营分之汗，必先用桂枝开解卫分之邪，则汗出而邪去，若麻黄不与桂枝同用，则泄肺邪而不至大汗泄也。

## 三、白虎汤喘证医案

王某，女，53 岁，2018 年 4 月 9 日初诊。主诉：慢性支气管炎病史 20 余年，发作时予抗炎解痉平喘对症治疗，症状多能缓解。此次因天气变化，感受寒邪再次发作，发时喘促不能平卧，身热，汗出如油，烦躁不安，脉浮滑。予泼尼松龙静脉注射、溴化异丙托品气雾剂雾化吸入，静脉滴注抗生素，喘促减轻，但热势不减，口干渴，汗出，身重，心烦，不恶寒，舌红苔黄，脉浮滑。

**西医诊断：**慢性支气管炎急性发作。

**中医诊断：**喘证（阳明热盛型）。

**辨证：**邪热炽盛，蒸迫于肺。

**治法：**清热生津，调理气机。

**方药：**白虎汤加减。生石膏 30g（先煎），知母 12g，杏仁 9g，芦根 20g，党参 12g，炙甘草 6g，粳米 9g。2 剂，水煎服，每日 1 剂，早晚分服。

**二诊：**患者服药 2 剂后身热退，喘平，仍汗出口渴，舌红，脉重按无力，在上方基础上生石膏改为 12g，加入人参 9g，天花粉 10g，可益气生津。2 剂，药后症除。

【按语】 此案例虽见喘，但以身热、口渴、汗出、脉浮滑为主症，据《伤寒论》176条："伤寒，脉浮滑，此以表有热，里有寒，白虎汤主之。"邪热已入阳明经，内外俱热，但仍在气分，故投以白虎汤方加减。患者外感风寒，伤寒化热内传于阳明经，里热蒸腾，逼迫津液外泄故汗出；邪热循经蒸迫于肺则喘；上扰心神则烦躁不安。白虎汤除常用于外感热病阳明气分热盛者，也广泛用于内伤杂症而表现为阳明气分热盛者，其使用指征为大汗、脉洪大两症。李士懋先生曾提出，世人多以大热、大汗、大烦渴、脉洪大四症为用药标准，但在临床上四症皆具的毕竟很少，主要以症状不典型者居多，所以在临证治疗时要灵活运用。白虎汤由石膏、知母、炙甘草、粳米四味药组成，石膏辛甘大寒，擅能清热；知母苦寒而润，长于泄火滋燥；石膏、知母相伍，相须为用，以清阳明独胜之热而保胃津，是治疗伤寒阳明病热证的经典组合，后世温病学派又将其立为清气分热盛证的常用配伍组合，但是在使用石膏与知母配伍时，要注意其用量不宜太过，服用时间不宜太久，"有热邪，则寒凉乃必用之品。但由于热邪程度不同，所以用寒凉清解之时，既要防止病重药轻，又要防止孟浪，过于寒凉，冰伏气机"，炙甘草、粳米益气和中，一则气足则津生，再则可免寒凉伤胃之弊。

## 四、小柴胡汤喘证医案

李某，男性，36 岁，2017 年 3 月 27 日就诊。自诉在来诊前 1 周，感触风寒，出现发热恶寒，体温 38.6℃，咽干，自服退热药后汗出热解，但转天体温再次升高，且逐渐出现喘息，咳嗽，咳吐白色痰涎，胸闷，心烦时呕，口苦，不思饮食，舌红苔薄白，脉弦细。

**西医诊断：**支气管炎。

**中医诊断：**喘证（少阳证型）。

**辨证：**肺气郁痹。

**治法：**开郁降气，条达枢机。

**方药：**小柴胡汤加减。柴胡 15g，黄芩 10g，五味子 10g，生石膏 10g（先煎），干姜 6g，茯苓 10g，清半夏 6g，炙甘草 6g。3 剂，水煎服，每日 1 剂，分早晚 2 次空腹服。服药 3 剂后诸症皆愈。

【按语】 太阳之气不能从胸出入，逆于胸胁之间，内动于脏气，当借少阳之枢转而外出，今邪在三焦之表，居腠理之间，而发寒热。柴胡味清苦，为少阳经主药，能清三焦与胆中之火，疏松腠理以达阳气，外感在少阳者，能助其枢转以透膈升降出入。邪气伤肺，肺气上逆则喘咳，少阳之去路原为太阴之经，太阴在腹为湿土之气，若与少阳相并，则湿热化合，而生痰涎，故加石膏以清少阳之热，加茯苓以利太阴之湿，使邪由少阳而解。咳喘者伤肺，肺气上逆，故用干姜之热以温肺，五味子之敛以降逆，既有干姜之温，不用生姜之散，既有五味子之敛，不用大枣之缓。柴胡、黄芩合用，透达外邪清泄里热，疏解少阳半表半里之邪，且柴胡的分量大于黄芩，为外透之力大于内泄之功。小柴胡汤除用药精妙，其煎法亦异于常法，用去滓再煎之法，再煎则药性和合，能使经气相融，不复往来出入。柴胡不但有升提之性，复兼有发表之力，古法去滓重煎，可减其发表之力，而留提升之效，以防邪之下陷，今人加生石膏即不去滓重煎也，无发表之虞。

# 第六节 肺 癌

肺癌，又称原发性支气管肺癌，是以咳嗽、咯血、胸痛、发热、气急为主要临床表现的一种恶性疾病。本病属于中医学的"肺积""痞癖""咳嗽""咯血""胸痛"等范畴。如《素问·奇病论》说："病胁下满气逆……病名曰息积，此不妨于食。"《灵枢·邪气脏腑病形》说："肺脉……微急为肺寒热，怠惰，咳唾血，引腰背胸。"《素问·玉机真脏论》说："大骨枯槁，大肉陷下，胸中气满，喘息不便，内痛引肩项，身热脱肉破䐃。"《难经·五十四难》说："肺之积，名曰息贲……久不已，令人洒淅寒热，喘热，发肺壅。"以上这些描述与肺癌的主要临床表现有类似之处。宋代一些方书载有治疗咳嗽见血、胸闷胸痛、面黄体瘦等肺癌常见症状的方药。金元李东垣治疗肺积的息贲丸，所治之证颇似肺癌症状。明代张景岳的《景岳全书·虚损》说："劳嗽，声哑，声不能出或喘息气促者，此肺脏败也，必死。"这同晚期肺癌的临床表现相同，并明确指出预后不良。《杂病源流犀烛·积聚癥瘕痃癖痞源流》所提到的"邪积胸中，阻塞气道，气不宣通，为痰，为食，为血，皆得与正相搏，邪既胜，正不得而制之，遂结成形而有块"，则说明了肺中积块的产生与正虚邪侵，气机不通，痰血搏结有关，对于后世研究肺癌的发病和治疗均具有重要的启迪意义。肺癌的发病，多由正气内虚、邪毒外侵引起痰浊内聚，气滞血瘀，蕴结于肺，以致肺失宣发与肃降为基本病机。

肺癌是常见的恶性肿瘤之一，发病率居全部肿瘤的前列，且有逐年升高的趋势，发病年龄多在40岁以上，男女之比约为5∶1。早期肺癌采用手术治疗是获得治愈和远期疗效的可靠手段，但疗效仍不够满意。放射治疗（放疗）和化学治疗（化疗）对部分患者近期有效，但毒副作用大，复发转移率高，多数仅有姑息效果。中西医结合治疗肺癌可以互相取长补短，充分发挥各种治疗方法在疾病各阶段中的作用，做到在提高机体免疫力的前提下，最大限度抑制或消灭癌细胞。中西医结合治疗可起到提高疗效或减毒增效的作用，以改善症状，提高生活质量，延长生存期。

西医学按组织学分类，将肺癌分为鳞状细胞癌、小细胞癌、腺癌、大细胞癌等，其中以鳞状细胞癌多见。由于肿瘤部位的不同，临床常分为中央型肺癌和周围型肺癌，以中央型肺癌常见。原发性支气管肺癌、肺部其他原发性恶性肿瘤、肺转移性肿瘤等，可参照本节进行辨证论治。

## 一、肺脾气虚、痰毒阻肺案

患者，男，63岁。2019年4月11日初诊。外院诊断为右肺中央型小细胞癌，右肺门、纵隔、锁骨上淋巴结转移，右侧胸腔积液，$T_2N_3M_0IIIB$ 期。刻下症：患者神志清楚，咳嗽，咳痰，痰量少、色白稠，胸闷气短，呼吸不畅，食欲不振，疲乏无力，睡眠欠佳，小便尿量正常，大便略干，舌质红，苔白厚腻，脉沉弦。

**中医诊断：**肺癌（肺脾气虚、痰毒阻肺型）。

**治法：**逐水通阳，止咳平喘。

**方药：**泽漆汤加减。姜半夏10g，黄芩15g，党参30g，泽漆30g，石见穿30g，桂枝15g，甘草10g，白前15g，醋商陆9g，防己30g，熟地黄5g，葶苈子30g，浙贝母30g，山药30g，鸡内金15g。7剂，每日1剂，水煎200ml，分早晚2次服用。

**2019年4月18日二诊：**患者服用上方后无不适，自诉咳嗽、咳痰、胸闷气短、食欲不振等症状均有缓解，右侧胁肋部自觉酸困，偶感疼痛，仍乏力，小便正常，大便增多，舌质红，苔白腻，脉沉弦。处方：上方去鸡内金、山药，加黄芪30g，徐长卿15g，鸡血藤30g，石上柏30g。7剂。煎服法同前。

**2019年4月25日三诊：**患者服用上方后，咳嗽、咳痰明显改善，进食尚可，乏力改善，精神好转，夜间睡眠尚可，二便调，再服7剂巩固疗效。嘱其避风寒，多休息，调畅情志，有不适症状随时就诊，定期复查。

**【按语】** 根据中医四诊合参，该患者诊断为肺癌，证属肺脾气虚、痰毒阻肺。治法：逐水通阳，止咳平喘。拟用泽漆汤加减治疗。泽漆汤见于《金匮要略》："咳而脉沉者，泽漆汤主之。"临床研究发现，葶苈泽漆汤在治疗肺癌胸腔积液中疗效确切，可改善临床症状，提高患者的生活质量，故选用泽漆汤加葶苈子以泻肺行水、扶助正气。方中泽漆消痰逐水，石见穿利大小便而逐水，白前降气祛痰。饮邪内结郁久化热，故用黄芩清泄郁热；半夏、桂枝散水通阳降逆；党参、甘草益气健脾以扶正；葶苈子泻肺平喘，利水消肿；防己泄经络之湿邪，逐脏腑之水湿，加强主方利水的作用；醋商陆、浙贝母化痰散结，两者可用于治疗淋巴结转移；山药补益脾气，鸡内金健脾消食，可改善患者食欲；熟地黄养阴益精。复诊时自觉诸症缓解，但胁肋酸痛不适，加徐长卿、鸡血藤行气活血止痛，加石上柏增强抗癌功效。三诊时效果明显，故效不更方，继续巩固服用。

## 二、肺肾气虚、痰浊阻肺案

患者，男，78岁。2019年4月17日初诊。主诉：反复咳嗽4个多月，胸闷气短半月余。于2019年4月1日在某肿瘤医院行病理检查，诊断为右肺鳞状细胞癌。患者因年事已高，拒绝放化疗，要求采用中药保守治疗，特来就诊。刻下症：气短，憋喘，痰多味咸，腰膝怕冷，纳眠可，二便调。

**中医诊断：**肺癌（肺肾气虚、痰浊阻肺型）。

**治法：**补益肺肾，化痰平喘。

**方药：**金水六君煎加减。熟地黄30g，当归20g，砂仁10g（后下），姜半夏15g，陈皮10g，茯苓15g，黄芪40g，桔梗9g，山茱萸30g，甘草10g。7剂，每日1剂，水煎200ml，分早晚2次服用。

**2019年4月24日二诊：**服药后自觉诸症好转。继续服用7剂以巩固疗效，煎服法同前。嘱其有不适症状随时就诊，定期复查。

**【按语】** 经中医四诊合参，该患者诊断为肺癌，证属肺肾气虚、痰浊阻肺。治法：补益肺肾，化痰平喘。方用金水六君煎加减。金水六君煎出自《景岳全书》，可"治肺肾虚寒，水泛为痰，及年迈阴虚、气血不足外受风寒，咳嗽呕恶多痰，喘咳急证"。患者年老体虚，气喘、胸闷是肺气不足的表现，痰多味咸是肾虚的表现。患者自觉腰膝怕冷为肾阳不足的表现，肾阳不足则会影响肾的气化功能，出现水液代谢障碍的病理变化，形成痰饮等病理产物。

### 三、痰瘀壅肺案

李某，女，60 岁，2016 年 9 月 22 日初诊。主诉：右上肺腺癌切除术后 1 月余。病史：患者于 2 个月前因反复咳嗽咳痰赴当地医院就诊，2016 年 7 月 23 日肺部 CT 示右肺上叶占位性病变、肿块边界不清、大小约 3.5cm×1.5cm、右肺胸膜下多发小结节，诊断为肺癌。2016 年 8 月 2 日行右上肺叶切除术，肿瘤距支气管切缘 1.5cm。2016 年 8 月 3 日病理切片示高分化腺癌（90%腺泡型，10%贴壁型）、支气管切缘阴性、淋巴结未见转移（0/17），免疫组化 C 片示 PD-L1（－）、ROS1（－）、ALK（－）。术后化疗 2 次。刻下：咳嗽咳痰，痰多色黄，质黏难咳，气急胸闷，胸廓紧缩感，面色红，形体丰腴，胃脘胀滞，大便黏腻不爽，舌淡紫，苔黄腻，舌下紫纹明显，脉弦滑数。查体：两肺呼吸音清，未闻及明显干、湿啰音，血压 150/86mmHg。

**西医诊断：**右肺腺癌术后。

**中医诊断：**肺癌（痰瘀壅肺型）。

**治法：**清热解毒，化痰散结，活血通络。

**方药：**千金苇茎汤合清肺解毒汤、消瘰丸、苍白二陈汤加减。龙葵 6g，白英 15g，白花蛇舌草 15g，半枝莲 15g，半边莲 15g，干蟾皮 3g，鲜芦根 60g，生米仁 30g，冬瓜子 10g，桃仁 6g，浙贝母 15g，玄参 6g，生牡蛎 30g（先煎），陈皮 9g，竹沥半夏 9g，茯苓 15g，苍术 6g，厚朴 6g，炒白术 12g，淮小麦 30g。服药 7 剂后，咳嗽胸闷减轻，排吐黄痰量多，较前易咳出，舌苔薄黄腻，气急，大便黏腻仍在。效不更方，原方略行加减，坚持服药 2 月余。

**2017 年 1 月 15 日复诊：**咳嗽咳痰仍有，痰白易咳，舌淡紫、苔黄腻已消，舌下紫纹转淡，口干，偶有气短乏力，潮热，夜间时有盗汗，舌红苔薄白，脉细。治以益气养阴、清热解毒，拟百合固金汤合清肺解毒汤、清骨散加减治疗。方药如下：百合 12g，麦冬 9g，北沙参 12g，玄参 6g，川贝母 3g（先煎），生白芍 15g，生黄芪 15g，生地黄 15g，桑叶 9g，地骨皮 25g，青蒿 15g，炙鳖甲 18g（先煎），龙葵 6g，白英 15g，白花蛇舌草 15g，半枝莲 15g，半边莲 15g，淮小麦 30g。7 剂，水煎服，每日 1 剂。其后一直不间断服药，2017 年 2 月复查肿瘤指标和肺部 CT 无异常，精神转佳，无明显不适，一直服药至今。

**【按语】** 初诊时患者咳嗽咳痰，痰多色黄，质黏难咳，面色红，气急胸闷，胸廓紧缩感，舌下紫纹明显，脉弦滑数，符合痰、热、瘀互结，凝滞肺络的表现，故选用千金苇茎汤来清热化痰、活血通络以清化贮痰之器。形体丰腴，胃脘胀滞，大便黏腻不爽符合痰热停聚中焦，脾胃失运，故选用苍白二陈汤。苍术配炒白术，燥湿健脾，苍术配厚朴，燥湿降气，与二陈汤合用，健脾燥湿、降气化痰以杜生痰之源。患者术后化疗 2 次，余邪未尽，热毒停聚肺络，故用清肺解毒汤、消瘰丸清热解毒、化痰散结。连服 2 月余，标实之痰、瘀、热逐渐清解，可见痰白易咳，舌淡紫、苔黄腻已消，舌下紫纹转淡，热毒耗气伤阴之气阴两虚的本虚逐渐浮现，可见口干，偶有气短乏力、潮热，夜间时有盗汗，脉细，故选用百合固金汤、清骨散益气养阴、清热润肺。此证配伍清肺解毒汤，是为扶正不忘祛邪，益气养阴的同时不忘解热毒、通肺络。

### 四、阴虚肺热，痰热邪毒内结案

杨某，女，50 岁。患者半年前体检发现右肺上叶磨玻璃样结节，恶性肿瘤可能性大。后前往上海某医院就诊，于 2018 年 3 月在该院行胸腔镜下右上肺癌根治术。术后病理提示右肺腺癌Ⅱ级，腺泡型，癌组织未累及脏层胸膜，支气管切缘未见癌累及。后于 2018 年 5 月因脓气胸在该院行脓胸清除术+纤维板剥除术。术后出现手术部位胀痛，气急，活动后明显，于 2018 年 7 月 9 日前来我院就诊。症见面色少华，咳嗽，咳黄痰，气急多汗，活动后明显，胸闷乏力，胃纳一般，夜寐可，二便无殊，舌红、苔黄，脉细滑略数。

**中医诊断**：肺癌（阴虚肺热，痰热邪毒内结型）。

**治法**：养阴清热，解毒化痰。

**方药**：经验方。太子参、当归、丹参、薏苡仁、制大黄、桑葚子各 30g，甘草 3g，竹沥半夏、黄芩、枳壳各 12g，玉竹、生地黄各 18g。水煎服，1 日 2 剂。上方随症加减，连服 2 个月，胃纳渐增，症渐消。

**【按语】** 该患者术后气血损耗，化火伤阴，痰热邪毒内结。本病的扶正祛邪治则不变。故以太子参、甘草补气，当归、丹参补血活血，生地黄凉血活血，竹沥半夏、黄芩清化热痰。仅去血热则痰热易入血，仅去痰热则血热、阴虚无以缓解，故用药缺一不可。热去需得新血滋养，方可不再生热，故需合桑葚子、玉竹养阴生津，充养阴血。"肺与大肠相表里"，祛邪治疗时倡"通腑宣肺"之法，加薏苡仁和胃化湿通胃腑，制大黄、枳壳行气导滞通肠腑，共达清泻肺热之效。诸药为伍，养阴生津，清热化痰，通腑解毒，达固本祛邪之效。

## 五、寒热错杂案

罗某，女，79 岁，2015 年 2 月 26 日初诊。患者气喘 2 年，活动后加重，咳嗽少痰，纳差，夜寐一般，时常咽干，大便 1～2 次/日，稀溏，小便可，时有腹痛，腹痛时欲大便，舌质红，苔薄黄，脉细弦。辅助检查： CT 示胸腔积液，右肺上叶占位性病变。

**中医诊断**：肺癌（寒热错杂型）。

**治法**：寒温并用。

**方药**：乌梅丸合抗肿瘤药物化裁而成。乌梅 10g，黄连 6g，黄芩 10g，玄参 15g，麦冬 10g，藿香 15g，法半夏 10g，荆芥 10g，防风 15g，白芷 15g，苏叶 10g，陈皮 15g，茯苓 15g，炒白术 15g，佛手 10g，丹参 20g，赤白芍各 20g，葶苈子 10g，白花蛇舌草 15g，重楼 10g，黄芪 20g，太子参 15g，炙麻黄 6g，杏仁 6g，炒山楂 15g，炒二芽（炒麦芽、炒谷芽）各 10g，炒神曲 10g，炒鸡内金 10g，生甘草 10g。15 剂，水煎服，每日 1 剂，分 2 次服用。

**2015 年 3 月 10 日二诊**：患者惟偶有大便次数增多，加用黄连素即缓解，夜寐欠佳，舌质红，苔薄黄，脉细弦。上方加炙远志 10g，石菖蒲 6g，15 剂，续服。

**【按语】** 《伤寒论》第 338 条："……蛔厥者，乌梅丸主之。又主久利。"乌梅丸寒温并用、攻补兼施、清上温下、安蛔止痛，后世医家根据其酸泄酸敛等配伍特点，用于治疗证属寒热错杂，久治不愈者。在肿瘤的临床治疗中，证属寒热夹杂，可予乌梅丸化裁治之。患者初诊时选用乌梅丸为主方，乌梅性酸、涩、平，归肝、脾、肺、大肠经，具有敛肺止咳、涩肠止泻之功，现代实验及药理研究表明乌梅具有抗肿瘤作用，如研究发现，乌梅提取物 MK615 具有抗多种肿瘤的作用；黄连、黄芩味苦性寒，清热燥湿解毒；肿瘤患者后期多有气阴两伤，如患者出现咽干，活动后气喘加重，加玄参、麦冬、太子参、黄芪益气养阴；又肿瘤患者多有气滞、痰浊、毒热、瘀血，加陈皮、佛手行气除滞，丹参、赤白芍活血养血化瘀，茯苓、白术、法半夏健脾化痰和胃，苏叶、葶苈子、炙麻黄、杏仁宣肺止咳、化痰平喘；根据《素问》"湿伤肉，风胜湿"的思想，加藿香化湿和中，荆芥、防风祛风除湿，加强化湿疗效；患者纳差，加炒山楂、炒二芽、炒神曲、炒鸡内金健脾开胃；此外，白花蛇舌草、重楼清热解毒、消痈散结抗肿瘤，白芷祛湿排浊有助于散结，生甘草调和诸药。二诊时患者夜寐不佳，加炙远志、石菖蒲化痰宁心安神。

## 六、气阴虚损、痰瘀毒聚案

患者，男，51岁，上海人。2008年10月于上海某医院诊断为肺癌纵隔淋巴结转移，经化疗癌灶未见缩小，转求中医药治疗。2009年3月14日初诊，右肺癌，伴纵隔淋巴结转移，脑梗死，高血压，肢体觉重无力，有时头胀痛，胃纳可，舌苔薄白，边有齿印，舌偏红，脉细。

**中医诊断：**肺癌（气阴虚损、痰瘀毒聚型）。

**治法：**补气养阴，软坚解毒。

**方药：**自拟养阴解毒方。石斛30g，天龙10g，白术20g，黄精30g，百合20g，绞股蓝20g，灵芝30g，漏芦10g，鳖甲10g（先煎），地龙5g，龟甲10g（先煎），九香虫10g，生薏苡仁30g，半枝莲30g，阿胶珠10g（烊化兑服），老鹳草20g。水煎服，每日1剂。另用番荔枝子5粒（约0.65g），去皮研粉，温开水饭后送服，每日1次。金水宝胶囊（虫草菌丝），每次3粒（0.99g），每日3次，温开水饭后送服。服药3个多月，经查纵隔淋巴结转移灶消失，右肺中叶癌灶未见增大，自觉良好，无明显症状。继续以原方调治。

**【按语】** 治疗肺癌淋巴结转移，须在扶正的基础上，化痰化瘀解毒，辛香通络，软坚散结，常用全蝎、僵蚕、山慈菇、天龙、百合、薏苡仁、九香虫、夏枯草等。腋下淋巴结转移者，可加用猫爪草、浙贝母、海藻、昆布等。纵隔、锁骨上淋巴结肿大者，可加用卷柏、半夏、石见穿、皂角刺等。通络软坚，常须佐以辛香，故治疗淋巴结转移常配伍辛味药。辛味药辛香走窜，行气通络，有辛香通络、辛温通络、辛润通络三种。辛香通络，常用降香、檀香、薤白、乳香等；辛温通络，常用桂枝、细辛、甘松等；辛润通络，常用当归、桃仁、淫羊藿等。

## 七、湿热结胸案

马某，男，60岁。于2002年4月17日在某医院作右全肺切除术，术后病理诊断为肺鳞状细胞癌，分期 P-T$_2$N$_1$M$_0$，切端阳性。术后胸膜渗出液甚多，经引流胸液呈血性。术后11天起患者出现发热。5月16日胸部CT显示右侧胸腔大量包裹性积液。胸外科邀余会诊。症见气急，发热，食欲不佳，消瘦，面色无华，脉濡滑，苔黄白腻。

**中医诊断：**肺癌（湿热之邪内结胸中，正气未复型）。

**治法：**清热化湿。

**方药：**自拟清热化湿方。藿香梗15g，佩兰梗5g，苍术9g，白术9g，黄芩10g，生山栀9g，蒲公英30g，鱼腥草30g，猪苓15g，茯苓15g，茵陈30g，生地黄12g，鸡内金12g。7剂，煎汤内服，每日1剂。

**二诊：**患者每日咳出血性胸腔积液100ml，仍气急，汗多，纳不佳，寐差，脉细，苔少腻。前方清热化湿中药内服后，邪热减退，气阴两虚证逐渐明显。调整治法，拟益气养阴、清肺消痈共奏之。方药：南沙参15g，北沙参15g，麦冬9g，生黄芪15g，冬瓜子30g，山慈菇15g，蒲公英 30g，猫人参 30g，龙葵 15g，石见穿 30g，七叶一枝花 15g，煅龙骨 30g（先煎），煅牡蛎 30g（先煎），生薏苡仁 30g，僵蚕 12g，黄芩 9g，磁石 30g，车前草 30g，淫羊藿 12g，陈皮 9g，生地榆 30g。

**三诊：** 服药后，发热渐退，每日咳出胸腔积液约 50ml，胃纳仍差。原方加大猫人参剂量，用至 60g，余治法同前。

**四诊：** 体温下降，咳出胸腔积液量明显减少并转变成黄色，精神、食欲渐佳。继服中药治疗。7 月 9 日纤维支气管镜检查：右总支气管残端 2mm 小孔，部分肉芽纤维物生长。7 月 19 日 B 超检查：右侧胸腔胸膜增厚，未见胸腔积液。此后基本用上方治疗，迄今已 1 年余，全身情况良好，无复发转移。

**【按语】** 本案例为肺癌切除术后，并发重症胸膜瘘，西医主要采用插管引流，但如果胸腔积液呈分隔状或包裹性，引流较困难，有的患者只得采用手术修补胸膜瘘道，这对患者无疑是"雪上加霜"，增加第 2 次手术的痛苦，而采用中药治疗往往会取得奇效。

## 八、肺阴不足、痰热内蕴、痰阻脑络案

谭某，男，46 岁。有长期吸烟史，1 年前因发热、咳嗽、咳血丝痰，在当地医院作 CT 检查发现左肺上叶肺癌，因不适合手术治疗而出院。1 个月前开始头痛，检查诊断为左上肺癌伴脑转移，前来医院就诊。症状：咳嗽、气急加剧，痰难咳，偶见痰血，头痛，脉细而弦，舌淡白苔红。

**中医诊断：** 肺癌（肺阴不足、痰热内蕴、痰阻脑络型）。

**治法：** 清肺养阴，化痰通窍。

**方药：** 自拟经验方。仙鹤草 30g，沙参 30g，苦杏仁 15g，胆南星 15g，桔梗 10g，全蝎 10g，玄参 15g，法半夏 20g，白花蛇舌草 30g，川芎 10g，白芷 10g，小蓟 30g，山药 30g。水煎服，每日 1 剂。上方连续服用 1 周，患者服药后咳嗽、头痛等症状均有明显减轻。

**复诊：** 仍有咳嗽咳痰，时有头痛发作，较前减轻，胃纳可，睡眠可，脉弦细、舌淡苔红，复查胸片提示左上肺病灶无明显变化，治疗原则以清肺养阴、解毒涤痰为要。方药：虎杖 30g，百合 30g，玄参 15g，百部 15g，鱼腥草 30g，生薏苡仁 30g，瓜蒌皮 15g，赤芍 15g，全蝎 10g，夏枯草 15g，白花蛇舌草 30g，仙鹤草 30g。水煎服，每日 1 剂，另服用小金丸，连续服用 3 周，患者诸症消除，胸片复查示左上肺病灶缩小。

**【按语】** 邱志楠教授是"邱志楠全国名老中医传承工作室"的名老中医专家。从事中医、中西医结合治疗呼吸疾病的临床及科研工作 50 余年，总结"岭南平治肺病"学术思想，擅长运用"扶正祛邪，调平阴阳"的中医理论诊治各类中医肺病。邱志楠教授认为肺癌主要是正气虚损、阴阳失调，六淫之邪乘虚入肺，导致肺脏功能失调，肺气膹郁，宣降失司，气机不利，血行受阻，津液失于输布，津聚为痰，痰凝气滞，瘀阻脉络，于是痰气瘀毒胶结，日久形成肺部积块。因此，肺癌是因虚而得病，因虚而致实，是一种全身属虚、局部属实的疾病。肺癌的虚以阴虚、气阴两虚为多见，实则不外乎气滞、血瘀、痰凝、毒聚之病理变化。因此，对于肺癌的治疗，首先要分清虚实，而后结合病理类型、病程，以扶正为主，佐以祛邪为其治疗原则，然后立法处方。

## 九、肺阴亏虚，脾肾阳虚，痰毒内蕴案

朱某，男，81 岁，退休。2009 年 1 月 21 日初诊。主诉：发现右下肺占位 1 月余，反复咳

嗽 1 月余。现病史：患者在 2008 年 12 月无明显诱因下出现咳嗽明显，咳痰色白，后至附近某医院就诊，摄胸片示右肺占位。2009 年 1 月 5 日至某肿瘤医院复查 PET-CT 示：右下肺结节，纵隔淋巴结转移，左肺小结节数枚，转移可能。前列腺增生伴钙化，FDG 代谢异常增高。因患者年龄较大，不宜放化疗，遂来求中医药治疗。刻下：咳嗽，痰多色白，气急，背部冷，手掌烫，大便每日 3～4 次，欠实，夜尿 3～5 次，脉小滑，苔黄腻，质红中裂纹。

**中医诊断：**肺癌（肺阴亏虚，脾肾阳虚，痰毒内蕴型）。

**治法：**养阴清肺，健脾温肾，化痰解毒。

**方药：**自拟经验方。北沙参 30g，天麦冬各 15g，川石斛 15g，杏仁 9g，象贝母 12g，生胆南星 30g，石上柏 30g，石见穿 30g，白花蛇舌草 30g，夏枯草 15g，海藻 15g，生薏苡仁 30g，山药 30g，紫菀 15g，款冬花 15g，菟丝子 15g，补骨脂 15g，淫羊藿 30g，诃子 15g，鸡内金 12g，葫芦巴 15g。14 剂，水煎服，每日 1 剂。

**二诊：**2009 年 2 月 4 日。上方服 14 剂后，现咳减痰少，大便已实，脉滑，苔薄，质红中裂纹。方药：原方去诃子，加红枣 9g。7 剂，服法同前。

**三诊：**2009 年 2 月 11 日。服上方 1 周，目前齿痛，咳嗽，痰多，胸闷，口干，溲频，脉细，苔薄，质红。证属肺阴不足，痰热恋肺。治拟养阴清肺，化痰解毒。方药：北沙参 30g，天麦冬各 15g，桔梗 6g，前胡 12g，象贝母 12g，莱菔子 15g，瓜蒌皮 15g，冬瓜子 30g，生薏苡仁 30g，石上柏 30g，石见穿 30g，白花蛇舌草 30g，八月札 15g，葶苈子 15g，紫菀 15g，地龙 30g，僵蚕 15g，鸡内金 12g，黄芩 9g，半夏 9g。14 剂，服法同前。

**四诊：**2009 年 2 月 25 日。服上方 14 剂后咳嗽减轻，痰多，色白，仍觉头胀，齿痛，口干，怕冷，夜间尿频（4～5 次），脉细尺弱，苔薄质红。证属肺阴亏虚，肾阳不足。治拟养阴清肺，温肾助阳，引火归原。方药：上方去黄芩、桔梗、冬瓜子，加胡颓叶 15g，菟丝子 15g，淫羊藿 15g，杏仁 9g，怀牛膝 9g。14 剂，服法同前。

随访至今年 10 月初，患者肺部病灶较前缩小、数目减少，CYFRA21.1 下降至正常范围。

**【按语】** 肺癌属中医学"肺积"范畴，是一种全身属虚、局部属实的病证。中医认为肺为娇脏，喜润而恶燥，邪毒袭肺，极易耗伤肺气，灼伤肺阴，造成阴虚内热或气阴两虚的病理变化，故临床上肺癌患者的虚以阴虚、气阴两虚为多见，病久正气愈虚，伤及脾肾，终成阴阳两虚之证。本例患者为典型的上盛下虚（肺阴虚于上、肾阳虚于下）的案例。初诊时，患者出现大便欠实、夜尿频多的临床表现，辨证属脾肾阳虚之候，治以山药、补骨脂、菟丝子、淫羊藿、葫芦巴等健脾补肾温阳，配合北沙参、天麦冬、川石斛养阴益肺，白花蛇舌草、石上柏、石见穿清热解毒，生胆南星、夏枯草、海藻化痰软坚，款冬花、紫菀、杏仁、象贝母止咳化痰，诃子涩肠、止咳，鸡内金健脾消食。二诊时咳嗽、咳痰减轻，大便成形，故去诃子，加入健脾补益之大枣，并调和诸药。三诊时癌毒内存，日久化热，阴津受灼，炼液为痰，终成痰热恋肺之证，用前胡、象贝母、莱菔子降气祛痰，冬瓜子、黄芩、半夏清肺化痰，葶苈子泻肺消痰与桔梗宣肺豁痰配合，一升一降，紫菀化痰止咳，僵蚕、地龙化痰通络，加宽胸理气之瓜蒌皮、八月札，相得益彰。四诊时出现头胀、齿痛、口干等虚火浮越之症，故去性升之桔梗及寒凉之黄芩、冬瓜子，加入菟丝子、淫羊藿温肾助阳，温而不燥，怀牛膝引火归原，胡颓叶温肾纳气、止咳化痰，共奏养阴清肺、温肾助阳之功。本案例以益气养阴扶正治其本，以清热解毒、化痰散结祛邪治其标，标本兼顾，共奏补虚扶正、祛邪除积之功。

# 第二章 心系疾病

## 第一节 胸痹心痛

胸痹心痛是由于胸阳不振，饮食、情志、寒邪等引起的以痰浊、瘀血、气滞、寒凝痹阻心脉，以膻中或左胸部发作性憋闷、疼痛为主要临床表现的一种病证。轻者偶发短暂轻微的胸部沉闷或隐痛，或为发作性膻中或左胸不适感；重者疼痛剧烈，或呈压榨样绞痛，常伴有心悸、气短、呼吸不畅，甚至喘促、惊恐不安、面色苍白、冷汗自出等。多由劳累、饱餐、寒冷及情绪激动而诱发，亦可无明显诱因或安静时发病。"心痛"的病名最早见于马王堆古汉墓出土的《五十二病方》。"胸痹"病名最早见于《黄帝内经》，《内经》对本病的病因、一般症状及真心痛的表现均有记载。《金匮要略·胸痹心痛短气病脉证治》认为本病病机以阳微阴弦为主，以辛温通阳或温补阳气为治疗大法，代表方剂如瓜蒌薤白半夏汤、瓜蒌薤白白酒汤及人参汤等。后世医家丰富了本病的治法，如元代危亦林《世医得效方》用苏合香丸芳香温通治卒暴心痛。明代王肯堂《证治准绳》明确指出心痛、胸痛、胃脘痛之别，对胸痹心痛的诊断是一大突破，在诸痛门中用失笑散及大剂量红花、桃仁、降香活血理气止痛治死血心痛。

胸痹心痛病相当于西医的冠心病、心绞痛，胸痹心痛重症即真心痛，相当于西医学的不稳定型心绞痛或心肌梗死。西医学其他疾病表现为膻中及左胸部发作性憋闷疼痛为主症时也可参照本节辨证论治。

### 一、心脉瘀阻案

黄某，女，52岁，2019年4月8日因"反复胸痛3年，再发6天"就诊。患者从3年前开始无明显诱因出现胸前区疼痛，呈刺痛感，伴双侧下颌部疼痛，每次持续10余秒后可自行缓解，曾到当地医院行心电图检查，结果显示心肌供血不足，经治疗后好转。6天前胸痛再次发作，性质同前。遂于今日到我院门诊就诊，患者睡眠可，二便可，舌质淡红，苔薄白，脉弦。体格检查：血压107/74mmHg，心率81次/分，律齐，心肺听诊（−）。

**中医诊断：** 胸痹心痛病（心脉瘀阻型）。

**治法：** 活血化瘀，通络止痛。

**方药：** 丹参饮加减。丹参30g，砂仁6g（后下），降香10g（后下），党参30g，瓜蒌皮10g，郁金15g，水蛭5g，桂枝10g，毛冬青15g，酸枣仁15g。14剂，水煎服，每日1剂。

**2019年5月15日复诊：** 患者自诉服用上方后仍觉疼痛，时呈闷痛感，伴双侧下颌部疼痛，每次持续10余秒后可自行缓解，时有心悸，口苦，乏力，活动后疲倦，今日睡眠不佳，纳呆，二便可，舌质淡红，苔黄腻，脉弦滑。

**方药：** 竹茹10g，法半夏10g，茯苓15g，枳壳5g，橘红10g，牛膝10g，酸枣仁30g，柏子仁15g，石菖蒲10g，远志5g，丹参20g，党参15g，麦芽30g，五指毛桃30g，鸡血藤30g，黄芪 30g，甘松 10g，三七 10g，甘草 6g，黑枣 10g。15 剂，水煎服，每日 1 剂。

**【按语】** 患者胸痛时作，持续时间短，仅 10 余秒，可自行缓解，不符合典型冠心病的临床特点，必要时进一步完善冠脉 CT 等检查，以明确诊断。本病属于中医学胸痹心痛的范畴，证属气滞血瘀，治疗以丹参饮加减。丹参饮出自陈修园的《时方歌括》，原方由丹参、檀香、砂仁三味药物组成，原方治疗气滞血瘀所致的心胃气痛，该证初起多气结在经，久病则血滞在络，即叶天士所谓"久痛入络"。朱良春注本方曰：丹参活血化瘀，可治血瘀腹痛、月经不调；檀香、砂仁理气温中，疏通气滞，檀香尤能治气滞脘腹作痛。正因三药相协，能调和气血，使气血运行通畅，临床不但用于治疗心腹、胃脘气痛，还常用于治疗血瘀气滞的痛经，以及肝大而胁肋疼痛的证候，临床常用降香代替檀香。复诊时患者胸痛仍有发作，呈闷痛，舌红，苔黄腻，辨为脾虚不运、痰瘀互结之证，治疗以温胆汤加黄芪、党参等益气健脾。

## 二、气滞心胸案

邓某，男，38 岁，2018 年 12 月 13 日因"反复胸闷半年，加重 2 周"就诊。患者于半年前开始出现胸闷不适，以胸前区为主，多由情绪激动或劳累诱发，无胸痛，无心慌心悸，无汗出，每次持续 1～2 小时，自诉按压肩井穴可以缓解。时有耳朵发热，头枕部隐痛，四肢关节游走性疼痛，胸腹部间有疼痛，腰部酸痛，睡眠可，多梦，二便可，舌质淡红，苔薄白，脉弦滑。体格检查：血压 118/74mmHg，心率 70 次/分，律齐，心肺听诊（−）。

**中医诊断：** 胸痹心痛病（气滞心胸型）。

**治法：** 疏肝利胆，理气宽胸。

**方药：** 小柴胡汤加减。柴胡 10g，黄芩 15g，法半夏 10g，党参 15g，甘草 6g，素馨花 10g，瓜蒌皮 10g，茯苓 15g，浮小麦 30g，珍珠母 30g，三七 10g。14 剂，水煎服，每日 1 剂。

**2019 年 1 月 3 日复诊：** 服用上方后胸闷不适减轻，仍觉耳朵发热，头枕部隐痛，四肢关节游走性疼痛较前减少，胸腹部间有疼痛，腰部酸痛，睡眠差，多梦，二便可。舌质淡红，苔薄白，脉弦滑。

**方药：** 柴胡 10g，黄芩 15g，法半夏 10g，党参 15g，甘草 6g，素馨花 10g，瓜蒌皮 10g，茯苓 15g，浮小麦 30g，珍珠母 30g（先煎），三七 10g，地骨皮 15g。14 剂，水煎服，每日 1 剂。

**【按语】** 《伤寒论》创立六经辨证，开万世之法程，六经辨证虽然为外感病而设，但内伤杂病亦不出六经之范畴，清代名医俞根初在其《通俗伤寒论》中提出了"以六经钤百病，为确定之总诀"的观点。本患者胸胁胀闷，情志郁结，舌淡、苔薄白，脉弦滑，为肝胆不和，枢机不利之证，治疗以小柴胡汤加减。本方用柴胡辛凉升散，引少阳之生气，黄芩苦寒，清少阳之郁热，一升一降为和解少阳之主药，半夏通降阳明，党参、甘草益气健脾，所谓"见肝之病，知肝传脾，故当先实脾"是也。加瓜蒌皮清化胸中痰热，珍珠母镇潜亢阳，素馨花轻清宣畅，疏肝解郁。加浮小麦合甘草取甘麦大枣汤之意以缓肝急，本《黄帝内经》"肝苦急，急食甘以缓之"之旨！

## 三、痰浊阻滞、胸阳不振案

李某，男，67 岁，于 2019 年 2 月 21 日因"反复胸闷 7 年余，加重 3 个月"就诊。患者在 7 年前因胸闷入院治疗，冠脉造影发现前降支狭窄 90%，行经皮冠状动脉介入治疗（PCI），后反复出现胸闷、心悸，以夜间为主，四肢乏力，规律服用阿司匹林和阿托伐他汀钙片治疗。3 个月前胸闷、心悸加重，活动后胸闷明显，心前区隐痛，时有烧灼感，休息后可缓解。患者纳可，失眠，多梦，易醒，晨起疲惫，头晕头痛，大便可，小便黄，舌质淡，苔白腻，脉弦。体格检查：血压 96/71mmHg，心率 65 次/分，律齐，心肺听诊（–）。

**中医诊断**：胸痹心痛（痰浊阻滞，胸阳不振型）。

**治法**：化痰通络，温振心阳。

**方药**：瓜蒌薤白半夏汤合丹参饮加减。瓜蒌皮 10g，薤白 10g，法半夏 10g，陈皮 5g，丹参 30g，降香 10g，砂仁 6g，黄芪 30g，桂枝 15g，水蛭 5g，海螵蛸 30g，合欢皮 30g。10 剂，水煎服，每日 1 剂。

**【按语】** 张仲景在《金匮要略》中设立"胸痹心痛"专篇，将其病因病机归纳为"阳微阴弦"，曰："夫脉当取太过不及，阳微阴弦，即胸痹而痛，所以然者，责其极虚。今阳虚知在上焦，所以胸痹心痛者，以其阴弦故也。"认为胸痹是胸阳不振、痰浊阴邪侵袭阳位所致，治疗用瓜蒌薤白半夏汤。本病早期以痰浊为主，但久病入络，痰浊蕴结日久，血行不畅，瘀血留滞经络，必兼血瘀之证，故临床常用瓜蒌薤白半夏汤合丹参饮加减，以化痰通络，温振心阳。瘀血严重者加三七、水蛭等。水蛭味咸、苦，性平，有小毒，入肝经，功效破血、逐瘀、通经，现代药理研究显示水蛭具有良好的抗凝作用。

## 四、寒凝心脉案

罗某，女，55 岁。左侧胸闷憋气伴胸痛 1 年余，发病时疼痛难忍，手足冰冷，自服"速效救心丸"稍有缓解，气短，无汗出等症状，进行 PCI 治疗。3 天前因天气突然转寒胸痛突发，自服硝酸甘油，效果不佳，来我院求助中医诊治。1 年前经冠脉造影检查确诊为"广泛前壁心肌梗死"。初诊：症见患者胸闷胸痛，心慌心悸，时有头胀、头昏，四肢欠温，下肢明显，双脚脚趾尖麻木，胃纳可，睡眠可，二便调，舌暗淡，苔白腻，脉结代。查心电图示 II、III、AVF 的 ST-T 改变，查体：血压 140/70mmHg。

**中医诊断**：胸痹心痛（寒凝心脉型）。

**治法**：温补心阳，散寒通脉。

**方药**：当归四逆汤加减。当归 15g，桂枝 12g，芍药 12g，炙甘草 6g，红花 6g，川芎 6g，附子 6g（先煎），细辛 3g，通草 6g，大枣 8 枚。7 剂，水煎服，每日 1 剂，早晚温服，备用苏合香丸。

**二诊**：服药 7 剂后患者自觉胸闷、胸痛症状明显缓解，偶有发作，下肢冰冷症状缓解，轻微体力活动后有喘息表现，二便正常，口干，舌质白，苔白腻。血压 130/80mmHg。效不更方，在前方基础上加三七 3g，丹参 9g，黄芪 12g，太子参 6g，茯苓 9g，以活血通脉。

**三诊**：患者诸症好转，已无明显不适。嘱患者继服二诊方 7 剂以巩固疗效，备用速效救心丸，嘱保暖，畅情志，调饮食，随访。

**【按语】** 根据患者典型症状及舌象、脉象，中医辨病为真心痛，证属寒凝心脉，气血不畅。该方中当归、桂枝为君药，补血活血，散寒温经，佐以附子温阳通络；细辛散寒除痹止痛；芍药养血和营；红花、川芎具有养血活血，化瘀而不伤正的特点，使瘀去而新生，心有所养；

炙甘草功能益气补中、缓急止痛、调和药性，能补益心脾之气，配伍黄芪、川芎、红花等，具有益气活血之功效。诸药合用，共奏温养心脉之功，可获标本兼治之效。

## 五、心阳不振案

患者，男，45岁。2011年12月24日首诊。肺动脉狭窄术后7年，近年来心搏缓慢，胸闷，时有胸痛，眩晕，偶有头痛，言语乏力，咳嗽痰多色白，苔薄白，舌淡红，脉弦滑而迟。

**中医诊断**：胸痹（心阳虚衰，水湿上泛型）。

**治法**：温补心阳。

**方药**：麻黄附子细辛汤加减。炙麻黄6g，附子6g（先煎），细辛3g，丹参15g，黛蛤散9g（包煎），川芎9g，石楠叶9g，苍术9g，白术9g，延胡索9g，苏木6g，檀香2g，砂仁3g（后下），防风9g，橘络6g，香附9g，茯苓15g，炒酸枣仁9g，葛根9g，茶树根30g。7剂，每日1剂，水煎，早晚分服。

**2011年12月31日二诊**：胸闷眩晕症缓，服药前咳痰较多，现已减少，喜饮温水，怠惰，便干，苔薄，舌微红，脉缓。依前法出入。处方：桂枝3g，赤芍9g，白芍9g，炙甘草6g，干姜6g，丹参15g，红花3g，当归9g，郁金9g，瓜蒌皮9g，黄芪30g，功劳叶9g，三棱9g，川芎9g，羌活9g，稽豆衣9g，炒酸枣仁9g，茶树根30g，葛根9g。14剂，水煎服，每日1剂。

**【按语】** 心居阳位，诸阳受气于胸中，若心阳不振，则血脉失畅，胸痹、心痛之症即发；头为"诸阳之会"、"清阳之府"，又为髓海所在，心阳不振，水湿上犯巅顶，阻抑清阳，脑失所养，故见头晕；肺为娇脏，水之上源，水湿上留于肺，肺失宣肃，故见咳嗽痰多。苔薄白，舌淡红，脉弦滑而迟，均为心阳不振、水湿内泛之象。取麻黄附子细辛汤温补心阳，黛蛤散化痰兼制麻黄附子细辛汤之燥，丹参饮合川芎、延胡索、苏木、橘络、香附行气活血祛瘀止痛，苍术、白术、茯苓、葛根健脾利水通阳，茶树根强心利尿、活血止痛，患者头痛，头为诸阳之会，唯风药可到，故用石楠叶、防风祛风止痛，且风药升阳，助肝胆升发少阳之气，以利气血条达，使血脉挛急得舒，心痛头痛自可痊愈。1周后，患者症状明显减轻，麻黄附子细辛汤为大辛大热之剂，宜中病即止，故二诊换桂枝汤合活血调气药治之。

# 第二节 不寐（失眠）

不寐（失眠）是由于情志因素、饮食内伤、久病耗伤及肾元亏虚，禀赋不足，心虚胆怯等，引起心神失养或心神不安，从而导致经常不能获得正常睡眠为特征的一类病证。主要表现为睡眠时间、深度的不足以及不能消除疲劳、恢复体力与精力，轻者入睡困难，或寐而不酣，时寐时醒，或醒后不能再寐，重则彻夜不寐。失眠是临床常见病证之一，虽非危重疾病，但常妨碍人们正常的生活、工作、学习和健康，并能加重或诱发心悸、胸痹、眩晕、头痛、中风等病证。

失眠在《黄帝内经》中称为"目不瞑""不得眠""不得卧"，并认为失眠的原因主要有两种，一是其他病证影响，如咳嗽、呕吐、腹满等，使人不得安卧；二是气血阴阳失和，使人不能入寐，《素问·逆调论》还记载有"胃不和则卧不安"，是指"阳明逆不得从其道"。《难经》最早提出"不寐"这一病名，《难经·四十六难》认为老人不寐的病机为"血气衰，肌肉不滑，荣卫之道涩，故昼日不能精，夜不得寐也"。汉代张仲景在《伤寒论》及《金匮要略》中记载了用黄连阿胶汤及酸枣仁汤治疗失眠，至今临床仍有应用价值。《医宗必读·不得卧》将失眠原因概括为"一曰气盛，一曰阴虚，一曰痰滞，一曰水停，一曰胃不和"五个方面。失眠是以不能获得正常睡眠，以睡眠时间、深度及消除疲劳作用不足为主的一种病证。由于其他疾病而影响睡眠者，不属于本篇讨论范围；西医学中神经症、更年期综合征等以失眠为主要临床表现时可参考本节内容辨证论治。

## 一、痰热扰心案

黄某，男，29 岁，因"失眠、多梦 2 年余，加重 1 周"于 2019 年 4 月 1 日就诊。患者于 2 年前开始出现失眠，多梦，入睡困难，约 2 小时才能入睡，每晚睡 5～6 小时，自诉与季节相关，夏秋加重，自汗盗汗，晨起疲惫，腰以下皮肤黏腻，近 1 周来症状加重，睡眠不佳，难以入睡。既往有慢性前列腺炎病史，尿频、无尿痛，大便可，胃纳可。舌质红，苔黄厚腻，脉弦滑。体格检查：血压 134/81mmHg，心率 79 次/分，律齐，各瓣膜听诊区未闻及病理性杂音。

**中医诊断**：不寐（痰热扰心型）。

**治法**：清热化痰，宁心安神。

**方药**：黄连温胆汤加减。法半夏 10g，陈皮 6g，甘草 6g，枳实 10g，竹茹 15g，大枣 10g，黄连 10g，合欢皮 15g，龙骨 30g，牡蛎 30g，淡竹叶 10g，素馨花 10g。10 剂，水煎服，每日 1 剂。

**【按语】** 经四诊合参本患者辨为痰热内扰之证，治疗以黄连温胆汤加龙骨、牡蛎等治疗。失眠之证总为神气浮越，在辨证的基础上加龙骨、牡蛎等镇潜之品可提高临床疗效。龙骨味甘性平，《本经》谓："主治心腹鬼疰，精物，老魅，咳逆，泄痢脓血，女子漏下，癥瘕坚结，小儿热气，惊痫。"《本草经疏》注曰："龙禀阳气以生，而伏于阴，为东方之神，乃阴中之阳，鳞虫之长，神灵之物也。故其骨味甘平，气微寒，无毒。内应乎肝，入足厥阴、少阳、少阴，兼入手少阴、阳明经。神也者，两精相合，阴阳不测之谓也。神则灵，灵则能辟邪恶、蛊毒、魇魅之气，及心腹鬼疰、精物老魅，遇之则散也。"牡蛎味咸，微寒，《本经》主治："伤寒、寒热，温疟洒洒，惊恚怒气……久服强骨节，杀邪鬼。"《本草崇原》："牡蛎假海水之沫，凝结而成形，禀寒水之精，具坚刚之质……惊恚怒气，厥阴肝木受病也。牡蛎南生东向，得水中之生阳，达春生之木气，则惊恚怒气可治矣。"龙骨、牡蛎常作为对药应用，能起到平肝潜阳、镇心安神之效。张仲景的柴胡加龙骨牡蛎汤治疗胸满烦惊，桂甘龙牡汤治疗烦躁，桂枝去芍药加蜀漆龙骨牡蛎救逆汤治疗惊狂，卧起不安，桂枝加龙骨牡蛎汤治疗男子失精，女子梦交，均将两药一起应用起到镇心安神之效。

## 二、心火上炎案

王某，女，60 岁，因"失眠 1 年余，加重 1 个月"于 2019 年 4 月 4 日就诊。患者于 1 年前开始出现失眠，入睡困难，睡后易醒，醒后难以入睡，睡眠严重不足，晨起自觉胸闷气短，曾查冠脉 CT：未见明显异常。夜间偶有胸骨后疼痛，每次持续 2～3 分钟，改变体位后可缓解，夜尿频多，每晚 3～5 次，小便短赤涩痛，曾在外院诊断为泌尿系感染，胃纳可，大便一般，口干、口苦，舌质红，舌尖尤甚，苔薄黄，脉弦细数。体格检查：血压 127/85mmHg，心率 92 次/分，律齐，各瓣膜听诊区未闻及病理性杂音。

**中医诊断：**不寐（心火上炎型）。

**治法：**清心泻火，凉血安神。

**方药：**导赤散加减。生地黄 20g，木通 10g，淡竹叶 15g，甘草 6g，瓜蒌皮 10g，杏仁 10g，合欢皮 10g，丹参 15g，酸枣仁 15g，陈皮 5g。7 剂，水煎服，每日 1 剂。

**【按语】** 经四诊合参本患者诊为心火上炎之证，缘患者思虑过度，暗耗心血，心血不足，心火独亢，心主神志，火热扰乱心神，心神不安，入夜阳不入阴，则见失眠之证。心火下移小肠，小肠分清泌浊功能失常，故见小便短涩，淋沥疼痛。治疗以清热泻火、凉血安神为法，方用导赤散加减。导赤散载于宋代钱乙的《小儿药证直诀》，主治"小儿心热，视其睡，口中气温，或合面睡，及上窜切牙，皆心热也。心气热则心胸亦热，欲言不能而有就冷之意，故合面睡"。后世主要用本方治疗心火上炎见口舌生疮，心烦失眠，心火下移小肠而见小便短赤，淋沥涩痛者。《删补名医方论》曰："生地滋肾凉心，木通通利小肠，佐以甘草梢，取易泻最下之热，茎中之痛可除，心经之热可导也。此则水虚火不实者宜之，以利水而不伤阴，泻火而不伐胃也。若心经实热，须加黄连、竹叶，甚者更加大黄，亦釜底抽薪之法也。"本例加瓜蒌皮清热化痰、理气宽胸，杏仁宣降肺气，丹参凉血清心，合欢皮、酸枣仁疏肝理气，养心安神。

## 三、心脾两虚案

毛某，女，58 岁，因"反复失眠 10 余年，加重 1 个月"于 2019 年 3 月 14 日就诊。患者自 10 余年前开始出现入睡困难，多梦易醒，醒后难以入睡，每晚睡 4～5 小时，曾到当地中医院就诊，服用中药后症状无明显改善。近一年来症状加重，需服用唑吡坦辅助睡眠，每晚睡 4～5 小时，遂到我院门诊就诊。刻诊：神志清楚，精神烦躁，失眠，时有前额、巅顶胀痛，自觉乏力，胸闷不适，右下肢疼痛，口苦口干，胃纳可，二便调，舌质淡暗，苔薄黄，脉弦数。既往有腰椎间盘突出病史。体格检查：血压 95/70mmHg，心率 88 次/分，律齐，各瓣膜听诊区未闻及病理性杂音。

**中医诊断：**不寐（心脾两虚型）。

**治法：**健脾益气，养心安神。

**方药：**归脾汤加减。白术 10g，当归 10g，茯苓 15g，黄芪 15g，生地黄 20g，龙眼肉 15g，远志 10g，酸枣仁 15g，党参 20g，白芷 10g，木香 10g，炙甘草 10g，鸡血藤 30g，藁本 10g。7 剂，水煎服，每日 1 剂。

**2019 年 4 月 4 日复诊：**自诉服用上方后睡眠改善，每晚可睡 6 小时左右，仍有前额、巅顶胀痛，乏力减轻，胸闷不适，右下肢疼痛，口苦口干，胃纳可，二便调，舌质淡暗，苔薄黄，脉弦数。

**证型：**心脾两虚证。归脾汤加减。

**方药：**归脾汤加减。白术 10g，当归 10g，茯苓 15g，黄芪 15g，生地黄 20g，龙眼肉 15g，远志 10g，酸枣仁 15g，党参 20g，白芷 10g，木香 10g，钩藤 15g（先煎），炙甘草 10g，夜交藤 30g。7 剂，水煎服，每日 1 剂。

【按语】 心主血脉，主神志，"营卫者精气也，血者神气也，故血之与气，异名同类焉"，神志是气血的外在反应，气血充足，则心主正常，人则昼精夜寐，如果气血不足，心神失养，则会出现失眠之症，《灵枢·营卫生会》说："老者之气血衰，其肌肉枯，气道涩，五脏之气相搏，其营气衰少而卫气内伐，故昼不精，夜不瞑。"《金匮要略·五脏风寒积聚病脉证并治》中说："邪哭使魂魄不安者，血气少也；血气少者属于心，心气虚者，其人则畏，合目欲眠，梦远行而精神离散，魂魄妄行。阴气衰者为癫，阳气衰者为狂。"本患者思虑伤脾，心血暗耗，营血虚少，不能濡养心神，心神不安，故导致失眠，治疗以健脾益气，养心安神为法，方用归脾汤加减。王子接在《绛雪园古方选注》中说："归脾者，调四脏之神志魂魄，皆归向于脾也。盖五味入胃，必藉脾与胃行其津液，以转输于四脏，而四脏亦必先承顺乎脾，而为气化流行之根本。"党参、白术、茯苓、甘草健脾胃，佐以木香醒脾气，龙眼肉和脾血，先为调济中州，复以黄芪走肺固魄，枣仁走心敛神，安固膈上两脏，当归入肝，芳以悦其魂，远志入肾，辛以通其志，通调膈下两脏，四脏安和，其神志魂魄自然归向于脾，而脾亦能受水谷之气灌溉四旁，荣养气血矣。独是药性各走一脏，足经方杂用手经药者，以黄芪与当归、酸枣仁与远志，有相须之理，且黄芪味入脾而气走肺，酸枣仁味入肝而色走心，故借用不悖。本例加藁本祛巅顶之痛，加鸡血藤活血通络。复诊加钩藤平肝息风，夜交藤养心安神，祛风通络。

## 四、肝郁脾虚案

薛某，女，44 岁，因"失眠 3 余年，加重 1 周"于 2019 年 2 月 21 日就诊。患者于 3 年前开始出现入睡困难，多梦易醒，醒后难以入睡，每晚睡 4 小时左右，曾到当地医院就诊，症状时有反复。近 1 周因情志波动后失眠严重，彻夜难眠，多梦，晨起乏力疲倦，头胀痛，以两侧太阳穴处为甚，口苦口干，纳差，二便调，舌质淡暗，苔白腻，脉弦数。体格检查：血压 150/87mmHg，心率 90 次/分，律齐，各瓣膜听诊区未闻及病理性杂音。

**中医诊断**：不寐（肝郁脾虚型）。

**治法**：疏肝解郁，健脾安神。

**方药**：逍遥散加减。柴胡 10g，白术 15g，赤芍 10g，当归 10g，炙甘草 10g，茯苓 15g，栀子 10g，钩藤 10g（后下），合欢皮 15g，郁金 10g，浮小麦 30g，鸡内金 10g。7 剂，水煎服，每日 1 剂。

**2019 年 9 月 2 日复诊**：患者自诉服用上方后睡眠明显改善，后自行照原方服用 1 月余，数月来睡眠可。昨日睡醒后落枕，要求中医理疗。于门诊理疗部行针刺治疗。

【按语】 张景岳曰："不寐证虽病有不一，然惟知邪正二字，则尽之矣。盖寐本乎阴，神其主也，神安则寐，神不安则不寐，其所以不安者，一由邪气之扰，一由营气之不足耳。有邪者多实证，无邪者皆虚证。凡如伤寒、伤风、疟疾之不寐者，此皆外邪深入之扰也；如痰，如火，如寒气、水气，如饮食忿怒之不寐者，此皆内邪滞逆之扰也。舍此之外，则凡思虑劳倦，惊恐忧疑，及别无所累而常多不寐者，总属其阴精血之不足，阴阳不交，而神有不安其室耳。知此二者，则知所以治此矣。"患者久病体虚，情志不遂，肝气郁结，伤及脾土，脾失运化，气血生化乏源，血气不足，肝失所藏，心失其主，魂飞魄荡，心神不安，故见失眠之证，并且其病程较长，肝气郁结日久化热，邪热更扰心神，心神不宁故彻夜难眠。治疗以疏肝解郁、健脾安神为法，方用逍遥散加减。加钩藤平肝息风，以平肝阳之穴，兼有降血压的作用，合欢皮疏肝解郁，养心安神，郁金活血化瘀，凉血安神，浮小麦为心谷，补益心气，并可缓肝之急，鸡内金消食导滞，通降阳明，阳明降则肺金、心火亦降，以期阳可入阴也。

## 五、肾精亏虚、心肾不交案

陈某，男，33岁，因"失眠2周"于2019年2月28日就诊。患者于2周前开始出现失眠，睡眠质量差，可入睡，易醒，每晚醒来3～4次，多梦，恶闻声响，时有腰痛，无夜尿，无口干口苦，胃纳可，二便调。舌质淡，边有齿痕，苔薄白，脉沉细。既往有高血压病史，长期服用硝苯地平、坎地沙坦酯片降压治疗，血压控制尚可。体格检查：血压134/94mmHg，心率75次/分，律齐，各瓣膜听诊区未闻及病理性杂音。

**中医诊断**：不寐（肾精亏虚、心肾不交型）。

**治法**：补肾填精，交通心肾。

**方药**：六味地黄汤加减。熟地黄25g，山药20g，茯苓15g，牡丹皮10g，泽泻10g，山茱萸15g，杜仲30g，酸枣仁15g，合欢皮15g，丝瓜络15g。7剂，水煎服，每日1剂。

**2019年3月7日复诊**：患者服上方后睡眠质量改善，可入睡，每晚醒来1～2次，仍多梦，恶闻声响，腰酸减轻，无夜尿，无口干口苦，胃纳可，二便调。舌质淡，边有齿痕，苔薄白，脉沉细。处方：熟地黄25g，山药20g，茯苓15g，牡丹皮10g，泽泻10g，山茱萸15g，杜仲30g，酸枣仁15g，合欢皮15g，丝瓜络15g，夜交藤30g，肉桂3g。7剂，水煎服，每日1剂。

**【按语】** 失眠辨证当首分虚实，虚证多由肾精亏虚、气血不足、心失所养、神不守舍所致，实证多因肝火上扰、痰热内蕴、胃府不和等扰乱心神而致。《灵枢·大惑论》说："卫气不得入于阴，常留于阳。留于阳则阳气满，阳气满则阳跷盛；不得入于阴则阴气虚，故目不瞑矣。"《类证治裁·不寐》曰："阳气自动而之静，则寐；阴气自静而之动，则寤；不寐者，病在阳不交阴也。"《景岳全书·不寐》曰："真阴精血不足，阴阳不交，而神有不安其室耳。"本患者既往有高血压病史，长期服用药物治疗，久病不复，加之药物克伐，损伤肾中精气，肾元不足，精不养神，故见失眠，腰为肾之府，肾虚故见腰痛。治疗当大补肾中精气，方用六味地黄汤加减，本方源于宋代医家钱乙的《小儿药证直诀》，是滋补肾阴的基础方，方中以熟地黄为君，补肾填精，养血安神，《本草新编》中说："熟地，味甘，性温，沉也，阴中之阳，无毒。入肝肾二经。生血益精，长骨中脑中之髓。真阴之气非此不生，虚火之焰非此不降。洵夺命之神品，延龄之妙味也。"山茱萸、山药滋补肝肾，填精生髓；茯苓、牡丹皮、泽泻健脾益气、宁心安神，清泄相火；临证加减，共奏滋肝肾、补阴血、清虚火、安神志之功效，使阴血得复，阳有所归，心肾相交，水火既济，心神自安而失眠得愈。用于治疗肝肾阴虚、虚火上扰的失眠证，多能取得满意的效果。

# 第三节 多 寐

多寐是指不分昼夜，时时欲睡，呼之即醒，醒后复睡的病证。在中医古籍中又称"嗜卧""多眠""好卧"等。多寐类似于现代医学的神经症、发作性睡病、精神病等。随着现代生活节奏的加快，工作生活压力的增加，多寐患者逐渐增多。多寐会导致精神涣散，神智疲惫，注意力不集中等症状，给患者日常生活带来严重的不良影响。目前辨治多寐以心为重点，认为多寐病机关键在于湿、浊、痰、瘀困滞阳气，心阳不振；或阳虚气弱，心神失荣。

# 一、中气不足、清阳下陷案

患者，男，20岁，学生，2013年9月16日就诊，主诉：嗜睡14天。中午以后嗜睡明显，上课常常伏案而睡，呼唤后可醒，醒后又睡；自诉初中上学打扫卫生时从楼梯坠落，其后性格开始变得内向，胆小怕事，注意力集中困难，形体消瘦，面色㿠白，容易疲乏，时有头晕头痛，在受凉或体力劳动后尤甚，偶有气短胸闷，大便溏，小便清，舌质淡，苔白，双脉沉涩。

**中医诊断：**多寐（中气不足、清阳下陷型）。

**西医诊断：**睡眠障碍。

**治法：**补中益气，升阳举陷。

**方药：**补中益气丸变汤剂化裁。生黄芪24g，白术12g，升麻3g，柴胡12g，当归12g，党参10g，炙甘草6g，黄精15g，淫羊藿12g，蔓荆子12g。5剂，每日1剂，水煎服，每日分2次服。

服药5剂后，患者头晕头痛疲乏好转，上课伏案而睡的情况好转，但还有课间睡着情况，余症同前。在原方基础上加葛根20g，嘱其守方再服10剂，10剂后患者头晕头痛已无，但仍不耐强体力运动，嘱其补中益气汤改丸剂长期服用，随访2年已无贪睡情况，精力已如常。

**【按语】** 根据中华中医药学会颁布的气虚体质人群的总体特征：元气不足，主要有疲乏、气短、自汗等气虚表现。形体特征：肌肉松软不实。常见表现：平素语音低弱，气短懒言，容易疲乏，精神不振，易出汗，舌淡红，舌边有齿痕，脉弱。心理特征：性格内向，不喜冒险。发病倾向：易患感冒、内脏下垂等病；病后康复缓慢。本例患者就诊时自诉初中打扫卫生时从楼梯坠落，考虑楼梯坠落受到惊吓，所谓"恐则气下"，形成中气下陷的病机特点，其后性格变内向，胆小怕事，注意力集中困难，形体消瘦，面色㿠白，容易疲乏，时有头晕头痛为气虚体质的特点。根据其气虚体质的特点予补中益气、升阳举陷的补中益气汤加减治疗，其中黄精补肾益精，健脾益气；淫羊藿补肾壮阳，适调惊恐散乱之肾气，方药中鹄故取得较好疗效。

# 二、湿热内蕴案

患者，女，39岁，公司主管，2014年5月12日就诊，主诉：嗜睡30余年。自记事起便出现嗜睡情况（一天大部分时间都在睡），现每日早晨到单位就瞌睡，不可抗拒，近5天加重，为工作需要单位委派同事必要时专门叫醒，睡觉几乎都是离奇梦境，醒后半小时出现幻觉；面部冒油，容易疲乏，自觉头昏沉，喉中有痰，平时脾气急躁，口中发黏，口苦，饮食欠佳，容易长痤疮和口腔溃疡，大便溏，小便黄，月经正常，白带呈黄稠状，量多，舌质红，苔中部黄厚腻，双脉滑。

**中医诊断：**多寐（湿热内蕴型）。

**西医诊断：**睡眠障碍。

**治法：**利湿化浊，清热解毒。

**方药：**甘露消毒丹化裁。白蔻仁6g（后下），藿香9g，川木通9g，滑石12g（先煎），茵陈蒿 12g，石菖蒲 10g，浙贝母 10g，连翘 15g，黄芩 9g，薄荷 10g（后下），射干 10g。7 剂，每日 1 剂，水煎服，每日分 2 次服。嘱患者忌辛辣寒凉肥腻。

服药 7 剂后，患者精力好转，瞌睡次数减少，离奇梦境减少，醒后幻觉消失，脾气好转。原方加郁金 12g，嘱其守方再服 14 剂，服药后不再到单位睡觉，工作时间内无需专人唤醒，精力大大提升，舌苔已经接近正常。嘱其保持清淡饮食，忌食辛热油腻之品，随访 2 年状况良好。

【按语】 湿热体质人群总体特征：湿热内蕴，主要有面垢油光、口苦、苔黄腻等湿热表现。常见表现：面垢油光，易生痤疮，口苦口干，身重困倦，大便黏滞不畅或燥结，小便短黄，男性易阴囊潮湿，女性易带下增多，舌质偏红，苔黄腻，脉滑数。形体特征：形体中等或偏瘦。心理特征：容易心烦气躁。发病倾向：易患疮疖、黄疸、热淋等病。对外界环境适应能力：对夏末秋初湿热气候、湿重或气温偏高环境较难适应。本例患者虽以多寐为主诉，但其脉证显然是湿热困阻三焦的特点；其湿热之证由来已久，以利湿化浊、清热解毒的甘露消毒丹化裁后大有起色，表明湿热体质虽然缠缠，但只要辨证与遣方用药精准，加上平时注重饮食调摄，治疗效果是肯定的。

## 三、瘀血阻滞案

患者，女，32 岁，售货员，2015 年 6 月 15 日就诊，主诉：嗜睡伴随身体燥热 20 余年。其母叙述自患者出生以来就有嗜睡、贪凉的习惯（其母诉妊娠时腰部曾受伤，阴道流血，险些造成流产），近 3 年患者白天不可抗拒睡眠频发，白天不自主睡眠发作 5～6 次。上半身觉得燥热，汗出明显，冬天仅着薄外套，四月乍暖还寒时便在家开空调使用凉风。形体肥胖，面色暗红，烦躁易怒，时有胸闷疼痛，闷热天气尤甚，记忆力差，全身皮肤干燥，下肢肌肤甲错，入秋后皮肤表皮片状脱落；月经色暗，量少有褐色血块，舌质暗，舌尖点状瘀点，双脉弦。

**中医诊断**：多寐（瘀血阻滞型）。

**西医诊断**：睡眠障碍。

**治法**：活血化瘀，行气止痛。

**方药**：血府逐瘀汤化裁。生地黄 15g，桃仁 9g，红花 9g，枳壳 12g，柴胡 9g，川芎 10g，桔梗 10g，川牛膝 15g，当归 12g，炙甘草 10g，地骨皮 12g，赤、白芍各 12g。5 剂，每日 1 剂，水煎服，每日分 2 次服。嘱忌辛辣寒凉肥腻食物。

服药 5 剂后，患者觉得身体轻松很多，白天非正常睡眠减到 3～4 次，胸闷未再出现，情绪烦躁明显好转，燥热感减轻一半，余症同前。二诊效不更方，嘱其守方再服 14 剂。三诊时患者面色接近正常，已无燥热感，睡眠已正常，舌部仍有瘀点。嘱其适当进行肢体功能锻炼，改血府逐瘀胶囊服用近 2 个月。患者告知 2016 年冬天已着羽绒服，四月初不再使用空调，记忆力明显好转，随访 3 年状况良好。

【按语】 血瘀体质人群总体特征：血行不畅，主要有肤色晦暗、舌质紫暗等瘀血表现。常见表现：肤色晦暗、色素沉着，容易出现瘀斑，口唇暗淡，舌暗或有瘀点，舌下络脉紫暗或增粗，脉涩。形体特征：胖瘦均见。心理特征：易烦，健忘。发病倾向：易患癥瘕及痛证、血证等。对外界环境适应能力：不耐受寒邪。本例患者以嗜睡伴随身体燥热为特点，气血运行失调故出现上半身觉得燥热，汗出明显，胸闷疼痛，闷热天气尤甚；气血不畅，肌肤失养则面色暗红，全身皮肤干燥，下肢肌肤甲错，入秋后皮肤表皮呈片状脱落；瘀热侵扰神志则见烦躁易怒、记忆力很不好，结合月经色暗，量少有褐色血块，舌质暗，舌尖点状瘀点，双脉弦等一些症状可知其病机为气机不畅，瘀血阻滞。要治疗其多寐症状必须改变这种血瘀体质，因此予活血化瘀、行气止痛的血府逐瘀汤来治疗，加入当归、白芍以养血活血，地骨皮和赤芍以凉血活血，服汤剂不到3周结合后期丸药，多年燥热体质和嗜睡怪病竟得霍然而解。

## 四、寒热错杂案

患者，女，29岁，从事财务工作，2013年3月16日就诊，主诉：嗜睡17年，自诉初一时发现自己嗜睡，上课、看电视、坐车时均可睡着，现白天要睡4～5次，偶有发作性双腿瘫软无力，曾猝倒3次，睡眠中常有肢体不自主抽动，形体黑瘦，容易疲乏，口干口苦明显，寐差，梦语较多，夜间1～2点易醒，醒后难再入睡，腰以上怕热，腰以下畏寒怕冷，四肢欠温，舌淡苔白滑，脉沉迟无力。辅助检查：头颅磁共振成像（MRI）未见异常；多导睡眠监测报告示快速动眼睡眠潜伏期缩短。曾在北京某医院诊断为发作性睡病。

**中医诊断：** 多寐（寒热错杂型）。

**西医诊断：** 睡眠障碍。

**治法：** 温脏清热，扶正祛邪。

**方药：** 乌梅丸改汤剂化裁。乌梅24g，黄连6g，细辛3g，干姜12g，当归12g，黄柏10g，桂枝10g，附子10g（先煎），川椒9g，炙甘草10g。3剂，每日1剂，水煎服，每日分2次服。嘱忌辛辣寒凉肥腻。

服药3剂后，患者上热下寒情况减轻，下半身开始变温，精力好转，夜间不再醒来，瞌睡时间减少，余症同前。嘱其守方再服14剂。再诊时患者看电视、坐车、上班时未再出现瞌睡情况。嘱其加强身体锻炼。随访2年患者睡眠情况良好。

**【按语】** 此例患者体质特点不能归属于目前中华中医药学会颁布的常见9种体质类型，其整体特征是寒热错杂，多数人常表现为既怕凉、又怕热的特点，或出现上热下寒特点（上半身热，下半身凉），身体易疲乏，精神时而亢奋，时而不振，易出汗；面色偏暗黄，易口干，口苦，夜间常常口干易醒，易出现口腔溃疡，易出现昏厥或头痛，易出现身体抽动或肌肉痉挛情况；或有便秘或不成形，寐差，常在凌晨1～2点醒过来，舌干红，脉沉无力，形体偏瘦，对外界环境的适应能力较差，性格敏感，情绪易激惹。本例患者多寐，病机关键在于寒热错杂，气机逆乱造成厥阴肝寒，相火偏旺。由于厥阴肝寒，四肢经脉不能温养则四肢厥冷，脉沉迟无力；寒热错杂，气机运行失常则见上热下寒症状；厥阴风动，气机逆乱则会出现猝倒，睡眠中常有肢体不自主抽动。针对其病因病机予温脏清火、扶正祛邪的乌梅丸改汤剂加减治疗取得良好的效果。

# 第四节 心 悸

心悸是因外感或内伤因素，导致气血阴阳亏虚，心失所养；或痰饮瘀血阻滞，心脉不畅，引起以心中急剧跳动，惊慌不安，甚则不能自主为主要临床表现的一种病证。心悸因惊恐、劳累而发，时作时止，不发时如常人，病情较轻者为惊悸；若终日悸动，稍劳尤甚，全身情况差，病情较重者为怔忡。怔忡多伴惊悸，惊悸日久不愈者亦可转为怔忡。《黄帝内经》虽无心悸或惊悸、怔忡之病名，但有类似症状的记载，如《素问·三部九候论》说："参伍不调者病"，最早记载了脉律不齐的疾病表现。《素问·平人气象论》说："脉绝不至曰死，乍疏乍数曰死。"最早认识到心悸时严重脉律失常与疾病预后的关系。汉代张仲景在《伤寒论》及《金匮要略》中以惊悸、心动悸、心下悸等为病证名，认为其主要病因有惊扰、水饮、虚损及汗后受邪等，记载了心悸时表现的结、代、促脉及其区别，提出了基本治则及炙甘草汤等治疗心悸的常用方剂。《丹溪心法·惊悸怔忡》中提出心悸当"责之虚与痰"的理论。《景岳全书·怔忡惊恐》认为怔忡由阴虚劳损所致，且"虚微动亦微，虚甚动亦甚"，在治疗与护理上主张"速宜节欲节劳，切戒酒色"、"速宜养气养精，滋培根本"。清代《医林改错》论述了瘀血内阻导致心悸怔忡，记载了用血府逐瘀汤治疗心悸每多获效。

根据本病的临床表现，西医学的各种原因引起的心律失常，如心动过速、心动过缓、期前收缩、心房颤动或扑动、房室传导阻滞、病态窦房结综合征、预激综合征及神经症等，凡以心悸为主要临床表现时，均可参考本节辨证论治。

## 一、心脾两虚、气血不足案

胡某，女，42岁，因"心悸、胸闷2周"于2018年8月13日就诊。患者于2周前晨起时突发心悸、胸闷伴有轻度的头晕，双手抓握不稳，无呼吸困难，持续约2小时后自行缓解，后心悸间歇发作，遂到我院门诊就诊。刻诊：神志清楚，精神疲倦，形体偏瘦，时有心悸，发作时伴有轻度的头晕，无呼吸困难，每次持续1~2小时，可自行缓解，易疲劳，月经量少，睡眠差，胃纳可，二便调。舌质红，苔薄白，脉细弱。体格检查：血压101/76mmHg，心率70次/分，律齐，心肺听诊（－）。

**中医诊断：**心悸（心脾两虚、气血不足型）。

**治法：**健脾益气，养血宁心。

**方药：**归脾汤加减。白术10g，当归10g，茯苓15g，黄芪15g，龙眼肉15g，远志10g，酸枣仁15g，党参20g，木香10g，炙甘草10g，素馨花10g，三七10g。14剂，水煎服，每日1剂。

**2018年9月3日复诊：**患者诉服用上方后心悸、胸闷症状明显减轻，1周前发作一次，程度减轻，无头晕，无乏力气促，持续约10分钟后自行缓解，后心悸未发作。胃纳可，睡眠差，乏力明显。二便可，舌淡，苔薄白，脉沉细。

**证型：**心脾两虚，气血不足。

**方药：**白术10g，当归10g，茯苓15g，黄芪15g，龙眼肉15g，远志10g，酸枣仁15g，党参20g，枳壳10g，炙甘草10g，鸡内金10g，益母草30g。

【按语】 人体是一天地也，胸为阳，腹为阴，膈膜以上属上焦，内藏心肺，《灵枢·决气》曰："上焦开发，宣五谷味，熏肤，充身，泽毛，若雾露之溉，是谓气。"故知胸中乃清阳展布之地，不容瘀血痰浊。如脾胃运化无力，气血生化乏源，痰浊内生，阻塞三焦通道，元气不畅，宗气生成不足，不能贯心脉以行呼吸。本例患者形体偏瘦，精神疲倦，易疲劳，月经量少，脉细弱，是脾胃虚弱、气血不足之明证。故治疗以益气健脾、养血宁心为法，方用归脾汤加减。欲补其血，先补其气，以气能生血也，李东垣的当归补血汤重用黄芪之意本于此。严用和广其义以用之，创立本方开万世之法程。王子接曰："归脾者，调四脏之神志魂魄，皆归向于脾也。盖五味入胃，必藉脾与胃行其津液，以转输于四脏，而四脏亦必先承顺乎脾，而为气化流行之根本。假如土者，生万物而法天地，为博厚之体，然无水则燥，无火则溢，无木则实，无金则死。"

## 二、痰火扰心案

林某，男，29岁，因"反复心悸1月余"于2019年4月14日就诊。患者在1个月前感冒后出现心悸，多于剧烈活动或精神紧张时发作，严重时伴有胸闷、汗出，每次持续30分钟左右，曾在外院行心电图检查，示窦性心律，频发房性期前收缩，经治疗后症状改善不明显，遂到门诊就诊。刻诊：神志清，精神可，诉时有心悸，偶有胸闷，纳呆，睡眠差，二便可，舌质红，苔黄腻，脉滑数。体格检查：血压124/75mmHg，心率96次/分，律不齐，频发期前收缩，各瓣膜听诊区未闻及病理性杂音。

**中医诊断：**心悸（痰火扰心型）。

**治法：**清热化痰，宁心安神。

**方药：**黄连温胆汤加减。法半夏10g，陈皮6g，甘草6g，枳实10g，竹茹15g，茯苓20g，黄连5g，党参10g，苍术10g，甘松10g，丹参15g，香附10g。7剂，水煎服，每日1剂。

**2019年4月21日复诊：**患者服用上方后心悸缓解，觉口干、口苦，睡眠差，胃纳好转，二便可，舌质红，苔黄微腻，脉滑数。查体：血压120/73mmHg，心率92次/分，律不齐，偶发期前收缩。

**方药：**法半夏10g，陈皮6g，甘草6g，枳实10g，竹茹15g，茯苓20g，黄连5g，甘松10g，丹参15g，香附10g，黄连3g，夜交藤20g。7剂，水煎服，每日1剂。

**【按语】** 心悸的病机复杂，胆腑郁热，痰火扰心是临床上常见的证型。心主神明，内藏君火，胆主决断，内藏相火，少阴君火需少阳相火之长养，如痰热内生，内犯胆腑，上扰心神，则神明不安，惊悸作矣！温胆汤本为惊悸而设，《三因极一病证方论》中说："治大病后虚烦不得眠，此胆寒故也，此药主之，又治惊悸。"本例患者为外感后，余邪未清，郁而化火，与痰浊互搏，蕴结胆腑，上扰心神导致的心悸之症。治疗以黄连温胆汤清化胆腑郁热，疏通少阳生发之气，加党参、苍术健脾化湿，丹参凉血清心，香附辛温既可散气分之滞，又可解血分之郁。甘松为安神定悸之良品，现代药理学研究发现：甘松对异位心律有类奎尼丁作用，可以激活窦房结及周围组织，清除代谢产物，抑制异位性室性期前收缩、损伤性心房扑动等快速性心律失常，其安全性高，毒副作用小。

## 三、气阴亏虚、心神失养案

李某，男，62岁，因"反复心悸2年余，加重1个月"于2019年3月14日就诊。患者于2年前无明显诱因出现心悸，呈阵发性，每次持续数分钟，多于劳累或情绪激动时诱发，休息后可缓解，行动态心电图检查发现：频发房性期前收缩，部分呈二联律或三联律，偶发短阵房性心动过速，在当地医院治疗后症状改善不明显，于2018年9月行射频消融术治疗，术后症状缓解。1个月前无明显诱因心悸再次发作，行动态心电图示频发房性期前收缩，房性三联律，偶发短阵性房性心动过速，遂到门诊就诊。刻诊：神志清楚，精神可，自诉时有心悸，胃纳可，睡眠安，二便调。舌质淡，边有齿痕，少苔，脉沉弱。体格检查：血压 108/82mmHg，心率 85 次/分，律不齐，偶发期前收缩，各瓣膜听诊区未闻及病理性杂音。动态心电图示频发房性期前收缩，房性三联律，偶发短阵性房性心动过速。

**中医诊断：** 心悸（气阴亏虚、心神失养型）。

**西医诊断：** 心律失常，频发房性期前收缩。

**治法：** 益气养阴，宁心安神。

**方药：** 炙甘草汤加减。炙甘草 10g，桂枝 10g，黄精 15g，生地黄 25g，麦冬 10g，火麻仁 15g，大枣 10g，党参 20g，龙骨 30g（先煎），牡蛎 30g（先煎），甘松 10g。7 剂，水煎服，每日 1 剂。

**【按语】** 心悸之病机实则痰饮、瘀血、毒邪，邪盛扰心，虚则心之气血阴阳亏虚，心失濡养。冼绍祥教授认为心阴虚则心失所养，心阳虚则鼓动无力，故脉结代、心动悸。结脉因阴邪（寒邪、痰浊、瘀血、阴毒）内盛，气血凝滞，气血渐衰，脉结不利；代脉可因脏器（特别是心）衰微，气虚脉动，脉涩不前，缓数无度，代而不利。换而言之，现代中医认为结脉是脉来迟缓，时有一止复来，止无定数；代脉是脉来或数或缓，有中止而不能自还，止有定数。而此两脉的形成，主要与心律失常有关。结脉多见于心房颤动、期前收缩、逸搏、窦性过缓及不齐、各类传导通路阻滞；代脉见于期前收缩、窦房传导阻滞或房室传导阻滞、心房扑动。脉来有力而结为阴寒内盛，阳气不伸，心血凝滞；脉来有力而代为气机不畅或心神不宁的反应，多属心脏功能性异常。脉来无力而结，为心阴虚衰，鼓动无能，血运不顺；脉来无力而代为心阳虚衰，心气不足，多属心脏器质性改变。炙甘草汤出自《伤寒论》177 条："伤寒，脉结代、心动悸，炙甘草汤主之。"仲景用于治疗伤寒汗吐下后，气血阴阳俱虚，心失所养所致的心中悸动不安。故本方重在养阴液以复心体，重用生地黄、麦冬、麻子仁、阿胶以滋养阴血，用桂枝甘草汤以复气阳。《本草衍义》云："麦冬、地黄、阿胶、麻仁，同为润经益血复脉通心之剂也；人参补元气之虚，同麦冬又为生脉散之半；更以清酒为使，令其宣通百脉，流行血气，则经络自然流贯矣。"本例患者四诊合参，辨证属气阴两虚、心神失养之证，用炙甘草汤去阿胶之滋腻，加龙骨、牡蛎之镇潜心神，甘松安神定悸。

## 四、心虚胆怯案

赵某，女，75 岁，退休，因"心悸 10 余年，加重 2 天"于 2016 年 4 月 5 日就诊。患者在 10 余年前无明显诱因出现心悸，时发时止，伴气短，活动后加重，休息后可缓解，10 余年来心悸症状时发时止，未予系统治疗。两天前患者于体力劳动后出现心悸症状加重，伴气短自汗，休息后缓解不明显，今为求系统治疗，遂来我院门诊就诊。刻诊：心悸，伴气短自汗，活动后加重，神疲乏力，善惊易恐，恶闻声响，少寐，食少纳呆，二便可。舌淡，苔白，脉结代。体格检查：心率 89 次/分，血压 115/70mmHg。辅助检查：心电图示室性期前收缩。

**中医诊断：** 心悸（心虚胆怯型）。

**治法：** 益气养心，安神定志。

**方药：** 安神定志丸加减。人参 10g（另煎兑服），黄芪 30g，当归 10g，川芎 20g，炒酸枣仁 25g，远志 15g，五味子 10g，生甘草 10g，升麻 10g，生龙骨 30g（先煎），茯苓 15g，桔梗 10g，茯神 15g，柴胡 15g，石菖蒲 15g，肉桂 10g，柏子仁 15g。7 剂，水煎服，每日 1 剂。

**2016年4月12日二诊：**患者服药后气短基本消失，余症略有减轻。查体：心率85次/分，血压120/70mmHg，舌淡红，苔白，脉弱。方药：原方去升麻、柴胡、桔梗。7剂，水煎服，每日1剂。

**2016年4月19日三诊：**服药后诸症减轻。辅助检查：心电图正常。患者三诊后病情平稳，心悸较前明显好转，心电图恢复正常，为巩固治疗，嘱其继续服用月余，随访半年，未见复发。

【按语】 患者心电图示室性期前收缩，当属中医学"心悸"范畴。本例患者年老，元气渐衰，心胆功能减退，心虚胆怯，心神无主，故发心悸，休息后虽能缓解，然未究其根本，故十年来心悸时发时止。此次因劳累发作，且症状较前加重，盖因劳累加重其正气的亏损，故休息后缓解不明显。汗为心之液，心气虚无以固摄津液故见自汗，胸中宗气虚弱故见气短，活动后加重，心气耗损，故见神疲乏力，心虚胆怯，神无所主，虑无所定，心神不宁故见心悸，少寐，坐卧不安，年老正气虚弱，脾胃亦虚弱，故见食少纳呆。舌脉等均为心胆气虚、心血不足之象。予安神定志丸合养心汤加减以益气养心，安神定志。方中人参大补元气，此即溯源培本，正复则邪不可干；黄芪补气健脾，参芪同用，共补脾胃，固守中州，加强后天生化之源，间接补心血，黄芪还可固表止汗，减少因气虚无法固摄津液导致的阴液亏损；当归温润，为补血圣药，与参、芪同用，补益心血，正所谓"有形之血不能自生，生于无形之气"；茯神、茯苓同用宁心安神，同时增强参、芪健脾之功；炒酸枣仁养心安神，且其味酸，故能敛阴止汗，与黄芪同用共奏顾护阴液之功；柏子仁主入心经，与炒酸枣仁配伍共养心神；远志、石菖蒲在安神的同时，还能入心开窍，给药力达病所提供门户；五味子益气生津、宁心安神，同时可增强炒酸枣仁、黄芪顾护阴液之功；生龙骨重镇安神；升麻升举阳气，柴胡可疏肝解郁，桔梗载药上行，三药合用共补其宗气不足，接续胸中不足以息之气；川芎辛香走窜，行血兼活血，行气以散瘀，为血中气药，使诸药补而不滞；肉桂引火归原，且可鼓舞气血生长；生甘草调和诸药，且可增强参、芪益气健脾之功。二诊时患者气短基本消失，遂于原方中去升麻、柴胡、桔梗。三诊时患者诸症均有好转，病情平稳，虑其年老体虚，病难速愈，嘱其继续服用月余以巩固疗效。

## 五、心脉瘀阻案

患者，女，61岁。2014年8月28日初诊，心悸气短，神疲乏力，活动后气喘，面色少华，纳食尚可，入睡困难，大便干结，小便量少，舌暗红，苔薄，脉细结。患者既往有风湿性心脏病20余年，慢性心衰10余年，服用地高辛0.125mg，每天1次，华法林3mg，每天1次、呋塞米10mg，每天1次等。查体：心房颤动心律。

**中医诊断：**心悸（心脉瘀阻型）。

**治法：**活血通络，益气宽胸。

**方药：**血府逐瘀汤加减。生地黄10g，茯苓15g，桃仁10g，红花10g，石菖蒲10g，枳壳10g，赤芍15g，柴胡10g，川芎10g，薤白10g，瓜蒌皮10g，炙甘草5g，桂枝8g，当归10g。7剂，水煎服，每日1剂。

**2014年9月4日二诊：**睡眠好转，心悸气短稍有改善，大便偏稀，小便量多（自行停呋塞米），色黄，舌暗红，苔薄，上方去瓜蒌皮，桃仁、薤白改为6g，加党参15g。7剂，水煎服，每日1剂。

**2014 年 9 月 11 日三诊：** 国际标准化比值（INR）2.5，血浆凝血酶原时间（PT）29.5 秒，心悸好转，睡眠亦好，二便调，胃纳可，上楼或活动后稍有气喘，口唇淡红，舌淡红苔薄，脉细沉，二诊方去川芎，加防己、葶苈子各 10g。14 剂，水煎服，每日 1 剂。

**【按语】** 神疲、失眠、心悸气短为气血亏虚，血脉瘀阻，心失所养；血虚津枯则大便干结；气虚脉络阻滞，膀胱气化不利则小便量少；面唇舌脉均为气血两亏，脉络瘀阻，传导失职，故治当活血通络，益气宽胸。以血府逐瘀汤加减治疗，患者首次服药 7 剂后睡眠即好，心神得养，心气来复，则心血渐丰，气行则血行，脉络渐通。

## 六、心阳不振、瘀血阻络案

钟某，男，53 岁。因"反复发热、关节疼痛半年"于 2009 年 3 月 16 日入院。患者于半年前开始出现发热，体温长期维持在 37.0～38.0℃，伴夜间关节僵硬，每天持续 6～7 小时。曾在外院诊断为系统性红斑狼疮，经治疗后症状缓解不明显来我院就诊。入院查体：体温 39.0℃，脉搏 80 次/分，呼吸 20 次/分，血压 120/85mmHg，神志清楚，精神可，面部有浅色红斑，双手有多处红斑，双肺呼吸音清，未闻及干、湿啰音，心率 80 次/分，律齐，各瓣膜听诊区未闻及病理性杂音，腹平软，无压痛及反跳痛。3 月 19 日晚 9 点患者突然出现头晕、心悸、汗出、胸闷，血压 100/60mmHg，心率 35～38 次/分，床边心电图示窦性心动过缓。给予阿托品 0.5mg 肌内注射，患者心率无明显改善，后给予异丙肾上腺素 0.10～0.30μg/min 静脉滴注，患者心率可维持在 60 次/分左右，头晕、汗出等症有所缓解。

**诊断：** 心悸（心阳不振、瘀血阻络型）。

**治法：** 益气温阳，活血通络。

**方药：** 麻黄附子细辛汤合保元汤加减。熟附子 15g（先煎），炙麻黄 10g，细辛 10g，黄芪 30g，党参 30g，肉桂末 1.5g（焗服），炙甘草 6g，干姜 10g，葛根 30g，秦艽 10g，川木瓜 12g。

5 剂，水煎服，每日 1 剂，另给予边条参 15g 炖服，每日 1 剂。逐渐减少异丙肾上腺素的用量。3 月 24 日停用异丙肾上腺素静脉滴注，患者神志清楚，无头晕、胸闷等不适，血压 110/70mmHg，心率 55～70 次/分。继续给予原方案治疗，4 月 2 日查动态心电图示总心搏 80 851 次/24 小时，平均 55 次/分，最慢 44 次/分，最快 89 次/分，窦性心律。

**【按语】** 本病当属中医学"心悸"范畴，证属心阳不振、瘀血阻络。治疗以益气温阳、活血通络为法，方用麻黄附子细辛汤合保元汤加减。方中黄芪、党参、炙甘草补中益气，熟附子、细辛、肉桂、干姜、炙麻黄温阳散寒，葛根、秦艽、川木瓜活血祛瘀而通络，并伍以独参汤大补元气。经过积极治疗后，患者窦房结功能恢复，动态心电图示心率正常，临床症状缓解，表明中西医结合治疗系统性红斑狼疮所致的窦房结功能不全是一种有效的疗法。

# 第三章 脾胃系疾病

## 第一节 胃 痛

胃痛，又称胃脘痛，是以上腹胃脘部近心窝处疼痛为主症的病证。古代胃痛与心痛相混淆，如《备急千金要方·心腹痛》等书中列有九种心痛，实际上多指胃痛。后世医家注意到了胃痛与心痛的区别，如明代王肯堂在《证治准绳·杂病·心痛胃脘痛》中指出"因胃脘处在心下，故有当心而痛之名，岂胃脘痛即心痛者哉？"又如《医学正传·胃脘痛》中也说："古方九种心痛……详其所由，皆在胃脘，而实不在心也。"胃痛主要由外邪犯胃、饮食伤胃、情志不畅和脾胃素虚等，导致胃气郁滞，胃失和降，不通则痛所致。

现代西医学中急性胃炎、慢性胃炎、胃溃疡、十二指肠溃疡、功能性消化不良等以上腹部疼痛为主要症状者，属于中医学"胃痛"范畴，均可参考本节进行辨证论治。

### 一、寒邪客胃案

时某，男，52岁，主诉：反复胃痛10余年，再发3日。患者胃脘痛10余年之久，时发时止，饮食失调或遇凉或饥饿则发作，得食稍缓。平素喜热饮，经医院检查诊为消化性溃疡。3日前，患者不慎饮食，又复感寒邪，以致引发旧疾，脘痛不休，嗳气频频，泛酸，有时食后欲呕，嘈杂不适，热敷减轻，但不能止，影响睡眠，身体乏力，大便微溏，舌苔薄白，脉沉细。

**中医诊断：**胃痛（寒邪客胃型）。

**治法：**温中散寒，缓急止痛。

**方药：**理中汤加减。干姜5g，高良姜5g，制附子6g（先煎），砂仁3g（后下），豆蔻仁3g，檀香5g，代赭石（与旋覆花6g同包）12g，厚朴5g，刀豆12g，白术10g，党参10g，炙甘草3g。5剂，水煎服，每日1剂。

服药5剂，疼痛基本停止，继续服用以巩固疗效后，症愈。

**【按语】** 方中干姜、高良姜味辛热，入脾胃两经，可温中散寒而止痛。代赭石与旋覆花相配伍可降胃气而止呕。白术味苦甘温，入脾胃经，可健脾益气、燥湿利水，与党参、干姜、炙甘草相配伍可治脾胃虚寒，脘腹冷痛，呕吐泄泻。砂仁、豆蔻仁味辛温，可温中止泻，化湿行气。全方共奏温中散寒、缓急止痛之效。此证多由复感寒邪所致，故以祛寒为主，轻证可用局部温熨，或服用生姜红糖水散寒止痛。

### 二、饮食伤胃案

黄某，男，31岁，主诉：反复胃脘部疼痛1年，加重1天。患者近1年来反复胃脘部疼痛，因工作繁忙经常不按时进餐，饱食后疼痛加重，服药物治疗可缓解。胃镜检查报告"慢性浅表性胃炎伴局部糜烂"。昨天进食油腻食物后出现胃脘胀痛，疼痛拒按，嗳腐吞酸，恶心呕吐，吐后痛减，大便不畅，舌略红苔厚腻偏黄，脉略弦。

**中医诊断**：胃痛（饮食伤胃型）。

**治法**：消食导滞，和胃止痛。

**方药**：保和丸加减。炒山楂 10g，炒神曲 15g，法半夏 10g，茯苓 20g，陈皮 6g，连翘 15g，炒莱菔子 15g，枳实 10g，炒麦芽 20g。5 剂，水煎服，每日 1 剂。

服药 5 剂，胃脘疼痛呕吐好转，继续服用以巩固疗效。

【按语】　方中茯苓、法半夏、陈皮为二陈汤的组成，可理气、除湿、化痰、和胃，恢复胃之和降功能，炒莱菔子消面食而下气和胃，炒山楂消肉食油腻，炒神曲消食解酒，炒麦芽消谷食积滞，连翘散结清积热。方药组合增强了消除胃中有形积滞，和降胃气，恢复胃通降功能的力量。此证为饮食不节所致，予保和丸加减治疗，同时应嘱患者注意饮食节制，调摄饮食。

## 三、肝气犯胃案

孙某，女，34 岁，主诉：胃痛 3 年，加重 3 个月。患者反复胃痛 3 年，西医诊断为慢性胃窦炎。近 3 个月，因丧母情绪怫郁，胃痛加重，上腹部胀痛明显，泛酸嗳气，纳差，舌苔薄白，微胖，脉微弦。

**中医诊断**：胃痛（肝气犯胃型）。

**治法**：疏肝理气，和胃降逆。

**方药**：旋覆代赭汤加味。龙胆草 1.5g，吴茱萸 1.5g，青陈皮各 5g，旋覆花 5g（包煎），煅代赭石 30g，制香附 10g，制半夏 9g，川楝子 9g，煅瓦楞子 30g。14 剂，水煎服，每日 1 剂。

患者服药半个月后，嗳气、吞酸皆平，舌苔白，体胖。再循原法，加高良姜、茯苓、瓜蒌通阳彻饮，先后治疗 3 个半月胃痛基本消失，食欲如常。

【按语】　龙胆草味苦寒，入肝胆经可清泻肝胆实热。吴茱萸味辛苦温，入肝胃经可理气止痛。《本草便读》载："吴茱萸，辛苦而温，芳香而燥，本为肝之主药，而兼入脾胃者，以脾喜香燥，胃喜降下也。其性下气最速，极能宣散郁结，故治肝气郁滞，寒浊下踞……乃为呕吐吞酸胸满诸病，均可治之。"香附行气散结，青陈皮亦能疏肝理气，旋覆花与代赭石相配伍可降胃气上逆而治呕吐嗳气。煅瓦楞子制酸止痛，可治胃痛泛酸。肝主疏泄，喜条达。肝的疏泄功能既可以调畅气机，又能协助脾胃之气的升降。本例为肝气犯胃，导致气机郁滞而胃痛，方用苦辛酸降法，最合经旨，虽治疗数月，但未见耗气损阴之象。患者情志抑郁，阳气窒痹，浊饮凝滞，更添高良姜、茯苓、瓜蒌通阳泄浊之剂而获效。故临床气滞型胃痛多夹杂他症，需认真辨证，分清主次，疏肝不忘和胃，理气以防伤阴，用药也需灵活应用。另外，此证多有情志变化，如能与患者交谈使其倾诉心中不快，再加上方药的功效可达到事半功倍之效果。

## 四、湿热中阻案

萧某，男，36 岁，主诉：反复胃脘疼痛 10 余年。自行服药后症状可缓解，但病情易反复。1 年前因症状加重曾到当地医院行电子胃镜检查，示慢性浅表性胃窦炎。间断服西药治疗，但效果不明显。来诊时症见少气乏力，胃脘胀痛，稍进食则胀满加重，嗳气，无反酸，纳差口干，大便溏，1 日 1～2 次。舌红，苔薄黄，脉弦。诊其为胃痛，证属肝胃郁热夹湿。该患者平素情志不调，肝气不疏，郁久化热而犯胃，致使肝胃郁热；又因嗜食辛辣之品，湿热内生，阻于中焦影响气机升降，故可见胃脘痞满胀痛之症，湿热之邪下注于肠道，故见大便溏而不成形。

**中医诊断**：胃痛（湿热中阻型）。

**治法**：疏肝理气和胃、清热化湿。

**方药**：四逆散加减。柴胡12g，赤芍15g，枳壳10g，甘草6g，海螵蛸20g，川朴20g，延胡索20g，救必应15g，蒲公英20g，夏枯草20g，火炭母30g，败酱草30g。水煎服，1日1剂，连服7剂。

**二诊**（2010年3月22日）：患者胃脘无疼痛，胀满减轻，仍有嗳气，大便先溏后结，1日1次，口干，舌干红，苔薄黄，脉弦。继守前法，处方：柴胡12g，赤芍15g，枳壳10g，甘草6g，川朴20g，延胡索20g，救必应15g，大腹皮18g，蒲公英20g，夏枯草20g，火炭母30g，凤尾草30g。10剂，水煎服，1日1剂。

**三诊**（2010年4月2日）：胃脘仍稍有胀闷，大便溏，1日1次，舌脉湿象大于热象。今日复查幽门螺杆菌（Hp）（-）。处方：蒲公英20g，败酱草30g，火炭母30g，凤尾草30g，川朴20g，延胡索20g，救必应15g，大腹皮18g，海螵蛸15g，泽泻15g，谷芽15g，甘草6g。继服14剂，1日1剂，水煎服。

**四诊**（2010年4月23日）：胃脘稍有胀闷，程度轻，矢气多伴肠鸣，大便溏，1日1次，舌淡红略胖大，苔薄白，脉沉略弦。此为肝胃郁热渐清，胃气和而湿热之邪未尽之象，应加重疏风理气化湿之品。处方：蒲公英20g，败酱草30g，火炭母30g，凤尾草30g，川朴20g，延胡索20g，救必应15g，大腹皮18g，海螵蛸20g，甘草6g，防风18g，白术15g，虎杖20g。14剂，1日1剂，水煎服。

**【按语】** 岭南地区气候湿热，人长期生活在这种环境中，故患病特点与之密切相关，胃病亦不例外。邱健行教授对待胃病主胃热学说，认为岭南地区来诊之胃病患者，属热证者十居七八，且多以湿热证候为主。肝胃同属中焦，肝气不疏，影响胃之腐熟运化，且能克伐中土，导致痞满胀痛等一系列症状的产生，故治疗胃病时须肝胃同治，疏肝和胃、清泄郁热，以四逆散加减化裁。蒲公英、夏枯草苦寒，在方中加用以清泄中焦湿热，延胡索、厚朴理气止痛消胀，又能制寒凉之药伏邪之弊。本例患者属肝胃郁热兼夹湿热之证，用上方加减治疗正切中病机，故收效甚快。

## 五、中寒血瘀案

丁某，女，48岁，2012年4月25日因"胃脘部疼痛3年余"，首诊于某中医院脾胃病科门诊，患者于3年前无明显诱因出现胃脘部疼痛，行钡餐检查示：①慢性胃炎；②胃下垂。现胃脘部疼痛，每于下午6点时出现，空腹时痛甚，痛有定处，伴畏食生冷，纳眠可，二便调。舌暗红边有瘀斑，苔薄白，脉沉涩。

**中医诊断**：胃痛（脾胃虚寒兼有血瘀型）。

**治法**：温中活血，和胃止痛。

**方药**：黄芪建中汤加味。黄芪30g，桂枝6g，白芍24g，丹参15g，檀香10g，砂仁9g（后下），高良姜5g，香附18g，山柰9g，荜茇9g，白芷12g，延胡索12g，佛手12g，合欢皮30g，枳壳12g。7剂，水煎至300ml，晨起及睡前温服，每日1剂。

**二诊**：服药有效，诸症好转，胃脘疼痛较前明显减轻，偶尔嗳气，余无不适，纳眠可，大便不成形，日 1 行，小便调。上方加山药 30g，炒扁豆 30g，炒薏苡仁 30g。续服 7 剂，效果良好。

【按语】 患者脾胃虚寒，中阳不足，脾胃失于温养，故作胃脘空痛，畏食生冷；中阳不足，气血运行不畅，血行瘀滞，脉络瘀阻，出现胃痛长期不愈，疼痛部位及时间固定，舌脉俱是虚寒血瘀之象。根据患者病史及主要表现，诊为胃痛之脾胃虚寒兼血瘀证，治疗以自拟温中活血汤加减，方中黄芪、桂枝、白芍乃黄芪建中汤之主药以温中补虚，缓急止痛，丹参、檀香、砂仁乃丹参饮原方，有行气止痛、活血化瘀之功，加用高良姜、山奈、荜茇、白芷等温阳散寒以祛瘀，延胡索活血行气止痛，枳壳、香附、佛手、合欢皮等理气解郁，加强活血化瘀之功。二诊时患者胃痛症状明显减轻，出现大便不成形，乃脾虚有湿之象，故于上方加山药、炒扁豆、炒薏苡仁以健脾益气化湿。患者继续服用上药 1 月余，症状基本消失，随访至今未有复发。

## 六、胃阴亏虚案

李某，女，59 岁，近半年来，反复胃脘部疼痛，曾在本市某医院作胃镜检查，提示慢性浅表萎缩性胃炎。经治疗症状无明显改善，现仍感胃脘疼痛隐隐而作，腹胀，口干口苦，不欲饮食，神疲，大便偏干，诊其脉沉细，舌质暗红，苔薄黄。

**中医诊断：**胃痛（胃阴亏虚型）。

**治法：**养阴养胃。

**方药：**香砂益胃汤加味。木香 10g，砂仁 6g（后下），沙参 15g，麦冬 10g，玉竹 15g，天花粉 10g，白芍 10g，生地黄 10g，石斛 10g，玄参 10g，佛手 10g，香橼皮 10g。7 剂，水煎服，每日 1 剂。

**二诊：**服药后，胃脘痛明显减轻，纳食增加，大便正常，脉沉细，舌暗红，苔薄黄，药已中病，效不更方，故以前方再进 7 剂。

**三诊：**胃痛未作，胃纳可，仍口干，时腹胀，脉沉细，舌暗红，苔薄白，仍守前方加减。处方：木香 10g，砂仁 6g，沙参 15g，麦冬 10g，玉竹 15g，天花粉 10g，山药 15g，生地黄 10g，石斛 10g，玄参 15g，香橼皮 10g，鸡内金 10g。7 剂，水煎服，每日 1 剂。

**四诊：**胃痛未作，纳食尚可，微腹胀，二便调，脉沉细，舌暗红，苔薄白，继服前方 7 剂。

**五诊：**经 1 个月治疗，现胃脘不痛，一般感觉尚可，仍宗原方义，改作丸药坚持服用，以巩固疗效。

【按语】 本例患者反复胃脘部疼痛，胃镜提示慢性浅表萎缩性胃炎。慢性萎缩性胃炎是消化系统的常见病和难治病，患者食滞中焦，郁而化热，耗伤胃津，胃阴不足，胃络失养，故胃痛隐隐而作，久病导致胃阴亏虚，滞脾碍胃，损伤脾气，致脾胃气机升降失司。本方给予养胃阴为主，兼以行气和胃消食为法治疗阴虚胃脘痛疗效显著。

## 七、脾胃虚寒案

梁某，男，34 岁，1974 年 12 月 24 日初诊。胃脘疼痛反复发作已 15 年，1964 年钡餐检查发现"胃小弯溃疡"。今年曾住院 3 个月，用西药治疗，再次钡餐检查发现溃疡如花生米样大小。出院后仍有胃痛。目前胃脘嘈杂反酸，嗳气，痛时有烧灼感，怕冷，晚上尤甚，平时喜热饮。舌苔薄腻，脉弦滑。

**中医诊断：**胃痛（脾胃虚寒型）。

**治法：**温中止痛，泻肝和胃。

**方药：**自拟经验方。制香附 15g，木香 15g，荜茇 10g，半夏 15g，川楝子 15g，白芍 15g，党参 15g，陈皮 15g，煅瓦楞子 20g。21 剂，水煎服，每日 1 剂。

**1975 年 1 月 21 日二诊：**上方连服 21 剂后，胃痛已瘥，唯晨起嗳气恶心，胃纳尚可，口黏腻，舌苔薄，脉弦滑。再守原意。原方加川朴 15g。

**【按语】** 患者确诊为"胃小弯溃疡"。胃脘疼痛已久，兼有嘈杂、嗳气，乃气滞胃失和降所致。患者有怕冷、喜热饮之寒象，此处的烧灼感并非热象，而是因为肝气横逆，乘脾犯胃，导致胃失和降，胃气上逆，引起的反酸。用荜茇、香附、木香等温胃理气以止痛，川楝子疏肝气，白芍柔肝，瓦楞子制酸，半夏降逆，党参健脾益气，陈皮理气健脾。服药 30 余剂，胃脘胀痛、烧灼感等症，均告消失。二诊胃痛已愈，唯晨起恶心嗳气，故加入川朴行气消胀。

# 第二节 腹 痛

腹痛是指胃脘以下、耻骨毛际以上的部位发生疼痛为主要表现的病证。感受外邪、饮食所伤、情志失调及素体阳虚等，均可导致气机阻滞、脉络痹阻或经脉失养而发生腹痛。临床上极其常见。本节主要讨论内科腹痛，包括急慢性胰腺炎、胃肠痉挛、不完全性肠梗阻、结核性腹膜炎、腹型过敏性紫癜、肠易激综合征、消化不良性腹痛、输尿管结石。

外科、妇科所致的腹痛不包括在内，另外，痢疾、霍乱、积聚、臌胀、虫证等内科疾病出现的腹痛症状，应参考有关章节。

## 一、寒邪内阻案

戴某，女，52 岁，2012 年 11 月 25 日因腹痛半天来诊。自诉昨日外出受凉，发热鼻塞，头痛身痛。自服对乙酰氨基酚，清开灵颗粒等药物，头痛鼻塞略有好转但腹痛加剧。现恶寒伴发热，头略有作痛，腹痛明显，喜温喜按，但手足不温，欲盖衣被。面色少华，无汗出而微喘。舌淡胖，少苔，脉浮紧。粪便常规正常，血常规示白细胞增多。

**中医诊断：**腹痛（寒邪内阻型）。

**治法：**解表温里。

**方药：**五积散加减。炙麻黄 6g，桂枝 6g，炒白芍 9g，川厚朴 6g，苦杏仁 6g，姜半夏 6g，炒陈皮 3g，茯苓 15g，炮干姜 6g，川白芷 3g，桔梗 6g，广木香 6g，炙甘草 3g。3 剂，水煎服，每日 1 剂。

嘱患者温服少许，频频饮，盖衣被，以鼻尖微有汗出为度。中病即止，不必尽剂。随访，服 2 剂后汗出，腹痛消失，体温亦正常。

**【按语】** 该患者先是感受寒邪表证，当辛温解表，反服辛凉解表剂，失治后出现腹痛之症，结合恶寒发热，手足不温辨为寒凝腹痛证，用解表温里法。方中麻黄、桂枝解表，干姜、白芷温里，白芍酸甘敛阴防辛散过度，微喘乃寒凝中焦上窍不宣所致，加厚朴、杏仁提壶揭盖，二陈运化寒痰，调畅中焦。犹妙木香配桔梗，一入脾一入肺，一升一降，一走表一入里，两药相合则气机自平。方中未用止痛之品而痛自除是本病愈而标病自除之故。

## 二、湿热壅滞案

廖某，女，15 岁。2012 年 9 月 16 日初诊。腹痛，腹泻反复发作 2 年余，经多处诊治，疗效欠佳（具体用药不详），本次腹痛、腹泻 1 天，发作时大便 2～3 次/日，泻下臭秽，肛门有灼热感，易出汗，面色欠华，面部时有痤疮，乏力，尿黄，月经可，舌质红，苔薄腻，脉沉细。

**中医诊断：** 腹痛（湿热壅滞型）。

**治法：** 调和肝脾，清热利湿。

**方药：** 葛根芩连汤、左金丸、痛泻要方加减。葛根 30g，黄芩 10g，黄连 6g，吴茱萸 6g，陈皮 10g，白芍 10g，白术 10g，防风 10g，广木香 10g，藿香梗 10g，苍术 10g，荆芥 10g，连翘 15g，金银花 15g。

14 剂，每日 1 剂，分 2 次煎服。嘱患者进食易消化的食物，保持心态平和，心情舒畅，并要注意饮食卫生，少食辛辣上火之品。

**2012 年 9 月 24 日二诊：** 服药后腹痛、腹泻已止，面部痤疮亦消，唯近日感冒，咳嗽，流涕，吐绿色痰，患者因不便煎服汤药，要求开中成药。处方：①银翘解毒片 2 盒，4 片/次，口服，3 次/天；②双黄连口服液 2 盒，1 支/次，口服，3 次/天。

【按语】　患者尚未成年，加之腹痛、腹泻日久，应考虑脾虚的一面，脾土虚弱，肝木必克而乘之，致肝脾不和，运化失常，继而生湿蕴热，出现腹痛、腹泻诸症。但因患者年少，也不排除饮食不洁、不节因素。《医方考》言："泻责之脾，痛责之肝，肝责之实，脾责之虚，脾虚肝实，则令痛泻。" 治宜疏达肝郁，健脾柔肝，清热利湿，缓急止泻。故以《丹溪心法》痛泻要方合《伤寒论》葛根芩连汤共奏培土抑木、清热利湿、缓急止泻之效；又以清温并用之左金丸清肝和胃；加苍术增加燥湿健脾之效；加藿香梗、木香增强化湿和胃、调畅气机之效。因患者面部有痤疮，亦为湿热邪毒内蕴之征，故加金银花、连翘清解热毒，加荆芥宣通壅结而消疮。二诊时患者腹痛、腹泻已止，面部痤疮亦消，可见上方有效，但患者病久，平时当注意调护，以防复发。

## 三、饮食停滞案

刘某，男，41 岁，2019 年 4 月 22 日初诊。主诉：腹痛、腹泻 4 天。患者于 4 天前外出暴饮暴食后出现腹痛腹泻，每日腹泻 4 次以上，发病后到当地卫生室诊断为急性肠炎，予以黄连素口服后稍有改善。症见腹痛、腹泻仍未缓解，每日约 5 次，腹胀、纳食差。舌体胖大有齿痕，苔黄厚腻，脉滑。

**中医诊断：** 腹痛腹泻（饮食停滞型）。

**治法：** 消食导滞，和中止泻。

**方药：** 枳实导滞丸加减。大黄（酒炒后下）、枳实、黄芩、木香、泽泻、法半夏、莱菔子、连翘、陈皮、麦芽各 10g，神曲 15g，茯苓 12g，黄连 9g，谷芽 6g。7 剂，每日 1 剂，水煎分 3 次服。

**二诊：** 服药 1 周后腹泻明显好转，上方去大黄、黄连，加鸡内金 15g，山楂 12g。服用 7 剂后电话随访痊愈。

【按语】 该病案为暴饮暴食造成食滞肠胃引起腹痛泄泻，宿食内停，阻滞肠胃，传化失司，腑气通降不利而发生腹痛腹泻。枳实导滞丸出自李东垣的《内外伤辨惑论·辨内伤饮食用药所宜所禁》，书中该方用治"伤湿热之物，不得施化，而作痞满闷乱不安"。枳实导滞丸中大黄攻积泻热，使积热从大便而下，枳实行气消积，除脘腹之胀满，体现了"通因通用"的原则。黄连、黄芩清热燥湿，厚肠止痢；茯苓、泽泻渗水利湿而止泻；法半夏健脾燥湿，连翘清热，陈皮健脾，麦芽、神曲消食化滞，使食消而脾胃和。辨证需注意腹痛的发病原因是否为肠胃食积等实证，否则不可轻易投以泻药。复诊时需注意腹泻减轻后停用大黄、黄连等泻下苦寒药物，防止攻伐太过。加鸡内金、山楂等药物继续加强消食导滞作用，以达到消食化积之功。

## 四、气机郁滞案

安某，女，32岁，主因腹痛2周、发热1天，于2012年4月9日住院治疗。

**现病史：**患者于2周前上腹部疼痛转移右下腹痛，发热1天，伴恶心、呕吐，曾在外院抗感染治疗未好转。查体：体温36.6℃，脉搏80次/分，呼吸24次/分，血压110/70mmHg。一般检查正常。腹平坦，未见肠型及蠕动波，右下腹及左中下腹有反跳痛，无明显肌紧张，移动性浊音阴性。妇科检查：除右侧附件增厚压痛外，其余正常。外科会诊除外急性阑尾炎。血常规：白细胞计数$6×10^9$/L，中性粒细胞62%，淋巴细胞38%。

**处理：**补液，抗炎及对症治疗。经治4天症状无改善，于4月12日邀中医会诊。

**中医诊治经过：**询及20天前夫妻吵架后始患腹痛，并逐渐加重。刻下：胸腹憋闷，脘腹胀痛，纳呆，恶心，善太息，多虑寐差，倦怠乏力，午后觉身热，二便尚可。月经周期、经量均正常，少白带。舌质淡胖少苔，脉弦缓略滑。

**中医诊断：**腹痛（气机郁滞型）。

**治法：**疏肝和中，缓急止痛。

**方药：**柴胡疏肝散加减。柴胡、香附、白芍、党参、生黄芪各12g，木香、延胡索、乌药、清半夏、竹茹各10g，川楝子、五灵脂、没药、甘草各6g。3剂，水煎服，每日1剂。

服药3剂后腹痛、呕恶止，右下腹疼痛轻缓，食增寐稳，能下床做轻便活动。继予原方2剂，至4月18日腹痛悉除，一般情况均好转，出院。追访半年无复发。

【按语】 本例患者腹痛较重，时间较长，并伴有恶心、呕吐等症状，与血常规不高、体温正常、阳性指标不明显等检查不甚相符，且抗感染治疗无效。辨证认为，脘腹胀痛、恶心呕吐为肝气横逆，少腹痛为肝经经气闭滞，皆由肝失条达所致。方中柴胡、香附、木香、川楝子、乌药疏肝理气，延胡索、五灵脂、没药运血中之气而止痛，芍药、甘草缓急，半夏、竹茹和中降逆，参芪既扶正助脾又防疏肝太过。众药合用，使肝气得疏，经气通利，胃气和顺而腹痛得愈。

## 五、气滞瘀血案

胡某，男，56岁，2014年3月10日初诊。自诉左下腹部疼痛近2年，时轻时重，与饮食、劳累、情绪无明显关系，大便每日5～6次，质软不稀，西医诊断"慢性结肠炎"，给予对症用药后见效甚微；中医给予大小建中合参苓白术之方，仍效惘然。现症为左下腹部疼痛，近半年来多为晚间发作，痛如针刺，痛后如常人，大便每天 5～6 次不等，质软，无黏液，无脓血便和里急后重，小便长，饮食差，易烦躁，腹肌柔软，无积块和腹部手术史及跌仆外伤史，舌质暗，苔薄白，脉沉涩。脑电图检查无异样放电，肝胆和左下腹部 B 超扫描未见异常，血常规、大小便常规检查正常。

**中医诊断：**腹痛（气滞血瘀型）。

**治法：**行气活血化瘀，温经散寒止疼。

**方药：**少腹逐瘀汤去当归再加白术 18g。3 剂，水煎两次混匀分服，每日 1 剂。

**2014 年 3 月 14 日二诊：**腹痛减轻，大便次数减至 4 次，小便量中。效不更方，继服 3 剂。

**3 月 19 日三诊：**自诉服用上药后，除大便次数每日 3～4 次外，诸症悉除而痊。同时嘱其再服补中益气丸，以巩固疗效。

1 个月后随访，腹痛未再复发，大便次数每日 2～3 次，饮食及小便正常。

**【按语】** 腹痛一症，致病原因甚多，范围较广，大凡寒邪、湿热、饮食、积滞、气郁、血瘀等邪气壅积，均可使腑气通降不利，络脉痹阻不通，而致腹痛。但其病机主要为气机郁滞不通，络脉痹阻，不通则痛。故治疗时须本着通则不痛的原则，以"通"字立法而治之。《临证指南医案·诸痛》云："盖久痛必入于络。"因此，对久病不愈的腹痛患者，在一般辨证治疗不效的同时，如能结合舌、脉、证，从瘀血阻滞这一病机遣方用药，常可收到满意的效果。少腹逐瘀汤出自清代王清任《医林改错》，书载"此方治少腹积块疼痛，或有积块不疼痛，或疼痛而无积块，或少腹胀满……"。方中川芎、赤芍活血通经；五灵脂、蒲黄、延胡索、没药祛瘀通络止痛；下焦不足，易生内寒，故用小茴香、肉桂、干姜，温经通脉，以助血行。诸药合用，可使气行瘀散，经脉通畅，诸症自除。

## 六、脾肾阳虚案

李某，男，56 岁，2012 年 12 月 15 日因晨起腹痛 30 分钟来诊。自诉自立秋后每于晨起即腹痛，持续数十分钟，遇暖则减，遇寒则重。现面色淡白少华，神情疲惫，四肢乏力不温。腹痛隐隐，得温则减，口不渴，大便溏，小便清长。舌淡苔薄白，脉沉细。血常规检查正常。

**中医诊断：**腹痛（脾肾阳虚型）。

**治法：**温补脾肾。

**方药：**四神丸合六君汤加减。补骨脂 18g，肉豆蔻 18g，吴茱萸 6g，益智仁 12g，党参 12g，白术 12g，茯苓 12g，藿香 6g，砂仁 6g（后下），生甘草 6g。5 剂。嘱浓煎后温服，分 2 次服，每日 1 剂。1 周后随访，腹痛好转，有时腹部有数分钟隐隐作痛，食欲渐增，唯四肢仍不温。此久病需缓图之故，以散剂调之。处方：补骨脂 360g，肉豆蔻 360g，益智仁 240g，山药 360g，党参 240g，白术 240g，茯苓 240g，陈香橼 60g，生甘草 60g。上药为粗末，每服 10g，一日两次。月余后询问之，腹痛好转，手足亦回温矣。

**【按语】** 肾为先天之本，脾为后天之本。脾肾阳气不充盛，当大气之阳上升而脾肾之阳不足则生腹痛，甚则腹泻。寒凝则痛，得温则减，不恶寒热，此寒从内发也，当用温补脾肾法，四神丸合六君子汤最宜。补骨脂配肉豆蔻、益智仁为君药，温补脾肾之阳，吴茱萸温经散寒，党参、茯苓、白术健脾益气止痛，甘草调和诸药。犹妙使用藿香配砂仁，藿香行气宽中，砂仁温胃散寒，两者配合起到涤荡肠胃、通畅腑气之效。

# 第三节 泄 泻

泄泻是以排便次数增多，粪质稀薄或完谷不化，甚至泻出如水样为主症的病证。古有将大便溏薄而势缓者称为泄，大便清稀如水而势急者称为泻，现临床一般统称泄泻。"鹜溏""飧泄""濡泄""洞泄""注下""后泄""下利""溏糜"皆为本病的别名。《素问·阴阳应象大论》曰："清气在下，则生飧泄"，"湿盛则濡泄"。《医宗必读·泄泻》在总结前人治泄经验的基础上，提出了著名的治泄九法，即淡渗、升提、清凉、疏利、甘缓、酸收、燥脾、温肾、固涩。其论述系统而全面，是泄泻治疗学上的一大发展，其应用价值亦为临床所证实。

泄泻可见于多种疾病，凡属消化器官发生功能性或器质性病变导致的腹泻，如急性肠炎、炎症性肠病、肠易激综合征、吸收不良综合征、肠道肿瘤、肠结核等，或其他脏器病变影响消化吸收功能以泄泻为主症者，均可参照本节进行辨证论治。

## 一、暴泻

### （一）寒湿内盛案

**【病案一】**

冒某，男，4 岁，2009 年 3 月 8 日就诊。家长代诉：大便稀多沫 3 天，日行 4～5 次，无恶臭，肠鸣、恶心欲吐，兼见发热，鼻塞流清涕，舌苔白腻，脉浮。

**中医诊断**：泄泻（寒湿内盛型）。

**治法**：散寒化湿。

**方药**：藿香正气散加减。藿香、紫苏叶、制半夏、厚朴、炒荆芥各 5g，茯苓、大腹皮、炒白术各 10g，炮姜、广木香（后下）各 2g，陈皮 3g。3 剂，水煎服，每日 1 剂。

**复诊**：大便转溏，日行 1～2 次，热退。上方去炒荆芥，加泽泻 5g，服 2 剂，大便正常。

**【按语】** 本症属风寒外侵、客于肠胃而发。阳气受遏，气机不畅，消化失常，大肠传导失司。治则疏风散寒，化湿健脾止泻。方用藿香正气散化湿和中、发散风寒，加炒荆芥以加强疏散风寒之效，加炒白术、广木香、茯苓、泽泻理气健脾，利水渗湿以实大便。

**【病案二】**

薛某，男，33 岁。自诉夏季过食西瓜，遂病泄泻之疾，日三五行，无脓血，不后重，至今已五月余。服用健脾消导之药，终无一效。泄泻历时较久，神疲体衰，面色萎黄。纳谷呆滞，嗳腐食臭，腹胀脘闷，肠中雷鸣，小便黄浊，口苦口干。舌尖红，苔白腻。脉沉细略数。触诊腹无压痛。

**中医诊断**：泄泻（寒湿内盛型）。

**治法**：散寒化湿。

**方药**：藿香正气散加减。藿香 10g，半夏 10g，陈皮 10g，苍白术各 15g，厚朴 10g，滑石 10g（先煎），甘草 6g，茯苓 15g，黄连 3g，生姜 6g。3 剂，水煎服，每日 1 剂。

**二诊**：泄泻止，胃纳醒，苔仍白腻，脉沉细弱。此脾虚之候也。拟异功散加味：党参 15g，苍白术各 15g，陈皮 10g，茯苓 15g，三仙各 10g，甘草 6g。3 剂，水煎服，每日 1 剂。

**【按语】** 观其脉症，显系暑湿未能及时宣化，一拖再拖使然。健脾消导乏效者，乃缺少解暑除湿之品。暑湿为患，本应祛湿清热为治，而惑于冬季，一味温补消导，致病邪缠绵不愈。藿香正气散中的君药为藿香，其主要作用在于芳香化湿、疏散风寒；半夏、陈皮燥湿化痰健脾，滑石、黄连清热利湿；茯苓与白术的作用在于和中止泻、健脾运湿；厚朴的作用在于畅中除满、行气化积，生姜、甘草调和诸药。尝忆某书，记一人于夏季日下读书，阅毕掩卷，至冬，翻书而中暑。事虽夸张，但有启于心，于是详询病史，知始由贪凉伤湿过度引起，故以上方治之。

### （二）湿热内蕴案

李某，男，48岁，2017年7月11日初诊。患者反复腹泻半年余，于半年前食生冷不洁食物引发，食后即腹部隐痛，肠鸣漉漉，泻如鹜溏，气味臭秽，每天10余次，自服黄连素、左氧氟沙星片腹泻未止。到社区医院诊治，查粪便常规：白细胞（++），隐血（++），左氧氟沙星输液治疗3天后，大便次数减少，每天2～3次，质偏稀，复查粪便常规未见明显异常。此后，饮食稍不慎即易腹泻，服用抗生素、止泻药后好转。3天前患者食用生海鲜后大便出现黏冻，腹部隐痛，泻如鹜溏，气味臭秽，肛门灼热，每天4～5次，服左氧氟沙星片、黄连素等未见明显好转，查粪便常规：白细胞（++），隐血（+）。刻下：形体消瘦，面色少华，大便每天3～4次，质稀如鹜溏，夹有黏冻，腹痛，肛门有灼热感，口干口苦，舌红苔黄，脉数。

**西医诊断：** 慢性肠炎急性发作。

**中医诊断：** 泄泻（湿热内蕴型）。

**治法：** 清热化湿，洁肠止泻。

**方药：** 葛根芩连汤合白头翁汤加味。葛根30g，白头翁、秦皮、炒白扁豆各20g，黄芩、黄柏各10g，黄连6g，生甘草3g。7剂，每日1剂，水煎服。

**2017年7月18日二诊：** 服药后大便次数减少，每天2～3次，黏冻减少，腹痛减轻，肛门灼热感消失，复查粪便常规正常，口干口苦减，纳谷欠香，舌红苔薄黄，脉数。上方加山药20g，炒山楂15g。7剂，每日1剂，水煎服。

**2017年7月25日三诊：** 患者药后腹泻未作，大便每天1～2次，成形，纳谷好转，舌红苔薄，脉弦数，治宜健脾化湿，洁肠止泻。处方：山药、炒麦芽各30g，炒山楂、炒白扁豆、茯苓各20g，炒白术15g，木香、六神曲各10g，黄连6g。7剂，每日1剂，水煎服。

以上方为主，随症加减服用1个月后，患者大便正常，诸症俱平。

**【按语】** 本例患者因食用生冷不洁食物引起腹痛腹泻，长期使用抗生素致肠道菌群失调，产生耐药。观其脉证，乃由于饮食不洁，脾胃受损，脾失健运，水谷不化精微，湿热内蕴，肠道湿热，清浊不分，下而成泻，治宜清热化湿，洁肠止泻。取张仲景葛根芩连汤合白头翁汤加味。大剂量葛根升清止泻，黄芩、黄连、黄柏苦寒清热燥湿，黄芩、黄连清肠胃之热，黄柏清下焦湿热，湿热除而下利止；白头翁清热解毒、凉血止痢；秦皮苦涩而寒，清热解毒而兼以收涩止利；炒白扁豆健脾化湿止泻；甘草甘缓和中。全方合用清热化湿，洁肠止泻，效如桴鼓。泄泻就其病因而言或因感受外邪，或因饮食所伤，或因情志不疏，或因脾胃虚弱，或因脾肾阳虚等，就其证候而言，有阴阳表里寒热虚实之分，就其治法而言有淡渗、升提、清凉、疏利、甘缓、酸收、燥脾、温肾、固涩之别。在临证中，往往阴阳并病、表里合邪、寒热互见、虚实夹杂，应"知犯何逆，随证治之"。

### （三）食滞胃肠案

女童，5 岁，2016 年 3 月 5 日求诊，腹泻 3 天。

**初诊：** 3 天前患儿因过食肥甘生冷后出现腹泻，每天 3～4 次，大便呈黄色稀水状，便中可见未消化食物残渣，口干明显，无黏液及脓血，无发热及呕吐症状，无明显腹痛，夜寐欠安，纳欠佳，小便稍减。精神可，无脱水貌，腹部平软，无压痛及反跳痛，肠鸣音正常，舌红、苔黄稍腻，脉数。自服枯草杆菌二联活菌颗粒效果不佳。于门诊查粪便常规基本正常，尿常规检查示尿酮体（1+）余值基本正常。

**中医诊断：** 泄泻（食滞胃脘型）。

**治法：** 消食和胃，健脾化湿。

**方药：** 保和汤合猪苓汤加减。陈皮 10g，半夏 10g，猪苓 10g，茯苓 10g，滑石 5g（先煎），焦白术 5g，焦山楂 10g，焦神曲 10g，连翘 10g，石榴皮 5g。3 剂，水煎服，每日 1 剂。

**2016 年 3 月 9 日二诊：** 药后大便次数较前好转，每天 1～2 次，大便已呈黄色米糊状，便中已无未消化食物，已无口干症，小便较前稍增，余证同前。考虑患者伤阴症状已好转，故未固守原方，前方去滑石、石榴皮，加桂枝 10g，小通草 5g 以保和丸合五苓散加减之意，续服 4 剂后，病告痊愈，饮食、二便如常。嘱日后合理喂养。

**【按语】** 本例由暴饮暴食、饮食不节所致。小儿脾胃素虚，易致食积内停，气机不畅，清阳不升，浊阴不降而生泄泻。泻则伤阴，故可见口干口渴、小便不利。《景岳全书》记载："凡泄泻之病，多由水谷不分，故以利水为上策"，"故曰：治泻，不利小水，非其治也"。《伤寒论》记载："伤寒服汤药，下利不止，心下痞硬，腹泻心汤已，复以他药下之，利不止，医以理中与之，利益甚。理中者，理中焦，此利在下焦，赤石脂禹余粮汤主之。复不止者，当利其小便。"患儿初诊时伤阴较为明显且稍有热象，故在保和丸的基础上加入猪苓汤养阴清热。二诊时伤阴症状较前已好转，但口渴仍作，乃伤阴日久阴损及阳、阳气不能气化蒸腾水液精津所致，故没有拘泥"效不更方"而及时进行调整。患儿症状好转，为断后顾之忧，遂告知合理喂养之法。临床上，治疗小儿泄泻时均可酌情加入茯苓、猪苓之辈，药性平和又可防伤正之虞。清代陈复正的《幼幼集成》记载"热证作泻，泻时暴注下迫，谓其出物多而迅速也，便黄溺赤，口气蒸手，烦渴少食，宜五苓散加栀仁"，可作为临证参考。现代研究以"利小便以实大便"之法通过调节小肠内环境，抑制肠黏膜的分泌，促进肠腔内水液吸收，从而达到止泻目的。

## 二、久泻

### （一）脾胃湿盛案

陈某，女，50 岁。反复大便稀溏 3 月余，黏液便，日 2～4 行，夹见完谷不化，纳差，面色少华，神疲乏力，小便可，舌质淡，苔薄白，脉细滑。既往（1 个月前）某医院电子胃十二指肠镜检查提示"左半结肠炎"。

**中医诊断：** 泄泻（脾虚湿盛型）。

**治法：** 健脾渗湿止泻。

**方药：** 参苓白术散加减。黄芪 30g，党参 30g，白术 12g，茯苓 12g，木香 12g，葛根 10g，芡实 10g，车前草 10g，楂曲 6g，大枣 3 枚，炙甘草 4g。7 剂，每日 1 剂，水煎服。

二诊时，大便每日 2 次，黏液便减少，大便稀溏未见明显好转，偶见嗳气，反酸，饮食、睡眠尚可，舌质淡，苔薄白，脉细。上方去楂曲、大枣，加用左金丸（黄连 6g，吴茱萸 12g），继续水煎服 5 剂后，电话随访，患者诉上症明显好转。

【按语】 脾胃为后天之本，气血生化之源，居中焦，主运化和升清。若长期饮食不节、劳倦内伤，久病体虚，或思虑过度，或误用泻下，均会导致脾胃虚弱，清阳不升，不能运化水谷精微，聚水成湿，积谷为滞，肠腑传导失司，通降不利，混杂而下，水走肠间遂成泄泻。患者为中老年女性，由于长期饮食不节，加之劳倦内伤，久病年老以致脾胃受损，脾虚导致湿邪内阻，湿邪内困于脾，脾阳不足，运化失职，水谷不分，发为泄泻；脾失健运，胃失受纳，故见纳差、完谷不化；脾胃为后天之本，气血生化之源，脾虚则气血生化乏源，故见面色少华、神疲乏力；舌淡、苔薄白、脉细滑乃脾虚湿盛的典型舌脉象。故针对脾虚湿盛型泄泻，当以健脾运湿为主要治疗原则，使中焦脾胃之气健运，则水湿内除。参苓白术散出自《太平惠民和剂局方》，可补中气、渗湿浊、行气滞，使脾运恢复，泄泻自止。二诊，用药后余症减轻，舌脉未见湿象，湿邪已去，泄泻仍作，遂仍以益气健脾为主，患者反酸、嗳气时作，当以左金丸清肝泄火、降逆和胃为辅。

### （二）肝郁脾虚案

尚某，男，46 岁，2011 年 11 月 10 日初诊。自诉患肠易激综合征 7 年余，经多地中西医诊治无效，渐失信心。临床表现为每天腹泻达 10 余次，每因情绪不畅或饮食速度稍快即感腹痛发作，须立即如厕，如此反复，苦不堪言，且腹泻多为黏液便，泻后痛减，天阴时症状加重，天晴时症状减轻，并述如有知己畅谈则病可不发。问诊得知患者年轻时性情急躁，动则发怒，平时喜热饮。查体：脐下腹部喜温喜按、皮肤温度基本正常，右胁下及心下部位皮肤发凉，舌淡红、舌中间少许腻苔、舌面水滑，左关脉濡缓、右关脉沉细。

**中医诊断**：泄泻（肝郁脾虚型）。

**治法**：疏肝健脾。

**方药**：痛泻要方加减。陈皮、炒白术、防风、酒白芍、柴胡、玫瑰花、小茴香、苍术各 10g，炙黄芪 30g，党参、葛根、鸡血藤各 15g，干姜、桂枝、升麻各 6g。5 剂，每日 1 剂，水煎服。

鼓励患者重拾信心，按时服药，坚持治疗。服药后每天腹泻减至 4～5 次，病已得减，情绪逐渐开朗。

二诊：前方加补骨脂 6g，继服 14 剂，每天腹泻仅 2～3 次，精神良好，胃纳正常，舌淡红、苔薄腻，左右关脉均沉而有力。后嘱患者将前方制成蜜丸，每丸 9g，每天口服 1 丸，巩固治疗半年，病告痊愈。随访至今未复发。

【按语】 肠易激综合征属中医学"泄泻""便秘""腹痛"等范畴。中医学认为，无湿不成泻，泄泻多由脾胃夹湿所致。湿邪发病，多与风、寒、热（暑）夹杂，相兼起病。肠易激综合征的致病特点中，风湿相兼起病，尤为突出。《素问·风论》曰："久风入中，则为肠风飧泄。外在腠理，则为泄风。故风者百病之长也，至其变化乃为他病也，无常方，然致有风气也。"结合本病，患者腹泻无常，唯风有此特性。湿性黏滞，故见腹泻为黏液便。归纳起来，病机为风湿客于肠胃，久之则脾（阳）虚。从五行生克来说，木克土，《黄帝内经》云："亢则害，承乃制，制则生化。"木不制土，则生化无制。病机亦有肝郁，疏肝即升发阳气，治疗应以疏肝扶脾为根本。另外，肝在志为语，本例患者诉与知己畅谈则病可不发，提示不是所有的"肝有余"都表现为怒，此患者肝有余之邪转至胃肠，进一步加重本病。痛泻要方由陈皮、炒白术、防风、白芍组成，其中白芍配伍防风，收敛肝气，使之向上升发；陈皮配伍炒白术，健脾燥湿，湿邪得去，则水谷精微之气得肝气助之升发，化为人体有用的精微物质。加黄芪、党参、葛根以鼓舞中焦脾胃之气；柴胡、升麻、玫瑰花，均为轻灵之品，以疏肝升提阳气；其余加减均宗疏肝扶脾之法。本例辨证准确，用药切中病机，加之患者对治疗有信心，故疗效满意。

### （三）肾阳虚衰案

张某，男，63岁，于2013年10月13日以"反复腹泻6年"为主诉就诊。患者反复腹泻6年，常因情志变化、饮食不节或气候交替加重，自服"蒙脱石散或黄连素片"后症状可缓解，平素大便3～4次/日，常晨起大便，为黄色稀糊状便，偶有少许黏液，无脓血夹杂，偶有腹部隐痛，喜温喜按，腹胀肠鸣，伴神疲乏力，形寒肢冷，四末欠温，舌质淡，苔薄白，脉沉细。

**中医诊断**：泄泻（肾阳虚衰型）。

**治法**：温阳止泻。

**方药**：四逆汤合四神丸加味。制附片（另包，开水先煎4小时）100g，干姜10g，吴茱萸10g，肉豆蔻15g，五味子10g，补骨脂10g，党参20g，炒白术15g，茯苓20g，薏苡仁30g，怀山药15g，泽泻10g，炒柴胡10g，香附6g，炙甘草10g。7剂，水煎服，每日1剂，连服1周。

**10月20日二诊**：患者诸症皆减，大便2次/日，晨起第一次成形软便，乏力症状改善，无腹胀，去炒柴胡、香附，继服2周，大便1次/日，为黄色成形软便，诸症消失。随访3个月，未见复发。

**【按语】** 《景岳全书·泄泻》曰："泄泻之本，无不由于脾胃。"汪昂曰："久泄皆由肾命火衰，不能专责脾胃。"脾胃虚弱所以不能腐熟水谷，输布精微，除脾胃本身之外，同时亦需赖肾阳之温煦，"肾为胃关，开窍于二阴，所以二便之开闭皆肾脏之所主，今肾中阳气不足，则命门火衰，阴虚盛极之时，即令人洞泻不止也"。脾阳与肾中真阳密切相关，命门之火能助脾胃腐熟水谷，促进肠胃消化吸收，而中老年人久病体弱或久病之后损伤肾阳，肾阳虚衰，命门之火不足不能温煦脾土，运化失常而引起慢性泄泻。

《伤寒论》389条："既吐且利，小便复利而大汗出，下利清谷，内寒外热，脉微欲绝者，四逆汤主之。"353条："大汗出，热不去，内拘急，四肢疼，又下利，厥逆而恶寒者，四逆汤主之。"中老年久泻，肾阳虚衰，故采用四逆汤加味以温阳散寒。方用附子、干姜气味雄厚，能走能守，相辅相成，合奏温中回阳之功。其中附子重在振奋阳气，以治恶寒，四肢厥逆，汗出不止，脉沉细弱，干姜重在温中祛寒，以治中焦虚寒，呕吐下利；炙甘草缓和姜附之烈性，且有补益脾胃之功，使脾胃运化正常，腐熟水谷，分清别浊，以使疾病迅速痊愈。四神丸出自《证治准绳》，具有温补脾肾、涩肠止泻作用，主治命门火衰所致腹泻。方中补骨脂为辛苦大温，能补相火以通君火，火旺乃能生土，温补肾阳，暖脾止泻；辅以肉豆蔻温脾暖肾，涩肠止泻；佐以吴茱萸辛热除湿燥脾，能入少阴、厥阴气分而补火，温中散寒。肉豆蔻与吴茱萸相配，脾肾兼治，使命门火足则脾阳得以健运，温阳涩肠之力相得益彰；五味子为酸敛固涩之品，五味子咸能补肾，酸能涩精，涩肠止泻，盖久泻皆因肾命火衰，不能专责脾胃，故大补下焦元阳，使火旺土强，则能制水而不复妄行矣。临床兼见神疲乏力，面色萎黄者加四君子汤及薏苡仁、山药等以益气健脾，复运化之功能，并加泽泻分利小便，以利小便而实大便；兼见嗳腐吞酸，脘腹胀满者，加用焦山楂、神曲消食导滞；胁肋胀痛，腹痛肠鸣者，宜抑肝扶脾，应用柴胡、香附疏肝解郁，活血行气；腹痛明显者，加用木香、白芍理气止痛等。

# 第四节　痢　疾

痢疾以大便次数增多，腹痛，里急后重，痢下赤白黏冻为主症，是夏秋季常见的肠道传染病。《黄帝内经》将痢疾称为"肠澼""赤沃"。《金匮要略》称本病为"下利"，《备急千金要方》将本病又称为"滞下"。痢疾的病因有外感时邪疫毒和饮食不节两个方面，病机主要为邪蕴肠腑，气血壅滞，传导失司，脂络受伤而成痢。

西医学中的急慢性细菌性痢疾、急慢性阿米巴痢疾、一些结肠病变如非特异性溃疡性结肠炎、过敏性结肠炎等，凡出现腹痛、里急后重、下痢赤白脓血便的症状时，均可参考本病进行辨证施治。

## 一、湿热痢

杨某，男，56 岁，中学教师。2002 年 7 月 22 日初诊。反复腹痛腹泻，里急后重，排赤白脓血便 1 月余，近日因感冒而加重月余入院，经用庆大霉素治疗好转，后又腹痛腹泻，排赤白脓血便，大便臭秽，黄褐色，有黏液，日行数十次，大便时肠不鸣，稍急胀，肛门灼热；伴脘腹胀满，口渴欲饮，胃纳可。查体：体温 37.4℃，脉搏 89 次/分，呼吸 24 次/分，血压 130/75mmHg。发育正常，营养中等，精神萎靡，面色潮红。舌质暗红，舌苔黄稍厚，脉弦数有力。腹平软，肝脾未触及，粪便常规示红细胞（++++），白细胞（++），脓细胞（++++）。西医诊断为"细菌性痢疾"。

**中医诊断：**痢疾（湿热下注胃肠型）。

**治法：**清热利湿，升阳止泻。

**方药：**葛根芩连汤加味。葛根 10g，黄芩 10g，黄连 6g，生甘草 6g，槐花 10g，马齿苋 10g，神曲 10g。水煎，饭前服，每日 3 次，共 10 剂。

半个月后复诊，脓血便已止，腹痛腹泻止，仅稍有里急后重感，继服 15 剂以巩固疗效。

【按语】　《景岳全书》云："痢疾之病，多病于夏秋之交，古法相传，皆谓炎暑大行，相火司令，酷热之毒蓄积为痢。"痢疾多发于夏秋之交，气候正值热郁湿蒸之际，湿热之邪内侵人体，蕴于肠腑，是本病发生的重要因素之一。对于湿热蕴结之痢疾治疗，以清热化湿为主，兼以调畅气机。《伤寒论·辨太阳病脉证并治中》云："太阳病，桂枝证，医反下之，利遂不止。脉促者，表未解也。喘而汗出者，葛根黄芩黄连汤主之。"本例患者症状反复，复由表证诱发，故以葛根芩连汤治之，取得良效。方中葛根辛凉，可解肌表之邪，又能升阳止泻，起阴气而治下利；黄芩、黄连苦寒，清热燥湿，利湿止痢，生甘草和胃安中，调和诸药。四药配伍，能外解内清，故为太阳表邪未解，内传阳明之里，协热下利之剂。

## 二、寒湿痢

患者，男，50 岁，1960 年 10 月 28 日初诊。痢疾后，时有复发，本次下痢 9 日，大便有黏液而不爽，里急后重，日行 4~7 次，左下腹按之痛，精神疲惫，体重减轻。小便微黄，大便实验室检查有红、白细胞，未培养出细菌。舌尖红质淡，苔秽腻；脉两寸沉濡，右关沉迟，左关沉弦，两尺沉滑有力。

**中医诊断：** 寒湿痢疾。

**治法：** 温中燥湿，调气和血。

**方药：** 理中汤加味。党参 6g，苍术 6g，炮干姜 3g，炙甘草 3g，广陈皮 6g，茵陈蒿 9g，薏苡仁 12g，茯苓 9g，泽泻 3g，肉桂 9g（去皮后入）。3 剂，水煎服，每日 1 剂，加红糖少许，兑服。

**1960 年 10 月 31 日二诊：** 患者服药后大便稀溏情况改善，便次减少，黏液减少，仍有腹胀，下坠感。舌质正红，舌苔已退净；脉缓有力。原方继服 3 剂，而后以丸剂收功。处方：党参 30g，白术 30g，炮干姜 3g，炙甘草 15g，肉桂 6g（去皮），花槟榔 15g，炒枳实 15g，木香 9g，云茯苓 60g，炮川楝子 15g，乌药 15g，小茴香 6g（盐水炒），砂仁 15g。研末，炼蜜为丸，每丸 6g。早晚各服 1 丸，温开水下。

**【按语】** 此例属中虚寒湿型痢疾。正气尚存，寒湿为患，当以利湿为主，故重用薏苡仁、茵陈蒿、茯苓等，通利阴窍，使湿邪从小便而解；再辅以温中健脾之药，以理中汤加味；此处加红糖少许，取其活血消瘀、缓急止痛及调和口感之功，以增药效。若湿邪已去，当以调脾为主；若再用通利，恐药过病所，耗气伤津，变证蜂起。故重用党参、云茯苓、白术，变汤剂为丸药，顾护中焦。"调气则后重自除"，然调气之品多温燥，少用可以悦脾化湿，多用则损津耗液，故小量多品，诚为良法。

## 三、虚寒痢

李某，女，52 岁，1999 年 5 月 2 日就诊。患者于 10 日前因天气炎热贪食冷饮致腹痛腹泻，排脓血大便，一日 10 余次，伴里急后重。在当地卫生院诊治，经诊断为"急性重型细菌性痢疾"，静脉输液滴注"庆大霉素"等西药未见效，且诸症渐增，故要求服中药，转余诊治。症见：腹痛腹泻，痢下红色黏液便，赤多白少，昼夜近 20 次。肛门有坠迫感。伴身热口干，头晕乏力，不思饮食，小便少，形体消瘦，精神萎靡，面色无华，口唇干燥。舌红苔薄白而干，四肢微温，脉虚数。体格检查：体温 39℃，中等程度脱水，心肺正常，下腹部明显压痛，肠鸣音亢进。血常规：白细胞 $7.2 \times 10^9$/L，中性粒细胞 0.58，淋巴细胞 0.40，嗜酸性粒细胞 0.02。大便：外观红色，质稀，黏液（+）。镜检：红细胞（++++），白细胞（+++）。

**中医诊断：** 虚寒痢。

**治法：** 温补脾肾，收涩固脱。

**方药：** 桃花汤加味。赤石脂 20g（先煎），干姜 6g，五味子 12g，罂粟壳、肉豆蔻各 10g，粳米 30g（包），1 剂，日三服。另用红参 30g，煎汁频服。

**是日晚随访查视：** 服上方二煎，大便次数已减，日间近 10 次，质稍稠，腹痛及肛门坠痛亦大减。口渴及精神较昨夜大有好转。嘱以原方再煎服一次。

**翌日诊视：** 患者精神恢复。询知昨夜大便 3~4 次，质软，肛门坠迫已愈大半。口微渴，身热退（体温 37.6℃），舌红，苔薄白，脉细。药已对症，效不更方，继用上方去罂粟壳，加山药 15g，再进 1 剂，日三服。

**5月6日诊察：**患者热退（体温 37.1℃）神爽，今晨食米粥 50 克。大便已成形，腹痛及肛门坠痛感告失，惟觉疲乏。复查大便：色黄质软、红细胞（+）、白细胞（+）。改投理中汤加减，以巩固疗效，服药 4 剂治愈，后随访未见复发。

**【按语】**　察其脉证，究其病因，患者 50 余岁，脾肾阳虚，贪食冷饮而发病，此乃寒邪直犯少阴，当属少阴下痢。由于阴寒较盛，逼迫虚阳浮越于外，故身热；口渴、肛门坠痛、虚坐努责，乃泻下无度，津伤气虚之故。于是遵仲景"少阴病，下利，便脓血者，桃花汤主之"，投桃花汤加味，温涩固下。《素问·太阴阳明论》曰："食饮不节，起居不时者……下为飧泄，久为肠澼。"指出此病与饮食、劳倦有关。宋代赵佶《圣济总录》言："今脾胃气虚，冷气乘之……大肠得冷，则不能固涩，固为泄痢。"揭示痢疾之病位在脾胃与大肠。桃花汤具有温补脾肾、涩肠止泻的作用。其中干姜温阳调中止泻；赤石脂涩肠止泻；山药益气养阴、补脾肺肾。综合全方具有温补脾肾、涩肠止泻的功效。

## 四、阴虚痢

张某，男，48 岁，2002 年 11 月初诊。自诉 3 个月前出现解赤白黏液便，每日 10 余次，伴腹痛、里急后重，经多方医治效果不著。刻诊：腹中隐隐作痛，痛甚欲便，解赤白脓血黏液便、量少，解出困难，每日少则 3～5 次，多则 10 余次，口苦心烦，五心烦热，舌红，苔薄黄，脉细数。

**中医诊断：**阴虚痢。

**治法：**养阴清热，止痢。

**方药：**黄连阿胶汤加减。黄连 8g，阿胶 10g（烊化兑服），白芍 20g，黄芩、丹皮、麦冬、秦皮各 12g，甘草 6g。7 剂，每日 1 剂，水煎服。

服药后大便次数减少，腹痛消失。效不更方，以上方继服 5 剂而愈。

**【按语】**　本例因痢疾日久，邪热伤阴，肠中湿热未尽，阴虚邪恋，脉络受损，大肠传导功能失常，故出现解赤白黏液便、解出困难、腹痛、里急后重、口苦心烦、舌红、苔薄黄、脉细数等，故治以养阴清热、止痢的黄连阿胶汤去鸡子黄加秦皮、丹皮、麦冬、甘草使阴津生，营气和，湿热去，大肠传导畅利而诸恙悉平。

## 五、休息痢

患儿，男，11 岁，2016 年 7 月 28 日初诊。

**主诉：**间断脓血便 4 个月。

**现病史：**4 个月前，患儿出现腹泻，每天稀便 4～5 次，有血丝，无发热，在成都某医院就诊，完善粪便常规检查，示黄色稀便，镜检白细胞：5～10/HP，红细胞（++），西医诊断为"急性肠炎"，予以头孢地尼分散片、蒙脱石散、双歧杆菌等药物治疗后好转，无腹泻，多次粪便常规检查未见异常后停药，此后反复多次，家属无奈寄希望于中医，遂来诊。现症：患儿下利赤白，如厕腹痛里急，日行 3～4 次，烦躁，易怒，纳少，小便短黄，脉滑数，舌红苔黄微腻。

**中医诊断：**休息痢（肝胃湿热，气滞血瘀，热重于湿）。

**治法：**泻肝和胃，清热燥湿，行气导滞。

**方药**：戊己丸加减。制吴茱萸 5g，黄连 5g，炒白芍 15g，黄芩 10g，粉葛 20g，白头翁 30g，马齿苋 30g，陈皮 10g，前胡 10g，木香 10g，生甘草 3g。3 剂，水煎服，每天 1 剂。

3 天后复诊，患儿大便黏液脓血稍减，仍可见脓血，伴里急后重，加用槟榔 10g，秦皮 10g，当归 5g，酒大黄 10g。7 剂，水煎服，每日 1 剂。

7 天后患儿大便未见脓血，故去吴茱萸、大黄，复查粪便常规示隐血（+），未见红白细胞及脓细胞。此后守方，继服 7 天，大便逐渐成形，未见黏液脓血，未诉腹痛，后多次复查粪便常规未见异常，后予平胃散加减进一步调理。

**【按语】** 该患儿来诊时，间断脓血便 4 个月，符合休息痢发作期的诊断。结合患儿下利赤白，如厕腹痛里急，日行 3～4 次，烦躁，易怒，纳少，小便短黄，脉滑数，舌红苔黄微腻，辨证为肝胃湿热，气滞血瘀，热重于湿。故选用戊己丸加减泻肝和胃，清热燥湿，行气导滞。方中由黄连、制吴茱萸和炒白芍按 1∶1∶3 比例组成，黄连苦寒清热解毒，燥湿止痢，为君药；结合患儿热重于湿，故加用黄芩、白头翁、马齿苋助清热解毒，燥湿止痢为臣药，加用陈皮、木香、前胡行气导滞，推陈出新，同为臣药；加用白芍苦酸微寒缓急止痛，养血和血，止泻痢，3 倍于黄连共达止痛止泻之功；吴茱萸辛温散寒温中，燥湿解郁，助阳止泻，又可制约黄连过于苦寒而伐胃，与黄连配伍一寒一热，相反相成，起反佐之功，为佐药，另外其性虽热，而能引热下行，盖亦从治之义；甘草可以调和主药，亦可与芍药协同作用，共达缓急止痛之功，为使药。服上方 3 剂后，患儿大便黏液脓血稍减，仍可见脓血，伴里急后重，加用槟榔、秦皮、当归、酒大黄，合用芍药汤加减，取其"通因通用"之意，共达"行气则脓血自愈，调气则后重自除"之功，再服 7 剂后，以祛伏邪之致痢因素，待大便中未见脓血后去酒大黄。此后守方，继服 7 剂，大便逐渐成形，未见黏液脓血，未诉腹痛，后多次复查粪便常规未见异常，后予平胃散加减进一步调理。在治疗中，不必拘泥于病之新久，但见实证，祛邪务必求尽而后调理，才能收到事半功倍之效果。

# 第五节 便 秘

便秘是指粪便在肠内滞留过久，秘结不通，排便周期延长，或周期不长，但粪质干结，排出艰难，或粪质不硬，虽有便意，但便而不畅的病证。《素问·举痛论》曰："热气留于小肠，肠中痛，瘅热焦渴，则坚干不得出，故痛而闭不通矣。"

《医学心悟·大便不通》将便秘分为"实闭、虚闭、热闭、冷闭"四种类型。便秘发病的原因归纳起来有饮食不节、情志失调、外邪犯胃、禀赋不足等。病机主要是热结、气滞、寒凝、气血阴阳亏虚引起肠道传导失司所致。功能性便秘、肠易激综合征、肠炎恢复期、直肠及肛门疾病所致的便秘、药物性便秘、内分泌及代谢性疾病的便秘，以及肌力减退所致的排便困难等，均可参照本节辨证论治。

## 一、实秘

### （一）肠胃积热案

患者，男，62 岁，2011 年 3 月 22 日初诊，患者结肠癌术后 3 年，因大便不利 12 天来诊。患者在 12 天前无明显诱因出现腹部胀满，继则大便不利，排便困难，大便呈羊屎状，每日解

1～2 个小粪球,脘腹胀满日渐明显,排气少,夜间腹中胀痛明显,伴恶心。舌红,苔黄略腻,脉弦。西医诊断为不完全性肠梗阻。

**中医诊断:** 便秘(肠胃积热型)。

**治法:** 攻下通便、理气活血,佐以润肠。

**方药:** 承气汤加减。厚朴 10g,枳实 10g,大黄 8g(后下),玄明粉 3g(分冲),丹参 10g,大腹皮 10g,木香 10g,香附 10g,延胡索 10g,当归 10g,火麻仁 30g。3 剂,每日 1 剂,水煎取 400ml,分多次频服,中病即止。

**二诊:** 服药 3 剂后腹部胀满有缓解,呃逆,可进食 100g,排气少,大便每日 2～3 次,排便量增多,成形,夜间腹部胀痛缓解。舌红、苔白略腻,脉弦。仍以泄热通便、健脾理气化湿之法。

**方药:** 厚朴 10g,枳实 10g,大黄 5g(后下),木香 10g,香附 10g,延胡索 10g,白芍 10g,大腹皮 10g,薏苡仁 30g,砂仁 10g,陈皮 10g,火麻仁 30g。7 剂,每日 1 剂,水煎取 400ml,分 2 次口服。

**三诊:** 腹部胀满已明显缓解,呃逆减,有时左上腹痛,每天进食 150～200g,夜间腹部无不适,排气较前增加,大便每日 1～2 次。

**【按语】** 大承气汤临床应用虽以"痞、满、燥、实"四症为主,但不能拘泥于此,临床所见并非典型病例。此患者,便结已 10 余天,不急下攻其实,恐生他变,使用调胃承气汤、小承气汤难以奏效,故以大承气汤(厚朴、枳实、大黄、玄明粉)峻下热结,佐以理气活血之品理气除胀止痛,兼润肠通便。但患者非典型大承气汤证,因而在应用中取其方义,在药量上加以调整,使攻之而不峻烈,并详察病情,详审病机,兼顾病证形成过程中的诸多因素,如气滞、血瘀、血虚、肠道失养等。如《伤寒论》中所说"若不大便六七日,恐有燥屎,欲知之法,少与小承气汤,汤入腹中,转矢气者,此有燥屎也,乃可攻之",首方取效,守方恐伤其正,故转而以小承气汤轻下热结,佐以健脾理气化湿、润肠通便之品,去其燥屎,仍取大黄泻下热结治其标,但用量减少,并非拘于原方之意,而气滞乃标本并见之证,故增大理气之厚朴、枳实用量。关于承气汤,大承气汤药力重也,但方中大黄、芒硝使用能影响其作用之强弱,理气药厚朴、枳实亦十分重要;调胃承气汤方中芒硝、大黄、甘草重点在于便结、实证;而火麻仁润肠滑肠作用明显,适用于老年肠燥便结、习惯性便秘等,其中亦有大黄、麻仁、杏仁、枳实、厚朴等,增强润肠作用,改通下为润下。

### (二)气机郁滞案

赵某,女,24 岁,已婚,主因"大便秘结 10 月余,加重 1 个月"于 2002 年 5 月 26 日初诊。患者近 4 日来大便未行,时欲大便而不得下,嗳气、矢气频作,腹部胀满,食欲不振,性情急躁易怒,伴有头晕。曾遍服中西泻下药无效,患者痛苦不堪。问其月经史,已停经 80 天,曾做妊娠试验阳性。舌淡红苔白,脉沉弦细略滑。

**中医诊断:** 气秘。

**治法:** 顺气导滞。

**方药:** 六磨汤加味。木香 10g,沉香、乌药、枳实、槟榔各 10g,大黄 6g,厚朴 10g,首乌 30g,杜仲、菟丝子各 10g。2 剂,每日 1 剂,水煎服。

患者服药 2 剂后大便通,腹胀减,嗳气止,食欲振,舌脉同前。胎儿安全无恙。继以上方

3 剂，诸证悉除。

**【按语】** 患者便秘日久，之前所用方药，西医用果导之类；中医或用承气之辈，或用麻仁丸之属，近 2 个月因患者妊娠，上药亦不敢用，仅用蜂蜜、香油之类缓泻，但疗效甚微。余据其脉证，乃由情志不和，肝脾之气不舒，气机郁滞，传导失职所致，属"气秘"无疑。至于头晕、眼黑，为浊气不降、清阳不升所致。理应用六磨汤顺气导滞。然此患者系早孕妊妇，而六磨汤均为行气、破气、泻下之品，属孕妇禁忌之列，不用则气秘不除，用之又恐碍胎儿，用药实属棘手。此时想起《素问·六元正气大论》之"黄帝问曰：妇人重身，毒之何如？岐伯曰：有故无殒，亦无殒也"。故试以六磨汤加味。此方用六磨汤加厚朴调理肝脾，通便导滞；用杜仲、菟丝子以安胎；用首乌补肝肾，益精血，润肠通便，又防理气药攻伐太过。裨使大便通畅，母子安全，是故"有故无殒"。其妇足月顺产一女婴。

## 二、虚秘

### （一）气虚便秘

患者，女，62 岁，2010 年 1 月 22 日初诊。患者排便时间长，大便排出困难，2～3 日一行，已一年余，虽有便意，但如厕努挣乏力，气短汗出，大便质地并不干硬，排便时间长，便后神疲气怯。平素易感冒，手足不温，时有头晕目眩。食欲不振，脘腹痞满，喜按，嗳气。有冠心病、高脂血症病史数年，现服药控制。舌质淡红，苔薄白，脉沉细缓。

**中医诊断：**便秘（气虚型）。

**治法：**健运脾胃，益气通便。

**方药：**补中益气汤加减治疗。生黄芪 30g，党参 20g，炒白术 12g，当归 20g，炙升麻 10g，柴胡 10g，炙甘草 15g，厚朴 15g，枳实 15g，木香 10g，杏仁 10g，焦三仙 30g。7 剂，水煎服，每日 1 剂。

服药 7 剂后复诊，患者排便困难减轻，排便时间较前缩短，气短汗出、神疲乏力好转。继续在原方基础上加减治疗，3 周后患者复诊，诉排便顺畅，每日 1 行，便后无疲乏感，食欲亦改善，继以汤药调理巩固疗效。

**【按语】** 本例便秘以排便时间长、大便排出困难，但粪质并不干硬为特点，兼有气短汗出、头晕目眩、胃脘胀满等脾胃气虚、中气不足的表现，属气虚便秘。补中益气汤出自李东垣《内外伤辨惑论》，原方为补气升阳、甘温除热的代表方。在此以本方加减治疗脾胃气虚、中气不足、推动无力、肠道传导失常所致的便秘，亦能取得良好效果，这也是中医异病同治理论的体现。脾胃运化水谷精微，脾主升，胃主降，脾胃气虚，中气下陷，清阳不升，浊阴不降，则糟粕不能顺畅排出，故致便秘。又肺与大肠相表里，治疗上应兼顾宣通肺气，以利通便。方中重用生黄芪补中益气固表，升阳通阳；配伍党参（原方用人参）、炒白术、炙甘草补气健脾，增强补益中气之功；"血为气之母"，气虚时久，营血亦亏，故用当归养血和营，协助黄芪、党参以补气养血，润肠通便；炙升麻、柴胡引清气上升，升提下陷之中气；厚朴、枳实降气除满导滞；木香理气醒脾；杏仁宣发肺气，润肠通便；焦三仙健胃消食化积，以改善食欲，兼防食积。诸药合用，使脾胃之气得以内充，则胃肠传送有力，排便通畅。

## （二）血虚便秘案

徐某，女，28岁。2017年12月5日初诊。

**主诉：** 大便难下半年余。

**现病史：** 自诉半年前行流产手术后出现排便困难，便质干，3～5日一行。平素服番泻叶水以助排便，日一行，停药后症状不减，特来就诊。症见：排便困难，便质偏干，3～5日一行，伴严重脱发，外耳道瘙痒，口干欲饮；平素情绪急躁易怒；纳眠可，小便调。查体：舌淡苔薄白，脉细弱。血压120/75mmHg，心肺听诊无明显异常，心电图未见异常。西医诊断：①便秘；②流产术后。

**中医诊断：** 便秘（血虚型）。

**治法：** 养血润燥，益气润肠。

**方药：** 八珍汤加减。黄芪40g，党参30g，人参10g（另煎兑服），茯苓15g，白术20g，熟地黄15g，当归30g，川芎12g，白芍30g，柴胡12g，合欢皮30g，炒苦杏仁9g，肉苁蓉15g，火麻仁30g，炙甘草6g，生姜3片，大枣5枚。14剂，每日1剂，水煎服，分早晚温服。

**2016年12月19日复诊：** 患者排便困难明显减轻，情绪较前好转，现大便两日一行，仍有外耳道瘙痒，纳眠可，小便调。上方改熟地黄30g，加薏苡仁30g，徐长卿15g。水煎服，14剂，每日1剂，分早晚温服。后随访患者再无排便困难，大便质可，1日一行，余不适症状皆有所缓解。

**【按语】** 此例患者便秘病史半年余，因流产手术后耗气伤血，津液干涸，以致肠道燥结。"血为气之母"，血虚气亦虚，故而无力推动大便下行，导致便秘。《妇科补解·产后大便秘结方论》中提到："产后大便秘结者，由产后去血过多，津液干涸，肠胃燥结，是以大便闭。"可见便秘的原因主要是血虚津亏，肠道失润。由于产后大便秘涩以虚者为多，故临证时不宜妄投苦寒通下之品，以免徒伤阳气，重伤阴液。心主血、肝藏血，脾为后天之本，运化水谷以化生气血，心肝血虚、脾气虚，故见面色萎黄、形体偏瘦，舌淡脉细弱；"发为血之余"，气血不足故见脱发；脾失健运，水湿内停，故患者出现外耳道瘙痒。治宜益气与养血并重。方选八珍汤加减，方中黄芪、党参、人参与熟地黄相配，补中益气，滋阴养血；白术、茯苓健脾渗湿，助人参益气补脾；当归、白芍养血和营，助熟地黄滋养心肝；川芎活血行气，使此方补而不滞；柴胡、合欢皮疏肝解郁，调畅气机；炒苦杏仁宣肺润肠；肉苁蓉、火麻仁润肠通便；炙甘草益气和中，调和诸药。为求进一步通便、止痒，服药14剂后加大熟地黄用量以加重养血滋阴之效，加用薏苡仁以健脾渗湿，加徐长卿以止痒，以达全面兼顾。使患者肝血得养，脾气得补，肠道得润，五脏六腑各司其职。

## （三）阴虚便秘案

董某，女，56岁，2016年5月10日初诊。

**主诉：** 患者便秘5年余，大便每4～5日一行，如厕排便困难，质干硬。另自诉夜间脚部不适，小溲短赤，纳可，寐可，平素易怒。舌红质干，脉滑数。

**诊断：** 便秘（阴虚型）。

**治法：** 滋阴增液，泄热通便。

**方药：** 增液承气汤加味。生地黄50g，芒硝10g（冲服），玄参30g，大黄10g（后下），麦冬 30g，炙甘草 10g。5 剂，每日 1 剂，水煎服，早、晚饭前分服。

**2016 年 5 月 17 日二诊**：患者自诉服上方 1 剂大便即下。现大便日行 1~2 次，色黑，味臭，小溲色黄。舌暗红苔黄有齿痕，脉滑数。方药：生地黄 15g，茯苓 15g，炒白术 15g，厚朴 20g，大黄 5g（后下），炙甘草 10g。7 剂，每日 1 剂，水煎服，早、晚饭前分服。

**2016 年 5 月 24 日三诊**：服上方后大便每日一行，成形，味臭，现夜尿频数，色黄。舌苔略厚，脉弦。方药：党参 15g，炒白术 15g，茯苓 15g，炒麦芽 15g，砂仁 15g，陈皮 15g，大黄 10g（后下），炙甘草 10g。15 剂，水煎服，每日 1 剂，早、晚饭前分服。

**【按语】** 《诸病源候论》云："大便不通者，由三焦五脏不和，冷热之气不调，热气偏入肠胃，津液竭燥，故令糟粕痞结，壅塞不通也。"阳明腑实，热结于肠腑，灼伤阴液，大肠失于濡润，则粪质干结；热移于膀胱腑，故而小溲短涩。舌红质干，脉滑数亦为热盛伤阴之征。该患者得便秘之痼疾多年，肠津素亏，无水舟停。处方增液承气汤加味以滋阴增液，泻热通便。方中重用生地黄 50g 生津润燥；麦冬偏入肺经以养阴生津；玄参偏入肾经以清热养阴，三药相伍，有滋阴润燥、增液通便之功。大黄、芒硝润燥软坚，泻热通便；炙甘草调和诸药，周护脾胃。诸药合用，咸苦润降，以降泄软坚；濡润甘寒，以清热滋阴。二诊，主诉大便已通畅，故去麦冬、玄参、芒硝，将生地黄减至 15g，大黄减至 5g，并添茯苓、炒白术以健脾。正如《素问·至真要大论》云："太阴司天，湿淫所胜……大便难。"炙甘草助苓、术以健脾，亦可调和诸药。三诊，主诉大便每日 1 次且已成型，故处方四君子汤加味以调理脾胃，砂仁、陈皮芳香醒脾，炒麦芽和胃消胀，如此可助脾胃之运化，以杜肠腑之壅塞。正如《素问·厥论》云："太阴之厥，则腹胀后不利。"

### （四）阳虚便秘

黄某，女，40 岁。便秘 8 年，平素依赖西药酚酞片、双醋芬丁或牛黄解毒片，或中成药上清丸、麻仁丸等维持，若不用药，5~7 日不排大便，腹部胀满，苦不欲言，因久用泻下攻伐之剂，脾胃大伤，纳食不馨，面色萎黄，神疲乏力，舌淡苔薄白，脉沉细。

**中医诊断**：便秘（阳虚型）。

**治法**：温中醒脾，温阳通便。

**方药**：理中丸加味。党参 15g，生白术 50g，干姜、炒枳实、葛根各 10g，炙甘草 6g。5 剂，每日 1 剂，水煎服。

患者服用 5 剂后，胀满好转，大便 3 日 1 次，纳食增加，续服 5 剂，腹胀消失，大便 2 日一行，减白术量为 30g，守方又服 10 剂，大便每日 1 次，诸症全降，面转红润，嘱以香砂六君丸善后，追访 2 年无复发。

**【按语】** 便秘一证，其病位在大肠，与肺、脾、肾三脏关系密切相关。肺主宣肃，与大肠相表里，肺气虚则大肠津液不布；脾胃为后天之本、气血生化之源。脾气虚则运化无力，水津不布，肠道失濡；肾为胃之关，开窍于二阴而司二便，肾之精血亏损，肠道燥热，津液不足，肠道失濡而便干，或肾之阳气虚衰，温运无力，均可使糟粕涩留肠道不能及时排出体外而致便秘。此案例脉证合参，当属脾胃虚寒，升降失常，大肠传导失职使然。病机关键是脾胃两脏。因脾为后天之本，气血生化之源，脾不足则气血乏源，阴津亏虚，中气不足。气虚则肠道传送无力，血虚则津枯大肠失于濡润，如是均可使糟粕停滞大肠而便秘。肺主气，与大肠相表里，土虚金亏，肺气肃降，津液不能下达，大肠失润，干枯不行，便秘由是而作，则出现肠道艰涩不通，大便难下。加之久服泻下之剂，中气大伤，肠中津液匮乏。"前车之覆，后车之鉴，"再用攻下之剂徒伤其里，故以塞因塞用立法，用温中醒脾、益胃生津之法而治之。

由于本例是脾不得为胃行其津液，久而母病及子，致使肺津干涸，肠中燥结。故用理中丸改汤以治疗。方中党参甘温入脾，补中益气，强壮脾胃为主药；干姜味辛性温入脾胃，具有温中散寒、回阳通脉、温肺化饮作用，其性能走能守，常用于治疗中焦虚寒证，在方中温中州而扶阳气为辅药；脾虚则生湿，故又以甘苦温之白术为佐药，燥湿以健脾，三药一补一温一燥，相辅相成，配伍精当；再用炙甘草为使，补中扶正，调和诸药。诸药合用，共奏温中祛寒、补气健脾之功。那么为什么在方中重用生白术50g呢?关于白术的性味功效，《本草求真》曾曰："白术缘何专补脾气?盖以脾苦湿，急食苦以燥之，脾欲缓，急食甘以缓之；白术味苦而甘，既能燥湿实脾，复能缓脾生津。且其性最温，服则能以健食消谷，为脾脏补气第一要药也。"由此可见，用白术主要是其为补脾之圣药，重用一味生白术，主要是取其补益中州，健脾运肠，脾气健既可使大肠传导有力，又可使水湿得运，濡润肠道。从临床上看，此类患者大便不甚干硬，唯排便困难，虚坐努责，用一般通便药很难奏效，必须以补为通，使脾胃得健，升降复常，肠腑乃通。白术这味药物通便首见于《金匮要略》及《伤寒论》桂枝附子去桂加白术汤，原文载："若其人大便硬，小便自利者，去桂加白术汤主之。"

本例所致便秘，不仅是脾胃虚寒，还存在另一个重要因素，升降失常。其中主要是肺与脾两个脏器，波及大肠。因肺主治节，又主一身之气，与大肠相表里，"开天气以通地道"。肺主清肃宣降，气机得畅，唯其能和，肠腑得通，有利于气血升降及大肠传导糟粕功能的正常发挥。而脾胃同居中焦相互络属而构成表里关系，为气机生姜的枢纽。正常情况下，脾升可使肝胆之气也升，以行疏泄条达之功；胃降可使肺与大肠之气也降，以行肃降传导之用。脾胃虚弱则升清降浊功能失常，大便传导之官失职而成便秘。因为大肠传导功能正常行使有赖于胃的降浊和脾的升清，脾的升清也有赖于胃的降浊，两者相辅相成、和谐相处，缺一不可；且胃与小肠、大肠对饮食物的消化、吸收、排泄过程密切配合，共同完成饮食物的运化过程。当脾胃肠的关系不和谐时，就会出现腹胀、便秘等。正是因为如此，所以在方中又配用了葛根、枳实这两味药物。关于葛根，医家称为升清阳之圣药，《本草正义》曰："葛根，气味皆薄，最能生发脾胃清阳之气。"李东恒也说："干葛，其气轻浮，鼓舞胃气上行，生津液。"而枳实为宽中行气、消积除痞之上品，故《药品化义》曰："枳实专泄胃实，开导坚结，故主中脘以治血分，疗胸膈间实满，消痰瘀祛停水，逐宿食，破结胸，通便闭，非此不能也。"由此可见，用此两味相伍，一升一降，使清阳得升，浊阴得降，则便秘自解。正因为用药如此精良，配伍如此巧妙，故8年痼疾，旬日收功。

# 第六节 痞 满

痞满是指以自觉心下痞塞，胸腹胀满，触之无形，按之柔软，压之无痛为主要症状的病证。按部位可将痞满分为胸痞、心下痞等。心下即胃脘部。本节主要讨论以胃脘部出现上述症状的痞满，又可称胃痞。该病是脾胃肠疾病中较为常见的病证。胃痞在《黄帝内经》中称为"痞"、"满"、"痞满"、"痞塞"等。《素问·异法方宜论》说："脏寒生满病。"《素问·五常政大论》说："备化之纪……其病痞"，"卑监之纪……其病留满痞塞"。《伤寒论》对本病证的理法方药论述颇详，如"但满而不痛者，此为痞"，提出痞的基本概念，并指出该病病机是正虚邪陷，升降失调，拟定了寒热并用、辛开苦降的治疗方法，其创诸泻心汤乃治痞满之祖方，一直为后世医家所常用。

胃脘部满闷不舒是临床上很常见的一个症状，西医学中的慢性胃炎、胃神经症、胃下垂、消化不良等疾病，当出现上腹部满闷为主要表现时，可参考本节辨证论治。

# 一、实痞

## （一）饮食内停

患儿，女，4岁，2016年11月2日初诊。因饮食不慎出现纳差，胃脘不适，胀满，易发口腔溃疡，偶有腹痛，无恶心呕吐，口气酸腐，寐可，大便偏干，隔日一行，小便可，舌红、苔白腻，咽稍红。

**中医诊断：**痞满（饮食内停型）。

**治法：**健脾消积。

**方药：**保和丸加减。莱菔子 5g，神曲 5g，麦芽 15g，陈皮 3g，茯苓 5g，连翘 5g，砂仁 2g，玉竹 6g，薏苡仁 10g，苍术 5g，白豆蔻 5g，甘草 3g，决明子 10g。7剂，每天1剂，水煎服。刺四缝穴1次，可见少量黄白色黏液。

**2016年11月16日二诊：**纳增，口气好转，寐可，小便稍黄，大便偏干，夹有少量未消化的食物残渣。咽稍红，舌质偏红、苔薄。上方去白豆蔻、决明子，加佩兰 5g，鸡内金 5g，山药 6g。7剂，每天1剂，水煎服。患儿于2017年5月3日因他症再次就诊时，家属代诉自上次服药后纳食明显好转。

**【按语】** 小儿消化不良者，以饮食不节、喂养不当最为多见。小儿饥饱无度，过食肥甘厚味及辛辣冷饮之品，损伤脾胃，产生厌食。现今物质条件充裕，小儿饮食常过多、又过于精细，喂养不当，亦可伤及脾胃。健脾不在补而贵在运。故用保和丸消食导滞。方中鸡内金能消一切食积，又能开胃；决明子润肠通便；薏苡仁、白豆蔻化湿运脾；玉竹润燥通便；苍术能醒脾助运、化湿宽中，并配合点刺四缝穴促进食欲。

## （二）痰湿中阻案

齐某，男，46岁，胃脘部胀满不舒反复发作1年余，平素喜食肉食，饮酒无度，近期因饮食失节，胃脘胀满加重，伴嗳气，早饱，偶有泛酸烧心，食欲不振，食后腹胀，晨起咳吐白色黏痰，神疲乏力，纳少眠可。大便质黏，排解不爽，2日一行，小便可，舌质淡红，边有齿痕，苔白腻，脉滑。胃镜结果显示慢性非萎缩性胃炎。

**中医诊断：**痞满（痰湿中阻型）。

**治法：**运脾化湿，祛痰消痞。

**方药：**加味陈平汤。陈皮 12g，清半夏 9g，苍术 15g，厚朴 12g，薏苡仁 30g，豆蔻 12g，佩兰 12g，泽泻 15g，急性子 6g，海螵蛸 15g，浙贝母 12g，麦芽 30g，白术 30g，白及 12g，炒枳实 15g，甘草 6g。水煎400ml，分早晚2次温服，每日1剂。

2周为1个疗程，经过2个疗程的治疗，患者症状得到显著改善，胃脘胀满不舒症状消失，无咳痰，纳食、体力较前明显改善。

【按语】　此患者辨证为痰湿中阻，患者酒食不节，损伤脾胃，脾虚则运化无力，水湿内停，聚而生痰。脾虚则化湿祛痰均无力，治以运脾化湿、祛痰消痞。陈平汤方出自《症因脉治》，主治脾胃运化失司，痰湿阻于中焦，胸膈痞闷不舒。痰湿中阻型痞满在临床中较为多见。正如明代著名医家李中梓在《医宗必读》中所言"脾为生痰之源，肺为储痰之器"，故常以"运脾化湿，理气化痰"为治疗法则，以陈平汤为基础，随证加减治疗本病。另嘱患者改变饮食结构，减少肉食等肥甘厚味易生痰湿食物的摄入。若患者痰湿壅盛而胀满甚者，酌加紫苏梗、大腹皮理气祛湿，消积化痰；若兼有嗳气、呃逆频作，气逆于上者，酌加代赭石、旋覆花降逆止呃；若痰湿日久郁而化热而见口苦、舌苔黄厚腻者，可加用黄连、黄芩、竹茹清利湿热；若兼有泛酸烧心，酌加海螵蛸、浙贝母制酸止痛；兼有脾胃虚弱而见虚痞喜温喜按者，酌加党参、白术、砂仁健脾和中。对于不同患者的不同症状，应详察细辨，结合兼证，随证加减，辨证施治。

### （三）湿热内阻案

黄某，女，56岁，2014年12月25初诊。主诉：口苦、痞满、纳差半年。现胃脘痞满胀闷，恶心欲呕，口干不思饮，口苦纳少，头身困重，夜寐欠安，舌红、苔黄厚腻，脉滑数。

**中医诊断：**痞满（湿热内阻型）。

**治法：**清热化湿，和胃消痞。

**方药：**黄连温胆汤加味。龙齿、淮小麦各30g，酸枣仁18g，法半夏、陈皮、茯苓、枳壳、焦栀子、石菖蒲、郁金、六神曲、柴胡、竹茹、黄芩、香附、远志各12g，五味子10g，黄连6g。7剂，每天1剂，以水煎煮，分2次服用。

患者服药7剂后，口苦、痞满好转，余症减轻，随症加减28剂后，诸症皆去。

【按语】　该病案为湿热之痞，中焦胆郁痰扰之证。《素问·痹论》曰："饮食自倍，肠胃乃伤。"素体过食肥甘，或嗜酒无度，中满积滞热郁，痰热内蕴，中焦气机瘀滞不通，胆腑失于疏泄。上清阳不升，头身困重，下湿浊阻滞、大便不畅，中又胆气不舒、气郁化火而见口苦。而痰热之邪上扰神明，夜寐不安，《素问·逆调论》谓："胃不和则卧不安。"《证治汇补·痞满》载："有湿热太甚，土来心下为痞者，分消上下，与湿同治。"治以清热化湿、和胃消痞，方选《六因条辨》之黄连温胆汤加减。方中黄连、黄芩苦降泄热和阳，法半夏、陈皮、竹茹降逆和胃化痰，配伍柴胡、枳壳、香附、郁金疏肝理气，茯苓、石菖蒲化湿醒脾，焦栀子清热除烦安神，六神曲开胃消痞，再佐以酸枣仁、远志、五味子、淮小麦、龙齿宁心安神。服此方气机调畅，痰祛热清，则脾运得健，痞消胃和。

### （四）肝胃不和案

李某，女，52岁，2015年1月13日初诊。主诉：脘腹烦闷半年。患者脘胁胀满闷痛，心烦易怒，善太息，嗳气，泛吐苦水，舌质淡红、苔薄白，脉弦。

**中医诊断：**痞满（肝胃不和型）。

**治法：**疏肝解郁，和胃消痞。

**方药：**柴胡疏肝散加味。煅瓦楞子30g，蒲公英15g，柴胡、枳壳、香附、陈皮、郁金、白芍、法半夏、茯苓、川楝子、川芎各12g，延胡索8g，甘草、黄连、砂仁、白豆蔻各6g，吴茱萸3g。砂仁、白豆蔻后下，其他药物同煎。7剂，每天1剂，水煎煮，分两次服用。

患者服药7剂后，痞满胁痛好转，后按原方加减，服21剂后痊愈。

【按语】 该病案为气痞，为气机阻滞、升降失和之证。《景岳全书·痞满》曰："怒气暴伤，肝气未平而痞。"清代叶天士认为"肝为起病之源，胃为传病之所"。抑郁恼怒，情志不畅，肝失疏泄，横逆乘脾犯胃，致脾胃升降失司，抑或忧思伤脾，脾不运化，胃腑失和，气机不畅，发为痞满。症见脘腹痞闷，心烦易怒，善太息，呕恶嗳气，大便不爽，舌质淡红，苔薄白，脉弦等。木喜条达，胃喜通降。方中柴胡疏肝解郁除满，香附、川芎疏肝解郁、行气活血，枳壳行气消痞，陈皮、法半夏、茯苓理气化浊和中。郁怒伤肝，气有余便是火，火炽阴伤，厥阳升腾无制，胃气逆而不降，予左金丸（黄连、吴茱萸）、金铃子散（川楝子、延胡索）疏肝泄热行气，芍药甘草汤缓肝止痛，蒲公英入肝经，降气清热，引肝经之药直达病所。煅瓦楞子和胃降逆、制酸止痛，砂仁、白豆蔻温中化湿止呕。柴胡疏肝散具有疏肝解郁兼理气止痛之功，对于肝气郁结，肝胃不和兼有胸胁满痛之痞满有良效。

## 二、虚痞

### （一）脾胃虚弱案

张某，女，44岁。2010年10月25日初诊。主诉：胃脘痞满，右胁胀一年余。曾在某医院辨为肝气不舒，服疏肝理气中药治疗两月余，病情渐重而来诊。症见：体弱消瘦，面色萎黄无光泽，精神不振。询之，胃脘痞胀，右胁胀而无疼痛，时轻时重，嗳气无吞酸，食后加重，卧时减轻，全身乏力。月经量少，色淡红，质淡，周期正常。夜梦多，二便调，舌质淡嫩，苔薄白，脉细，腹软压痛不明显。胃钡餐透视示胃下垂，浅表性胃炎。

**中医诊断：**痞满（脾胃虚弱型）。

**治法：**益气健脾，升阳举陷。

**方药：**补中益气汤加减。炙黄芪30g，党参30g，麸炒白术10g，当归12g，炒扁豆15g，升麻10g，柴胡6g，炒山药15g，陈皮6g，鸡内金10g，炙甘草10g，大枣10g，生姜3g。水煎服，日1剂，分两次服。共服30剂，诸症消失，精神振奋，面色红润，钡餐透视示胃下垂及胃炎消失。

【按语】 胃下垂属于中医学"痞满""虚劳"范畴。痞满，有虚实寒热之分。《金匮要略·腹满寒疝宿食病脉证治》云："病者腹满，按之不痛为虚，痛者为实。"又云："腹满时减，复如故，此为寒，当与温药。"《医学正传·痞满》云："故胸中之气，因虚而下陷于心之分野，故心下痞。宜升胃气，以血药和之。"《脾胃论》云："饮食不节则胃病，形体劳倦则脾病。"此证乃脾胃虚弱，气虚下陷，气血生化不足所致。故方中以大剂量参芪补气升阳，炒扁豆、炒白术、炒山药健脾益气，和胃化湿，砂仁、陈皮理气和中，枳壳升提下陷脏腑，升麻、柴胡升阳举陷，当归养血和营，鸡内金与白术、山药合用，张锡纯谓之滋生养血而化瘀，治疗久病体弱。炙甘草、生姜、大枣和中养胃。全方合用，益气健脾，升阳举陷，和营养血。

### （二）胃阴不足案

吕某，女，49岁，2015年1月7日初诊。主诉：脘腹痞闷伴口干1年余。现胃脘痞满，口燥咽干，大便不畅，饥不欲食，嗳气欲呕，舌红、苔净，脉细。

**中医诊断：**痞满（胃阴不足型）

**治法：**养阴益胃，调中消痞。

**方药**：沙参麦冬汤加味。北沙参、麦冬、白芍、黄芩各 12g，天花粉 5g，玫瑰花、佛手花、扁豆花、厚朴花、甘草、黄连各 6g。7 剂，每天 1 剂，水煎煮，分两次于餐前空腹服用。药质轻灵，待武火煮开后文火慢煮 15 分钟即可。

患者服药 7 剂后，各症状大减，后随病症加减，续服 28 剂病愈。

**【按语】** 该病案为阴虚之痞，中焦脾胃阴亏之证。《素问·异法方宜论》曰："脏寒生满病。"《医学正传·痞满》曰："因虚而下陷于心之分野，故心下痞。"素有脾胃虚弱，运化无力，加之湿热之邪外客，耗伤阴液，脾胃失去濡养，日久由实转虚，中焦气机失调。症见脘腹痞闷，口燥咽干，大便秘结，一派气阴不足之状。治以养阴益胃，调畅中焦气机，方选沙参麦冬汤。方中北沙参、麦冬滋脾胃之阴，黄芩、黄连、天花粉清热泻火、养胃阴，玫瑰花、佛手花、厚朴花、扁豆花香燥和中，疏解肝气而不伤阴，芍药甘草汤酸甘化阴，阴不足者补之以味。明代缪希雍曰："世人徒知香燥温补为治脾虚之法，而不知甘凉滋润益阴之有益于脾也。"脾胃阴虚者，甘凉之品尤宜，切不可香燥而复伤阴也。

# 第七节 呕 吐

呕吐是指胃失和降，气逆于上，迫使胃中之物从口中吐出的一种病证。一般以有物有声谓之呕，有物无声谓之吐，无物有声谓之干呕，临床上呕与吐常同时发生，故合称为呕吐。呕吐有三种含义：一是属于一种病理现象；二是祛除胃中病邪的保护性反射；三是因势利导的一种治疗手段，如《黄帝内经》所说："其高者，因而越之"，"呕逆""呕胆""呕涌""嗕呕""哕"，皆为本病之别名。呕吐病因是多方面的，外感六淫、内伤饮食、情志不调、禀赋不足均可影响于胃，使胃失和降，胃气上逆，发生呕吐。

呕吐可以出现于西医学的多种疾病之中，如神经性呕吐、急性胃炎、心源性呕吐、胃黏膜脱垂症、幽门痉挛、幽门梗阻、贲门痉挛、十二指肠壅积症等。肠梗阻、急性胰腺炎、急性胆囊炎、尿毒症、颅脑疾病以及一些急性传染病早期，当以呕吐为主要表现时，可参考本节辨证论治。

## 一、实证

### （一）外邪犯胃案

患儿，陈某，5 岁。2018 年 10 月 29 日晚。初诊。家长代诉：呕吐半日。

**现病史**：患儿今晨始腹泻，至上午腹泻 4 次，水样便，自服"益生菌"，下午未再腹泻，但开始发热，最高 38.9℃。半小时前喂水及西药退热药，患儿恶心、呕吐许多"水"。舌红苔根白。3 周前，患儿偶有咳嗽、鼻塞至今。

**中医诊断**：呕吐（外邪犯胃型）。

**治法**：散寒解表止呕。

**方药**：三拗汤送服藿香正气散。麻黄 8g，杏仁 8g，甘草 8g，连翘 10g，薄荷 6g。3 剂，水煎服，每日 1 剂。中药送服藿香正气散 1 包/次。

**2018 年 11 月 1 日回访**：患儿于就诊当晚服中药两次，服用第二次中药后体温恢复正常，之后亦无恶心、呕吐，无腹泻。服用藿香正气丸。舌苔已恢复正常。

**【按语】** 呕吐的病名最早见于《黄帝内经》，并指出外感六淫之邪，均可引起呕吐。呕吐的病因是多方面的，外感六淫、内伤饮食、情志不调、禀赋不足等均可影响胃的功能，使胃失和降，胃气上逆，发生呕吐。《金匮要略》记载："问曰：病有急当救里救表者，何谓也？师曰：病，医下之，续得下利清谷不止，身体疼痛者，急当救里；后身体疼痛，清便自调者，急当救表也。"《金匮要略》指出病分表里，根据不同情况，有时需要先治疗表证，有时则需要先治疗里证。结合患儿病史，其母告知患儿近3周偶有咳嗽、鼻塞，前几日饮食过多，考虑外感及内伤饮食，导致外邪犯胃，中焦气滞，浊气上逆导致呕吐。处方以三拗汤送服藿香正气散，外疏内化，表里双解。寒则涩而不流，温则消而去之。发热一证的治疗，结合患者舌脉具体情况，不可一味大队寒凉之品，如石膏、知母，恐凉遏邪气，病难速愈。

### （二）食积内停案

刘某，男，6岁，2003年8月15日初诊。主诉：头痛、呕吐半年。

**现病史**：患儿于半年前无明显诱因出现头痛、呕吐等症状。头痛以前额及两侧太阳穴处较明显，呕吐物为胃内容物，伴纳呆腹胀，大便干结。曾做腹CT及脑电图、鼻窦摄片等均未发现异常；曾服多种西药治疗无效，故来求治。时见头痛，呕吐纳呆，腹胀，便秘，舌质淡红，苔白厚腻，脉弦滑。

**中医诊断**：呕吐（食积内停型）。

**治法**：消食化痰，和胃降浊。

**方药**：保和丸加减。焦三仙各9g，陈皮6g，姜半夏9g，连翘12g，白茯苓12g，白菊花10g，川芎15g，石菖蒲9g，广藿香10g，川黄连6g，酒川军6g，生甘草3g。4剂，水煎服，每日1剂。

患儿服药4剂后，诸证稍减，守上方加石决明15g，服药6剂后诸证全消失。

【**按语**】 此病案乃因痰食中阻，令中焦气机升降失常，脾不升清，胃不降浊，浊气上逆，夹痰而蒙清窍故见头痛，胃气上逆故见呕吐。故以保和丸消食化痰以疗其本，酌加清胃通腑之品。故疾可除，病可安。

### （三）痰饮中阻案

患者，男，24岁，2016年10月2日初诊。主诉：呕吐反复5天。

**现病史**：患者5天前无明显诱因出现呕吐，反复发作，经输液治疗少效前来求诊，现低热37℃，胃脘胀满，大便如羊屎，质不硬，量少，纳差，口干，头身四肢困重乏力，呕吐出清稀痰涎，舌淡润苔薄白，脉滑，右关脉涩。

**中医诊断**：呕吐（痰饮中阻型）。

**治法**：温中化饮，和胃降逆。

**方药**：《外台》茯苓饮加减。白茯苓20g，生白术9g，潞党参12g，广陈皮9g，炒枳实9g，福泽泻9g，清半夏9g，紫苏梗12g，生姜3片。3剂，水煎服，每日1剂，少量频服。

**2016年10月4日二诊**：呕吐已止，饮食渐增，唯后背有气上冲感，胃脘稍胀，大便不成形，日二三行，精神体力较好，舌淡润苔薄白，脉右弦缓左滑。效不更方，续予上法健脾养胃，拟以原方合七味白术散加减。

**方药**：白茯苓20g，生白术9g，潞党参12g，广陈皮9g，炒枳实9g，清半夏9g，紫苏梗12g，藿香梗12g，广木香9g，粉葛根30g，生甘草3g，生姜3片。4剂，水煎服，每日1剂。

二诊时呕吐已止，但余邪未尽，且反复呕吐，津液已伤，故予原方减去利水的福泽泻，合上七味白术散，并重用葛根。

**2016年10月8日三诊**：前症再有好转，呕吐未见复作，气上冲感已平，唯大便仍不成形，余无所苦，续予上法加减，改作丸药，巩固为要。

**方药**：云茯苓20g，炒白术15g，潞党参12g，广陈皮9g，炒枳壳9g，藿香梗12g，广木香9g，生甘草3g，粉葛根30g，川黄连3g，淡干姜3g，生姜3片，4剂，水煎服，每日1剂。

**随访**：患者服丸药以来，一切安好，饮食、二便、睡眠、精神、体力都好，诸症均却。

**【按语】**　《外台》茯苓饮出自《金匮要略·痰饮咳嗽病脉证并治》，"治心胸中有停痰宿水，自吐出水后，心胸间虚，气满不能食，消痰气，令能食"。该方能治疗中虚痰阻气滞之证，符合患者呕吐之病机，故以该方加减则获得捷效。《神农本草经》谓茯苓"主胸胁逆气"，《药性论》谓茯苓"能开胃，止呕逆"，故方中君药用茯苓以止呕开胃，茯苓配以党参、白术，健脾益气，健旺中州，脾旺则停痰宿水得以运化，亦有扶正祛邪之意；枳实、陈皮行气化痰，生姜温胃化饮，为呕家圣药，三药合用，辛温苦泄，消痰气，令能食。二诊时并重用葛根，意在助脾升清，生津益气，行气化痰。七味白术散出自《小儿药证直诀》，"治脾胃久虚，呕吐泄泻，频作不止，……但欲饮水，乳食不进，羸瘦困劣，因而失治，变成惊痫，不论阴阳虚实，并宜服"。三诊时诸症大好，唯大便仍不成形，胃气尚嫌不足，故以前法固本养胃为要。呕吐已止，故去苏梗、半夏；枳实破气之力较强而枳壳缓，故易枳实为枳壳；易生白术为炒白术，以增健脾之力；加少量黄连坚阴燥湿，干姜温暖中州，一寒一热，能使脾升胃降之机恢复。丸剂是取"丸者，缓也"之意，其药力缓和持久作用于体内，有缓复正气之用，以稳刚却之病。

## （四）肝气犯胃案

王某，女，11岁。2016年9月5日初诊。主诉：胃痛、呕吐1周，加重3天。

**现病史**：患者既往偏食，胃痛偶发2年余，近1周因情绪不好出现胃痛，经针灸治疗后缓解，症见：纳少，胃胀，胃痛拒按，食后加重，恶心，饭后即吐，口中有异味，睡眠可，大便正常，小便黄，舌淡嫩，苔黄，脉弦滑数，沉取不足。

**中医诊断**：呕吐（肝气犯胃型）。

**治法**：疏肝和胃止呕。

**方药**：小柴胡汤+大黄甘草汤+百合乌药汤+丹参饮。柴胡12g，黄芩6g，半夏6g，太子参10g，炙甘草6g，熟大黄6g，生甘草2g，百合15g，乌药10g，丹参15g，檀香5g（后下），砂仁5g，三七粉2g（冲服），生姜4片，大枣5枚。7剂，水煎服，每日1剂。

**二诊**：药后症缓，胃痛无，食已不吐，纳食增多，胃胀缓解，寐安，大便2日一行，成形，小便稍黄，口干不欲饮。舌红，苔少，脉弦细。处方：上方加枳实6g，生白术30g以行气消痞，14剂，水煎服，每日1剂。守方半月，胃痛呕吐未再复发。

**【按语】**　本例患者恶心呕吐，纳呆口干可辨为少阳不利、肝胃不和证，用小柴胡汤以和解少阳，降逆止呕。呕吐一般常配伍小柴胡汤疏解气机，使"上焦得通，津液得通，胃气因和"而呕吐自止。大黄甘草汤出自《金匮要略》，其云："食已即吐者，大黄甘草汤主之。"主治胃肠实热，胃气上逆之呕吐。大黄荡涤肠胃，顺承腑气；甘草甘缓，一缓吐势之急迫，二缓攻下伤胃。该患者食入即吐，且口中有异味，舌苔黄，因食积而发病，可辨为胃肠积热证，因患者年龄较小，恐伤正气，用熟大黄替生大黄取大黄甘草汤之意泄热和胃止呕。另外，《素问·阴阳应象大论》云：清阳出上窍，浊阴出下窍，本乎天者亲上，本乎地者亲下也。若下既不通，必反上逆，所谓阴阳反作，气逆不从，食虽入胃，而气反出之矣。故以大黄通其大便，使浊气下行浊道，而呕吐自止。不然，止之降之无益也。百合乌药汤与丹参饮均出自陈修园的《时方歌括》，百合汤、金铃子散、丹参饮称为三合汤，治疗心胃诸痛。胃为多气多血之腑，初病在气，久病入血，血瘀于胃，本案患者胃痛病史 2 年余，用丹参饮加三七粉入血分来增强化瘀止痛之功；古人治痛俱用通法，通气以和血，调血而和气，通则痛止，《本经》说百合能"补中益气"，王好古说乌药能"理元气"，百合乌药汤中百合滋阴柔润，降泻肺胃郁气，乌药行气止痛，温顺胃经逆气，两药相合润燥相济。将此两方合用共奏活血祛瘀、行气止痛之功。本案四方合用药证相合，既有气药，又有血药，既能治病，又能益人，功效比较全面，故临床疗效应手可得。

## 二、虚证

### （一）脾胃虚寒案

患者，女，30 岁，广州人。2013 年 9 月 12 日初诊。主诉：呕吐 1 个月。

**现病史：** 患者妊娠 3 个月，呕吐不止，西医采用抑酸、止呕等对症治疗后无效，恐胎儿不保故来求诊。症见患者面色萎黄，舌淡苔白，脉细如丝。问诊间患者猛然呕吐，急投垃圾桶，见呕吐物为清水状。追问病史，知患者平素脾胃较弱，便多溏泄，近 1 个月来呕吐不止，食入即吐，且食欲较差，多方治疗后未见疗效，苦恼不已。

**中医诊断：** 呕吐（脾胃虚寒型）。

**治法：** 温中和胃。

**方药：** 理中汤。小红参 6g，干姜 6g，炒白术 18g，炙甘草 6g。5 剂，水煎服，每日 1 剂，早晚分服，嘱忌生冷。

3 天后电话回复：呕吐已止，纳食好转，表示万分感谢，问是否继续服药。再嘱其平日忌生冷饮食，服完剩余两剂药即可。

**【按语】** 患者平素饮食不和，便多溏泄已是脾虚之象，加之妊娠后饮食更加不节制，旧病合新病使胃气大大受损。西医或抑酸或止呕等药物多寒凉之品，使虚弱的胃气更加负重，呕吐不止故见面色萎黄，脉细如丝，是为胃气受损之象，治当顾护胃气为重、为先，故投以理中汤固本护源，健脾益气，方用小红参；炒白术除健脾燥湿之外又兼益气安胎之功，故用量稍大至 18g。全方通过健脾益气、温中和胃使胃气复则呕吐止。随访 3 个月后，未见其他不适。

《伤寒论》原方理中汤由人参、干姜、甘草（炙）、白术各三两组成。方有执《伤寒论条辨》曰："理，治也，料理之谓。中，里也，里阴之谓。参术之甘，温里也，甘草甘平，和中也，干姜辛热，散寒也。"可见理中之方，以温中为主，温中散寒、补脾益气，故名"理中"。一般认为理中汤中人参性味甘温，补气健脾，为君药；干姜性味辛热，温脾阳，祛寒邪，扶阳抑阴以为臣；佐以甘温苦燥之白术，健脾燥湿；人参与炙甘草相配可益气补中；而炙甘草与诸药等量，其寓意有三：一为合人参、白术助益气健脾；二为缓急止痛；三为调和药性，是佐药而兼使药之用。

## （二）胃阴不足案

袁某，女，21岁，2013年2月4日初诊。主诉：脘腹胀满疼痛伴恶心欲吐3年余，呕吐2年。

**现病史：**患者身体羸瘦，脘腹胀满以食后为重，喜温按，纳少，食多则胀，恶心呕吐，肠鸣，口干微苦，偶有反酸，大便1～2日一行，质软，寐欠安，心悸乏力，便前便后腹痛。舌淡红胖、苔薄白，微有裂纹，脉细。

**中医诊断：**呕吐（胃阴不足型）。

**治法：**益气养阴，健脾助运。

**方药：**《外台》茯苓饮合麦门冬汤化裁。茯苓、柴胡各15g，生白术30g，党参、枳实、半夏、黄芩各10g，麦冬35g，炙甘草、陈皮各6g，生姜8片，大枣5枚，粳米18g。

每日1剂，水煎服。服药7剂后恶心呕吐得止，诸症渐消，遂以原方加减调治，服药半个月，余症悉除。

**【按语】** 患者呕吐日久必伤胃气，脾胃气阴两伤，脾失健运，久而内湿自生，羸瘦乏力，纳少腹胀为胃虚之象。中虚日久，则痰饮内停，正切茯苓饮之病机。仿《外台》茯苓饮治痰饮吐后"消痰气"之法，方取《外台》茯苓饮合麦门冬汤化裁，方中茯苓、党参、生白术健运脾气，痰饮得化；枳实、陈皮理气去满；重用生姜散寒止呕。诸药相伍，使邪去而正不伤，而达"消痰气，令能食"之良效。此外，呕吐日久伤及气阴，见体瘦、乏力、舌微有裂纹，故佐用麦门冬汤益气养阴，化痰降逆以奏全功。

# 第八节 噎 膈

噎膈是由于食管干涩或食管狭窄而造成的以吞咽食物梗噎不顺，甚则食物不能下咽入胃，食入即吐为主要表现的一种病证。噎即噎塞，指食物下咽时噎塞不顺；膈为格拒，指食管阻塞，饮食格拒不能下咽入胃，食入即吐。噎属噎膈之轻证，可以单独为病，亦可为膈的前驱表现，故临床统称为噎膈。噎膈多发病于中老年人。"膈"始见于《黄帝内经》，称作膈、鬲、膈塞，指食入阻隔，未曾入胃即吐出来者。在病因上《黄帝内经》认为本病证与津液及情志有关，如《素问·阴阳别论》曰："三阳结谓之隔。"《素问·通评虚实论》曰："隔塞闭绝，上下不通，则暴忧之病也。"本病病位在胃，如《灵枢·四时气》曰："食饮不下，膈塞不通，邪在胃脘。"

噎膈的证候特征较为复杂，首先噎证与膈证之间的疾病性质差别较大。噎膈的一般规律是初起只表现为吞咽食物噎塞不顺，食物尚可咽下，继则随着噎塞症状的日渐加重而固体食物难以下咽，汤水可入，终致汤水不入，咽后随即吐出。随着饮食渐废，病邪日深，正气凋残，患者表现为消瘦、乏力、面容憔悴、精神萎顿，终致大肉尽脱，形销骨立而危殆难医。噎膈病中有的则始终以吞咽食物梗噎不顺为主要表现，并无膈的病征。

西医学中的食管癌、贲门癌以及贲门痉挛、食管憩室、食管炎、弥漫性食管痉挛等疾病，出现吞咽困难等表现时，可参考本节辨证治疗。

## 一、痰气阻膈案

张某，男，79岁，农民。2001年4月13日初诊。主诉：吞咽困难3个月。

**现病史:** 患者于 3 个月前一日中午就餐时突感梗噎,饮食难下。以后每吃硬食必噎,噎后必吐,痰涎夹食,吐尽为止,且逐渐加重。遂就诊于某人民医院治疗 1 个月,效果不显。因其年高体弱,不能配合,未做胃镜及病理检查,最终未能确诊,2001 年 4 月 13 日求治于余。刻下:精神萎靡,语音低沉,胸骨后微痛,吞咽困难,进半流质食物,亦多噎塞受阻,大便坚涩细软。检查:口干咽燥,舌质红,苔薄腻,脉弦细微滑。

**中医诊断:** 噎膈(痰气阻膈型)。

**治法:** 降逆化痰,行气散结。

**方药:** 旋覆代赭汤加味。旋覆花 15g(包煎),代赭石 15g(先煎),人参 15g(另煎兑服),生半夏 15g(先煎),炙甘草 9g,大枣 4 枚,生姜 5 片,黄芪 20g,沉香 6g,木香 9g,丹参 30g,柴胡 9g,威灵仙 15g,郁金 15g,藤梨根 30g,水蛭 10g。4 剂,水煎温服,每日 1 剂。

刚服完 4 剂后,患者突来电话,告以食管通畅,饮食无阻,诸症若失,至今追访无复发。

**【按语】** 噎膈的病因机制主要与七情内伤,酒食不节,久病年老有关,致使气、痰、瘀交阻,津气耗伤,胃失通降而成。噎膈的症状表现与西医的食管癌相似,但两者不能完全等同。因噎膈是根据症状命名的,它包括贲门痉挛、食管炎、食管狭窄、食管憩室、食管失弛缓症、贲门失弛缓症等疾病,范围较广。而食管癌是根据局部病理命名的,是噎膈范围中的一种疾病。李用粹《证治汇补·噎膈》认为噎"有气滞者,有血瘀者,有火炎者,有痰凝者,有食积者",并提出"化痰行瘀"的治法。《伤寒论》指出"心下痞硬,噫气不除者旋覆代赭汤主之"。根据本例患者的临床表现,结合舌象、脉象,故采用旋覆代赭汤加味治之。方中旋覆代赭汤降逆化痰,益气和胃;加黄芪益气壮脾胃;木香、沉香行气调中,破癥纳气;柴胡、郁金疏肝解郁;威灵仙、藤梨根通经活络,利食管;丹参、水蛭破癥除瘕;诸药合用,切中病机,故获良效。

## 二、津亏热结案

顾某,男,81 岁,2016 年 10 月 20 日初诊。主诉:吞咽困难伴上腹部不适 2 月余。

**现病史:** 患者于 2016 年 10 月因"吞咽困难伴上腹部不适 2 月余"至某医院就诊,胸部CT 结果示食管壁局部增厚,符合食管癌的临床表现,伴周围多发小淋巴结。胃镜示近贲门 1~1.5cm 处见一肿物,活检病理示食管腺癌。考虑患者年事已高,未行手术及放射治疗、化学治疗(化疗)等治疗。2016 年 10 月 20 日为求中药调理前来我院门诊就诊。来时症见:患者精神一般,吞咽困难,尤以进食固体食物时症状明显,严重时泛吐清水,食后上腹部胀满不适,伴有嗳气,进食后加重,纳食差,口干舌燥,气短乏力,大便尚可,日行二次,均成形,小便调,时有咳嗽咳痰,量多色黄,睡眠欠佳,舌质偏暗红,舌苔少,脉细弱。

**中医诊断:** 噎膈(津亏热结型)。

**治法:** 益胃养阴,祛痰化瘀,和降胃气为主,兼以抗癌解毒散结。

**方药:** 麦门冬汤合旋覆代赭汤加减。旋覆花 10g(包煎),煅赭石 10g(先煎),炒白术 15g,炙黄芪 15g,茯神 15g,姜竹茹 10g,刀豆壳 10g,莱菔子 15g,炒苏子 20g,姜半夏 10g,石斛 10g,麦冬 10g,姜厚朴 19g,蛤壳 20g,焙壁虎 5g,藤梨根 15g,半枝莲 10g,急性子 10g,预知子 10g,金荞麦 15g,浙贝母 10g。

共 14 剂,每日 1 剂,嘱患者饮用时浓煎少服,少量频服。服药后患者上述症状均有减轻。多次就诊，均以此方为加减用药。1 年后复查胸部 CT 示食管壁局部增厚，未见明显转移病灶。

**【按语】**　《医宗金鉴》曰："形虚病盛先扶正，形证俱实祛病急，大积大聚衰其半，须知养正积自除。"患者年老体虚，正气已虚，真阴不足，抗邪无力，治疗上应以扶正为主。脾胃为后天之本，气血生化之源，故治以补气健脾、养阴益胃为主，用炙黄芪、炒白术、茯神、石斛、麦冬健脾益气、滋阴护胃；噎膈以胃气升降失常为主，所以运用旋覆花、代赭石、姜竹茹、刀豆壳、莱菔子、炒苏子、姜半夏、姜厚朴、蛤壳等多味中药化痰下气、降逆和胃；同时针对噎膈局部进食阻塞的病变特点，予焙壁虎、急性子活血化瘀、软坚散结；胃气上逆则嗳气，运用代赭石、旋覆花重镇化痰降逆；还需重视情志在肿瘤中的致病作用，常加预知子行气解郁、调畅情绪；夜寐差则用茯神宁心安神；咳嗽咳痰以金荞麦、浙贝母清肺化痰；同时辅以半枝莲、藤梨根清热散结、抗癌解毒。全方共奏益胃养阴、降气化痰、软坚散结、抗癌解毒之功，具有扶正而不助邪、祛邪而不伤正的作用。

## 三、瘀血闭阻案

苏某，男，72 岁，退休职工。2019 年 11 月 15 日初诊。主诉：反复进食梗噎 4 年。

**现病史：**2015 年 11 月因"反复进食梗噎 2 个月"，至当地医院完善检查确诊为食管中下段鳞状细胞癌Ⅲ期，行紫杉醇加卡铂方案化疗 4 个周期，后行局部适型调强放射治疗 2Gy/30f，放化疗后患者梗噎症状明显减轻，化疗、放疗副作用不重。2019 年 9 月中旬再次出现进食梗噎不顺，并进行性加重，伴咳白色黏痰，食量减少，体重轻度下降。复查胃镜示食管癌复发，胸部 CT 示食管中下段狭窄、增厚。患者不接受再次化疗。2019 年 11 月 15 日初诊时见：患者精神欠佳，进食硬物梗噎不顺，间断咳吐白黏痰，量多，时有唾沫，唾后及咳痰后可适量进食，纳呆，乏力，口干不欲饮，寐可，二便正常。舌暗红，苔白腻，舌下络脉轻度迂曲，脉细。

**中医诊断：**噎膈（瘀血闭阻型）。

**西医诊断：**食管中下段鳞状细胞癌（放化疗后复发Ⅲ期）。

**治法：**疏肝理气，健脾化湿，活血通络。

**方药：**四逆散合小柴胡汤加减。柴胡 15g，炒枳壳 15g，赤芍 15g，黄芩 15g，清半夏 15g，郁金 30g，酒大黄 5g，急性子 30g，威灵仙 30g，三七粉 6g，蜈蚣 4 条，壁虎 6g，生黄芪 150g，炒白芥子 20g，肉桂 15g，云茯苓 50g。12 剂，水煎服，每日 1 剂。

患者服药 12 剂后咳痰、咳唾较前减少，纳食有所增多，体力明显改善，继服此方 3 剂后复诊，舌暗红，苔白稍厚，在原方基础上茯苓减至 30g，壁虎加至 10g，嘱再服 15 剂，2019 年 12 月 20 日复查 CT 提示病情稳定。

**【按语】**　此例运用四逆散合小柴胡汤加减为主，柴胡入肝、胆经，疏肝解郁、升发阳气。赤芍活血化瘀，与柴胡相配，可以条达肝气。枳壳善走肺胃气分，功专下气开胸，行气消胀，宽胸开膈，与柴胡相伍，一升一降，既可调畅气机，又可调和肝脾。郁金体轻气窜，其气先上行而微下达，入于气分则行气解郁，入于血分则凉血破瘀，增强调畅气机之功。黄芩清热燥湿，解毒泻火，半夏健脾燥湿，和胃止吐，消痞散结。半夏辛散降逆，黄芩苦寒清热。二药合参，一寒一温，辛开苦降，以顺应阴阳之性而调和阴阳，可和胃降逆，制酸止吐。

又加大黄芪剂量以补气，以恢复机体功能。《景岳全书》有云："有形之血不能速生，无形之气所当急固。"

在疏肝解郁的治法上佐以"虎七散"，配合蜈蚣增强解毒抗癌功效。虎七散由壁虎、三七粉两味中药配制而成。早在 20 世纪 80 年代末，李修伍教授利用虎七散加味治疗食管癌，治以解毒抗癌、化瘀消肿。复加白芥子利气豁痰，云茯苓健脾祛湿，肉桂振奋脾阳、刺激食欲，少量酒大黄以通腑，急性子、威灵仙通络散结。二诊时，患者纳食增多，体力改善，故云茯苓减量，增加壁虎至 10g 以增强散结消肿之功。

## 四、气虚阳微案

孙某，男，51 岁。2006 年 4 月 9 日初诊。主诉：吞咽梗阻困难 1 年余。

**现病史：**患者进行性吞咽梗阻困难 20 余天，经食管镜、CT 检查考虑食管癌，于 2005 年 1 月 12 日在某医院全身麻醉下行"食管癌根治术"，术后病理检查示（食管）高—中分化鳞状细胞癌，侵及外膜层，两端未见癌，患者术后未行放化疗。2005 年 6 月左右患者开始出现持续性腹胀，伴恶心及便秘，于 10 月 7 日行电子胃镜活检，提示食管癌术后吻合口稍狭窄，胃内巨大溃疡性病变，癌可能性大。病理活检：（胃）高—中分化鳞状细胞癌。CT：食管癌术后，胃壁增厚，腹腔、腹膜后淋巴结增大，考虑食管癌术后复发，并伴胃、腹腔腹膜后淋巴结转移，于 2005 年 10 月 15 日至 2006 年 4 月 5 日行 NP 方案化疗 6 个周期，化疗结束后复查 CT，示腹腔腹膜后肿大淋巴结消失，胃壁仍稍厚。血常规检查：白细胞 $1.86 \times 10^9/L$，血红蛋白 77g/L，血小板 $60 \times 10^9/L$。2006 年 4 月 9 日就诊中医。症见：恶心，轻微呕吐，胃脘不适，胸膈痞闷，食欲不振，头晕乏力，面色无华，口干，进食轻微梗阻感，情志舒畅或嗳气后缓解，大便稍干结。舌质淡红少津，苔黄腻，脉细濡。

**中医诊断：**噎膈（气虚阳微型）。

**治法：**补肾健脾，益气养阴，理气和胃。

**方药：**脾肾方加减。黄芪 20g，白参 10g（蒸兑），白术 10g，茯苓 10g，陈皮 10g，枸杞子 10g，女贞子 10g，墨旱莲 10g，菟丝子 10g，淫羊藿 10g，炒麦芽 15g，鸡内金 10g，法半夏 10g，砂仁 5g，枳实 10g，丹参 10g，郁金 10g，广木香 10g，甘草 5g。水煎，每日 1 剂，连服 2 个月。

**2006 年 6 月 25 日二诊：**服上方后感体力增加，恶心、呕吐、胃脘不适、食欲不振等症状好转，胸膈痞闷、头晕、口干、进食梗阻略减轻，复查白细胞 $3.8 \times 10^9/L$，血红蛋白 89g/L，血小板 $84 \times 10^9/L$，续服上方 2 个月，恶心呕吐、头晕已不明显，食欲恢复正常，仍感轻微胃脘不适，偶有进食轻微梗阻感，情志舒畅或嗳气后缓解，口稍干，活动后感疲乏。舌质边尖红，稍少津，苔微黄腻，脉细弦。上方去枸杞子、菟丝子，加浙贝母 10g，玄参 10g。

**2006 年 12 月 8 日三诊：**查血常规示白细胞 $4.5 \times 10^9/L$，血红蛋白 103g/L。仍有轻微胃脘部不适，偶有进食轻微梗阻感。舌质边尖红，稍少津，苔微黄腻，脉细弦。上方加土贝母 6g，夏枯草 15g，壁虎 10g，白花蛇舌草 15g。

**2007 年 8 月 2 日四诊：**胃脘不适消失，进食梗阻感缓解，仅进食较急时有轻微梗阻感，面色逐渐恢复红润，体力基本恢复，精神、睡眠可，大小便正常，每隔 2～3 个月复查，以上方随症加减治疗。

多次定期复查后，2013 年 1 月 22 日因再次出现吞咽梗阻感明显就诊，2 月 1 日查 PET/CT：食管下段呈术后改变，食管颈胸交界段团块状异常放射性浓聚影，诊断食管癌复发。予放化疗和中药结合治疗。

【按语】 该患者术后半年余即出现复发，伴胃、腹腔腹膜后淋巴结多处转移，反映其体内癌细胞增生活跃，经 5 个疗程化疗后腹腔腹膜后淋巴结转移消失，但胃转移灶仍有残留，而化疗后血液毒性明显，故求中药治疗。一诊时患者刚结束化疗，化疗后骨髓抑制及消化道反应明显，且进食梗阻感常在情志舒畅及嗳气后缓解，辨证为脾肾亏虚，气阴两亏，痰气交结证，故以脾肾方加减，方中采用白参、黄芪、白术、茯苓、淫羊藿、菟丝子、枸杞子、女贞子、墨旱莲等大量补肾健脾之品；佐以法半夏、广木香、砂仁、枳实、陈皮、神曲、炒麦芽、鸡内金等理气降逆，消食和胃；丹参、郁金活血开郁；甘草调和诸药。整体治疗分 2 个阶段进行，前期因化疗后正气亏虚，脏腑功能不足，急则治其标，先以脾肾方加减扶正为主，后以标本兼治，扶正抗癌并重，在前方基础上加用白花蛇舌草、土贝母、壁虎等解毒抗癌，浙贝母、夏枯草理气化痰散结。该方养阴、散结、抗癌，药效平和，可以长期服用。本例患者病程中血瘀证不明显，故只稍佐丹参行气通络。经中药治疗，患者带瘤生存达 6 年半之久，且生活质量无明显下降。

# 第四章　肝胆系疾病

## 第一节　胁　痛

胁痛是以胁肋疼痛为主要表现的病证,可以表现为一侧或者两侧疼痛。其病机为肝经郁滞,多由情志抑郁、恼怒伤肝,肝失条达,疏泄不畅,肝气郁结,气阻络痹,瘀血停积而致胁痛;或者外邪湿热内侵,饮食损伤,脾失健运,湿浊中阻,郁而化热,湿热结滞,影响肝胆疏泄条达,而为胁痛;或者久病或劳欲过度,耗伤精血,肝阴不足不能养肝,脉络失荣,出现胁痛。临床所见,一般胀痛多属气郁,疼痛游走不定;刺痛多属血瘀,痛有定所;隐痛多属阴虚,其痛绵绵;湿热胁痛,多疼痛剧烈。另外急慢性肝炎、胆囊炎、胆石症等疾病的过程中也可以出现胁痛。目前临床上在对症处理改善症状或从根本治疗方面,现代医学尚缺乏有效的治疗。祖国医学在诊治胁痛方面积累了许多宝贵的经验。

### 一、流泪胁痛案

肖某,男,63岁。2011年3月20日初诊。双眼反复流泪、胁痛半年余。患者平素流泪,遇风更甚,胁肋刺痛,痛有定处,伴视物不清,头晕乏力,气短,双手指甲床色泽青紫,舌质紫暗,脉沉细涩,曾在当地医院检查诊为"功能性溢泪",服用抗生素和清肝明目中药,以及泪道冲洗术治疗,效果欠佳。

**中医诊断:**胁痛(肝经血瘀,脾气不升型)。

**治法:**活血祛瘀,养肝通络,升举脾阳。

**方药:**血府逐瘀汤加黄芪30g,蝉蜕5g。6剂,水煎服,每日1剂。

**二诊:**患者服药后流泪胁痛、乏力明显好转。效不更方,继服3周,诸症悉愈,数月后随访未复发。

**【按语】**　肝开窍于目,泪为肝之液,肝气虚失于固摄,故流泪;脾气不升,影响肝摄泪功能更加重流泪,也可导致头晕乏力气短等症。瘀血痹阻胁络,故胁痛如针刺、痛处不移,入夜痛甚;舌质紫暗,脉沉细涩均属瘀血内停之征。治疗以化瘀养肝、通经活络为主,佐以健脾升清,瘀血去则胁痛消失,脾气升、肝气摄则流泪止,药证符,病乃愈。

### 二、失眠胁痛案

骆某,女,47岁。2015年9月28日初诊。失眠2年,加重伴胁痛3个月,入睡困难,多梦,情绪易于波动,两胁胀痛,疼痛走窜不定,胸闷善太息,脘腹胀满、纳呆嗳气,苔薄,脉弦。

**中医诊断:**胁痛(肝气郁结,心失所养型)。

**治法:**疏肝理气,养心安神。

**方药:**柴胡疏肝散加酸枣仁30g,柏子仁30g。7剂,水煎服,每日1剂。

**2015 年 10 月 8 日二诊**：患者面带喜色，诉说睡眠就明显好转，两胁胀痛、脘腹胀满、纳呆嗳气等症也明显改善。

【按语】 肝气郁结、失于条达，不仅可以扰动心神，导致心神不安而失眠；也可以横逆犯胃，导致胸闷、脘腹胀满、纳差嗳气；肝气不畅，则气机紊乱，胁肋胀痛，走窜不定，因情志变化而波动。本例在疏肝理气的基础上予养心安神治疗取效。

## 三、乙肝胁痛案

朱某，女，49 岁。2016 年 11 月 5 日初诊。主诉：右胁隐痛、肝功能异常 5 年。患者肝功能异常 5 年，ALT 反复持续在 60～150 单位之间，自觉右胁隐痛，乏力肢软，其间曾多次在当地医院治疗。近感右胁隐痛加重，乏力，大便黏滞不爽，小便黄赤，胃纳不多，烦躁，易出汗，口干口苦，头身困重，复查 ALT 198U/L，AST 99U/L，GGT 59U/L，TBIL 29.5μmol/L，HBV DNA 定量 $8.89×10^6$U/ml，HBsAg（+）、HBeAg（+）、抗-HBe（+）、抗-HBc（+），脉弦细，苔薄稍光。

**中医诊断**：胁痛（肝阴虚，兼夹湿热型）。

**治法**：滋养肝肾兼清湿热。

**方药**：一贯煎加虎杖 30g，白花蛇舌草 30g。7 剂，水煎服，每日 1 剂。

患者服用上方 1 周后觉得症状明显缓解；继续上方加减连续服用 1 个月，自觉症状好转，复查 ALT 50U/L，AST 30U/L，GGT 45U/L，TBIL 20.5μmol/L，HBV DNA 定量 $1.65×10^5$U/ml，再予上方加减，以便巩固疗效。半年后复查肝功能均正常，HBsAg（+）、HBeAg（-）、抗-HBe（-）、抗-HBc（+），HBV DNA 定量 $1.65×10^3$U/ml。

【按语】 患者以肝阴虚为主，兼夹湿热，一贯煎能使肝阴虚的肝炎患者症状改善，并在运用一贯煎时加用清湿热之品，立足于滋养肝阴扶正，不排除清热祛湿解毒方药的运用，既可改善临床症状，又能使肝功能随之改善恢复，病毒复制水平明显下降，辨证论治与辨病用药相结合取得良好疗效。

## 四、带状疱疹胁痛案

林某，男，69 岁。2016 年 5 月 9 日初诊。带状疱疹消失后仍右胁痛 2 月余，曾在当地医院服用营养神经药和止痛药未见明显疗效。患者平素情绪波动时容易发生短暂一侧或两侧胁痛。胁痛如刺，有时呈灼痛感，固定不移，入夜尤甚，拒按，口苦，厌油腻食物，舌质暗苔黄腻，脉弦数。

**中医诊断**：胁痛（肝胆湿热，瘀血停着型）。

**治法**：疏肝活血通络，清热化湿止痛。取足厥阴经、足少阳经腧穴为主，穴取期门、阳陵泉、太冲、支沟、日月、大包、膈俞，针用平补平泻法或泻法。每日治疗一次。1 周后症状明显缓解，4 周后疼痛基本消失。

【按语】 患者年龄偏大，发生带状疱疹后容易发生神经性疼痛。期门为肝的募穴，太冲为肝的原穴，日月为胆的募穴可疏肝解郁，理气除湿；配胆经支沟、阳陵泉疏理肝胆，调理气血；大包为脾之大络，可通络止痛，针刺膈俞可活血止痛。

## 五、肝郁脾虚胁痛案

余某，男，71 岁，1987 年 12 月 8 日初诊。患者患有慢性肝炎，肝功能不正常，肝区时痛，夜间尤甚，小便混浊不清，劳累后尿色淡黄，舌边淡红，苔薄黄，脉沉细稍弱。

**中医诊断：**胁痛（肝郁脾虚型）。

**治法：**疏肝健脾，理气止痛。

**方药：**四逆散加减。柴胡 10g，枳实 10g，白芍 15g，炙甘草 5g，太子参 30g，焦白术 10g，陈皮 10g，青皮 10g，当归 10g，五味子 10g。35 剂，水煎服，每日 1 剂。

坚持服用此方至 1988 年 1 月 12 日，共服用 35 剂，诸症消失，肝功能正常，表面抗原转阴。

**【按语】** 患者年事已高，肝气郁结，失于条达，故肝区时痛，夜间尤甚。脾虚运化失常，故小便混浊不清，劳累后尿色淡黄。舌边淡红，苔薄黄，脉沉细稍弱，为脾虚肝郁之象。拟疏肝健脾、理气止痛之法取得疗效。

胁痛的治疗着眼于肝胆，分虚实而治。实证宜理气、活血通络、清热祛湿；虚证宜滋阴养血柔肝。临床上还应根据"痛则不通"、"通则不痛"的理论，以及肝胆疏泄不利的基本病机，在各证中适当配伍疏肝利胆、理气通络之品。但应注意，对于香燥理气之品，不宜过量服用。

# 第二节 黄 疸

黄疸是以目黄、身黄、小便黄为临床表现的肝胆病证。其病因病机多为外感时邪疫毒，湿热由口而入，内阻中焦，脾胃运化失常，湿热交蒸，熏蒸肝胆，迫使胆汁外溢；或嗜酒过度，嗜食肥甘厚腻，损伤脾胃运化功能，导致湿郁化热，熏蒸肝胆；或寒湿阻滞中焦，瘀血内结阻滞胆道，胆汁排泄失常，溢于肌肤而发黄。一般热重于湿者，身目俱黄，黄色鲜明，发热口渴，小便短少黄赤，便秘，舌苔黄腻，脉弦数；湿重于热者，身目俱黄不如前者明显，头重身困，胸脘痞满，便溏，舌苔厚腻微黄，脉弦滑。现代医学的病毒性肝炎、肝硬化、胆石症、胆囊炎、消化系统肿瘤等疾病的发病过程中出现黄疸，可参考本节辨证治疗。若湿热夹时邪疫毒，热毒炽盛，入侵营血，内陷心包，迅速发黄，病情危急，属于急黄。

## 一、热重于湿黄疸案

黄某，男，52 岁，2009 年 2 月 19 日初诊。黄疸半个月，患者于半个月前无明显诱因出现皮肤、巩膜和小便发黄，查肝功能：AST 87U/L，TBIL 156μmol/L。入院后因诊断不明确，且对不明治疗药物过敏，停一切西药治疗，黄疸继续上升。诊时见：皮肤、巩膜和小便发黄，疲乏，口干不欲饮，牙宣，纳寐可，大便正常。舌略红，苔中腻微黄，脉弦滑小数。

**中医诊断：**黄疸（阳黄，热重于湿型）。

**治法：**清热利湿退黄。

**方药：**茵陈蒿汤加减。茵陈蒿 60g，大黄 9g（后下），金钱草 30g，黄芩 15g，车前子 30g（包），虎杖 30g，太子参 15g，胡黄连 6g，丹皮 15g，赤芍 30g，茯苓 12g，白术 15g，薏苡仁 30g，半夏 9g，瞿麦 15g，石斛 30g，仙鹤草 30g。15 剂，水煎服，每日 1 剂。

坚持服用此方 15 日后，黄疸逐渐消退，病情趋于稳定。

【按语】 湿热熏蒸肝胆，胆汁外溢肌肤发黄，故皮肤、巩膜和小便发黄。湿邪内困，故见疲乏，口干不欲饮；热伤胃络，故见牙宣。舌略红，苔中腻微黄，脉弦滑小数，皆为湿热蕴结之象，故宜清热利湿退黄。

## 二、湿重于热黄疸案

钱某，女，61 岁，2009 年 2 月 19 日初诊。黄疸 1 年，曾入院检查，拟诊为原发性胆汁性肝硬化，服用多种中西药未见疗效（具体不详），检查：ALT 951U/L，AST 453U/L，TBIL 88μmol/L，GGT 50U/L，ALP 125U/L，DBIL 56μmol/L，ALB 42g/L，GLB 36g/L，HBsAg（+），HBsAb（−），HBeAg（+），HBeAb（+），HBcAb（+）。诊时见：身目俱黄，不热或身热不扬，头身困重，胸脘痞满，食欲不振，恶心呕吐，腹胀，或大便溏稀，舌苔厚腻微黄，脉弦滑。

**中医诊断：** 黄疸（阳黄，湿重于热型）。

**治法：** 利湿化浊，清热退黄。

**方药：** 茵陈术附汤和五苓散化裁。茵陈蒿 30g，白术 15g，附子 15g（先煎），桂枝 9g，猪苓 13g，茯苓 30g，泽泻 15g，栀子 15g，五味子 10g。15 剂，水煎服，每日 1 剂。

患者坚持服用此方 15 日后，黄疸逐渐消退，病情趋于稳定。

【按语】 湿遏热伏，胆汁不循常道，溢于肌肤，故身目色黄。因湿重于热，湿为阴邪，故其色不如热重者鲜明。湿热内阻，清阳不得宣发，故头重身困。湿浊困脾胃，运化失常，气机阻滞，故见胸脘痞满，食欲不振，腹胀便溏。湿邪不化，浊阴上逆，故见恶心呕吐。舌苔厚腻微黄，脉弦滑为湿重热轻的征象，故宜利湿化浊，清热退黄。

## 三、黄疸急黄案

李某，男，51 岁。患者因反复肝功能异常 3 年，腹胀加重 2 周住院治疗，诊断为病毒性乙型重症肝炎，检查：ALT 70U/L，AST 124U/L，TBIL 122μmol/L，DBIL 89μmol/L，TP 53g/L，GGT 89U/L，ALP 143U/L，ALB 32g/L，GLB 41g/L，HBsAg（+），HBsAb（−），HBeAg（+），HBeAb（+），HBcAb（+）。诊时见：起病急骤，黄疸迅速加深，身目深黄色，壮热烦渴，胁痛腹满，神昏谵语，尿血、便血、肌肤发斑，舌质红绛，苔黄褐干燥，脉弦滑数。

**中医诊断：** 疫毒发黄（急黄型）。

**治法：** 清热解毒，凉血开窍。

**方药：** 犀角地黄汤合清营汤化裁。水牛角 20g（先煎），生地黄 10g，赤芍 10g，丹参 6g，牡丹皮 10g，竹叶心 5g，麦冬 10g，金银花 10g，连翘 5g，黄连 5g。15 剂，水煎服，每日 1 剂。

坚持服用此方 15 日后，黄疸逐渐消退，病情趋于稳定。

【按语】 湿热疫毒，炽盛化火，热毒迫使胆汁外溢肌肤，故见发病急骤，高热烦渴，黄疸迅速加深。热毒壅盛，气机受阻，故胁痛腹满。热入营血，内陷心包，故见神昏谵语。热毒迫血妄行，故尿血、便血、肌肤发斑。舌质红绛，苔黄而燥、脉弦滑数，均为毒盛伤津、热入营血之象。

急黄多由热毒炽盛于血分所致，治疗以清热解毒、凉血开窍为主。心主血，又主神明，热入血分，一则热扰心神，故身热谵语；二则破血妄行，血不循经，血溢脉外，故吐血、衄血、便血、尿血；三则热毒耗伤血中津液，血液变黏稠，运行受阻成瘀，故见舌绛。犀角地黄汤中苦咸寒之犀角（水牛角代）凉血清热解毒，为君药；甘苦寒之生地黄，凉血滋阴生津，一助水牛角清热凉血止血，一恢复已失之阴血。赤芍、丹皮清热凉血、活血散瘀，故为佐药。竹叶心、金银花、连翘、黄连清热解毒，并透热于外，使入营之邪透出气分而解；邪热伤阴，故用麦冬养阴生津。

## 四、寒湿内困黄疸案

钱某，女，61岁，2011年2月19日初诊。黄疸1年，曾入院检查，拟诊为原发性胆汁性肝硬化，服用多种中西药未见疗效（具体不详）。检查：ALT 166U/L，AST 66U/L，TBIL 45μmol/L，GGT 136U/L，ALP 221U/L，TBIL 33μmol/L，ALB 28g/L，GLB 43g/L，甲肝、乙肝、丙肝、丁肝、戊肝检查阴性，抗核抗体（+），抗线粒体（+）。诊时见：身目黄，色晦暗如烟熏，不思饮食，腹胀便溏，双下肢水肿，神疲畏寒，口淡不渴，舌质淡苔腻，脉沉弦微紧。

**中医诊断**：黄疸（阴黄，寒湿内困型）。

**治法**：温化寒湿，健脾和胃。

**方药**：茵陈术附汤和五苓散化裁。茵陈蒿30g，白术15g，制附子15g（先煎），干姜5g，炙甘草5g，桂枝9g，猪苓13g，茯苓30g，泽泻15g，丹皮15g，赤芍10g。15剂，水煎服，每日1剂。

患者坚持服用此方15日后，黄疸逐渐消退，病情趋于稳定。坚持上述方药化裁治疗5个月，黄疸消失。

**【按语】** 寒湿为阴邪，寒湿阻遏脾胃阳气，胆汁不循常道外泄，故黄色晦暗如烟熏。湿困脾土，脾阳不振，运化失常，故见脘满、腹胀、食少、便溏等症。寒伤阳气，故见口淡不渴、畏寒神疲等症。舌质淡苔腻，脉濡缓或沉弦系阳虚湿浊不化、寒湿留于阴分之象。

## 五、臌胀（阴黄）案

余某，男，71岁。2012年10月9日初诊。主诉：尿黄、腹胀、小便减少10天。患者半个月来，腹胀，小便量少色深黄，胃纳减退，近10天，腹胀明显，全身水肿，皮肤瘙痒，便溏次数多，在家属陪同下来本院门诊。体温37.1℃，面色灰暗，巩膜皮肤黄染，肝剑突下三指可触及，质硬，脾大一指，腹水征（+++），腹围96cm，下肢水肿，按压没指。肝功能检查：ALT 76U/L，AST 58U/L，TBIL 49.5μmol/L，DBIL 20μmol/L，GGT 69U/L，ALP 167U/L，ALB 31g/L，GLB 41g/L，甲肝、乙肝、丙肝、丁肝、戊肝检查阴性。B超示肝硬化腹水。舌质暗红，苔微黄腻，脉弦沉。

**中医诊断**：臌胀（脾肾两虚，水湿内盛，瘀热发黄型）。

**治法**：疏肝利水退黄。

**方药**：茵陈五苓散合五皮饮加葫芦巴、桂枝、大黄、茜草、薏苡仁、草果、鳖甲。另用千金子、煨甘遂、肉桂、芫花研末，敷脐部。

**2012年10月17日二诊**：服上药兼外敷，小便增多，水肿好转，脉沉细，苔薄，再予上法治疗2周，诸症均减，尿黄和水肿显著消退，大便尚可，B超复查示肝硬化腹水基本消失。肝功能检查：ALT 41U/L，AST 33U/L，TBIL 24.5μmol/L，DBIL 15.2μmol/L，GGT 45.6U/L，

ALP 122.2U/L，ALB 36.5g/L，GLB 37.2g/L。治已见效，再予健脾护肝、活血软坚之剂，以善其后。

**【按语】**　臌胀是中医的疑难病，且合并重度黄疸，在治疗上愈加困难，本例患者臌胀，又加年事已高，运化无权，病情危重，以茵陈五苓散合五皮饮加味，并采用内病外治，敷贴脐部，取得较好效果。最后以健脾护肝、活血软坚之剂以善其后。

本例外敷可以经过穴位、经络皮肤及体表相近黏膜结合治疗，具有吸收快，避免内服药对消化道及其他脏器的影响，具有使用方便，安全可靠，副作用少的优点，适用于顽固性疾病，内服效果不明显，借助于外治法，改善和提高疗效，拓宽了中医中药治疗急症重难疾病的路子，增加了治疗手段。

黄疸病理属性与脾胃阳气盛衰有关。中阳偏盛，湿从热化，则致湿热为患，发为阳黄；中阳不足，湿从寒化，则致寒湿为患，发为阴黄。至于急黄则为湿热夹时邪疫毒所致。阳黄和阴黄之间在一定条件下可以相互转化。辨证要点主要是辨阳黄与阴黄、阳黄湿热的偏重及急黄。治疗方法为祛湿利小便，健脾疏肝利胆，并应根据湿从热化、寒化的不同，分别施以清热利湿和温中化湿之法；急黄则应在清热利湿的基础上，合用解毒凉血开窍之法；黄疸患者久病应注意扶助正气，如滋补脾肾、健脾益气等。各证均可适当配伍化瘀之品，同时要注意清热应护阳，不可过用苦寒；温阳应护阴，不可过用辛燥；黄疸消退，有时并不意味着病已痊愈，仍需善后治疗，做到除邪务尽。

# 第三节　积　　聚

积聚是腹内结块，或痛或胀的病证。积为结块固定不移，痛有定处，属有形之邪，病在血分为脏病；聚为包块聚散无常，痛无定处，属无形之邪，病在气分为腑病。积聚的病位主要在于肝脾，初起时，多为情志失调、饮食所伤致气滞血瘀、邪气壅实，正气未虚，病理性质多属实；积聚日久，湿浊留恋，气血凝滞，耗伤正气，可转为虚实夹杂之证，病势较深。积聚的基本病机为气机阻滞，瘀血内结；聚证以气滞为主，积证以血瘀为主。西医学中，凡多种原因引起的肝脾大、增生型肠结核、腹腔肿瘤等，多属"积"之范畴；胃肠功能紊乱、不完全性肠梗阻等原因所致的包块，则与"聚"关系密切。

## 一、脾虚气滞型聚证案

杜某，男，52岁。2016年5月25日初诊。主诉：腹部胀痛两周余。患者于两周前开始腹部胀痛，位置不定，或左或右，平时易疲劳，大便无力，腹部按之有结块，可推动，脉沉弦，苔薄腻。

**中医诊断：**积聚（脾虚气滞型）。

**治法：**健脾益气。

**方药：**香砂六君子汤加减。炒潞党参10g，制香附10g，大枣5枚，云茯苓10g，春砂壳10g，炙甘草5g，炒白术5g，广陈皮5g。20剂，水煎服，每日1剂。

**复诊：**前方服20剂后，神疲内热均减，瘕块不疼略消，纳谷渐香，中阳有来复之象，脾胃得生化之机，再予前方加减。炒潞党参10g，炙甘草5g，广陈皮5g，云茯苓10g，制香附

10g，大腹皮 15g，炒白术 5g，春砂壳 10g，炒谷芽 15g，红枣 5 枚，龙眼肉 5 粒。10 剂，水煎服，每日 1 剂。

【按语】 本例腹部聚证，证属中阳不足。癥病属脏，着而不移，瘕病属腑，移而不着。中阳不足，脾胃素伤，血不养肝，肝气瘀凝。脉症合参，病非轻浅。病情复杂，若仅用攻破，恐中阳不足，脾胃素伤，而致有䐜满之患，考虑脾阳虚弱为核心环节，采用健脾和胃治疗，脾阳复运，化瘀消滞，腹部结块得以消散。。

## 二、肝脾血瘀型积证（肝癌术后改变、肝硬化、门静脉癌栓）案

李某，男，71 岁，腹胀、纳差 2 个月。2 个月前因患者原发性肝癌行肝右叶部分切除后出现右上腹隐痛、腹胀、纳差，大便干结 3 天一行，小便色黄量少，伴口干，但饮水不多；面色萎黄，形体消瘦，颈胸部有血痣，手掌赤痕。舌质紫红瘦，薄黄腻苔，脉细涩。辅助检查：腹部 CT 见肝癌术后改变，肝硬化，门静脉癌栓形成。病理为肝细胞肝癌、肝硬化。

**中医诊断**：积聚（肝脾血瘀型）。

**方药**：调营饮加减。赤芍 15g，川芎 5g，当归 15g，莪术 15g，延胡索、槟榔、瞿麦、桑白皮各 10g，丹参 20g，大黄 5g（后下），土鳖虫 5g，仙鹤草 20g。7 剂，水煎服，每日 1 剂。治疗 1 周后症状有所改善，按前方随证加减治疗 3 个月后症状明显改善。

【按语】 本例为原发性肝癌术后，脾气虚弱，营血运行涩滞，气血蕴结，肝脾不和，致肝脾血瘀，属于积证。经调营饮活血化瘀、行气利水治疗后，症状有所缓解。

## 三、肝脾不调型积证（原发性肝癌）案

吕某，男，59 岁。2010 年 7 月 23 日初诊。患者于 2010 年 5 月因"上腹部胀痛伴恶心、腹泻 2 个月余"在当地肿瘤医院就诊，经检查拟诊为肝右叶前段癌，肝硬化。AFP 3000ng/ml，化疗 2 次。7 月 2 日查肝功能：ALT 51U/L，DB 13.5μmol/L。2010 年 7 月 23 日 B 超示有肝占位，肝硬化，脾重度肿大。患者有肝炎病史 20 余年。诊时症见：上腹部隐痛，烦躁易怒，胸胁胀满窜痛，善太息，情志抑郁，纳呆腹胀，便溏不爽，肠鸣矢气。查体：上腹部轻度压痛，皮肤巩膜轻度黄染。舌紫，苔微黄腻，脉弦紧。

**中医诊断**：积聚（肝脾不调型）。

**治法**：疏肝健脾，化湿清热，散结解毒。

**方药**：柴胡疏肝散合四君子汤加减，陈皮 5g，柴胡 10g，党参 15g，白术 15g，香附 10g，枳壳 10g，芍药 10g，炙甘草 5g，全蝎 5g，露蜂房 10g，薏苡仁 30g，仙鹤草 15g，白花蛇舌草 30g。7 剂，水煎服，每日 1 剂。

**2010 年 7 月 9 日二诊**：胃口渐开，烦躁减轻，仍有腹胀，二便通畅。舌紫，苔薄白微腻，脉弦紧。上方加半枝莲 30g 继服。服药 6 个月后，病情稳定，诸症改善，嘱继续巩固治疗。

【按语】 肝癌病位在肝，病机与脾密切相关，随着病程进展影响胆、胃、肾等脏腑功能，本例患者有肝炎病史多年，湿痰凝滞，湿热内生，毒邪痰浊瘀血结成积聚，互结于肝，肝脾不调，经疏肝健脾、化湿清热、散结解毒治疗取效。气滞重，胁肋胀痛明显者可加郁金、醋制延胡索等行气活血以止痛；纳呆食少重者可加炒谷麦芽、焦山楂、炒内金等。

## 四、脾虚血瘀型积证（血吸虫病肝硬化）案

陈某，男，59 岁。1998 年 4 月 15 日初诊。主诉：腹胀 1 年，加重 20 余天，患者曾患血吸虫病，用吡喹酮规范治疗过。诊时症见：形体消瘦，面色暗滞，气稍短，食欲不振、腹痛、腹泻、全身乏力、消瘦、双下肢微肿。B 超示血吸虫肝病、肝硬化、脾大。苔薄质暗，脉细。

**中医诊断：**积聚（脾虚血瘀型）。

**治法：**健脾化瘀。

**方药：**四君子汤合桂枝茯苓丸加减。党参 15g，白术 10g，茯苓 15g，猪苓 15g，黄芪 15g，生地黄 20g，土鳖虫 9g，大腹皮 10g，桂枝 5g，薏苡仁 20g，桃仁 10g，赤芍 10g，鳖甲 10g（先煎）。7 剂，水煎服，每日 1 剂。

**1991 年 4 月 22 日二诊：**腹胀减轻，胃纳不多，脉细弦，苔薄，前方加减治疗。党参 15g，白术 10g，茯苓 15g，猪苓 15g，黄芪 15g，生地黄 20g，土鳖虫 9g，大腹皮 10g，桂枝 5g，薏苡仁 20g，桃仁 10g，赤芍 10g，鳖甲 10g（先煎），炙甘草 5g，柴胡 9g。7 剂，水煎服，每日 1 剂。

患者服药近 6 个月，诸证明显减轻，B 超复查示脾大缩小。

**【按语】** 本例患者感染虫毒，导致血吸虫病肝硬化，多系虚中夹实之证。脾土虚弱，运化失职，升降失衡，清浊相混，终致痰瘀互结。治病当求本，故予攻补兼施，扶正达邪，方用四君子汤合桂枝茯苓丸加减，健脾化瘀，药证相符，病势渐退。

临床体会：积证治疗宜分初、中、末三个阶段：积证初期属邪实，应予消散；中期邪实正虚，予消补兼施；后期以正虚为主，应予养正除积。积聚在治疗上始终要注意固护正气，攻伐药物不可过用。正如《素问·六元正纪大论》所说："大积大聚，其可犯也，衰其大半而止。"聚证以实证居多，但如反复发作，脾气易损，此时需用香砂六君子汤加减，以培脾运中。积证系日积月累而成，其消亦缓，切不可急功近利。如过用、久用攻伐之品，易于损正伤胃；过用破血、逐瘀之品，易于损络出血；过用香燥理气之品，则易耗气伤阴积热，加重病情。所以要把握好攻与补的关系及主次轻重，《医宗必读·积聚》提出的"屡攻屡补，以平为期"的原则深受医家重视。

# 第四节　脂　肪　肝

脂肪肝指体内肥脂之气过多地蓄积于肝脏，导致肝脏功能失调、疏泄不利的一系列病症。脂肪肝的中医病名可叫肝癖，是指因肝失疏泄，脾失健运，痰浊淤积于肝，以胁胀或痛、右胁下肿块为主要表现的积聚类疾病。正如《黄帝内经》所说："肝之积，曰肥气"，故也称为肥气病。脂肪肝的病因病机主要是过食肥甘厚味，痰浊内生，积留肝内；或者肝气郁结，疏泄失常，以致气机阻滞，横逆犯胃，气病及血，血流不畅而成本证；或者肝、脾、肾功能虚弱，痰浊不能及时排泄，痰阻血瘀形成本证，故脂肪肝本在脾肾阳虚，标在气郁、食滞、痰饮、瘀血、湿浊、寒热。临床多呈本虚标实、虚实兼夹、寒热错杂之症。

## 一、痰湿内蕴案

陈某，女，42岁。患者乏力6个月，B超检查为脂肪肝而就诊。现症：困倦乏力，形体肥胖，面有油脂，喜食肥甘，胸胁隐痛，腹部胀满，纳呆口黏，小便浊，大便溏黏腻不爽，嗜睡，肢体经常水肿，月经周期正常，舌淡暗、边有齿痕，苔白腻，脉弦滑。B超检查示脂肪肝。CT检查示肝/脾CT值<0.5，重度脂肪肝。肝功能检查示 ALT 40U/L，AST 35U/L，GGT 77U/L，TC 6.5mmol/L，TG 4mmol/L，体重80kg，身高167cm。

**中医诊断：**肝癖（痰湿内蕴型）。

**治法：**祛湿化痰。

**方药：**五苓散化裁。白术10g，茯苓20g，泽泻18g，玉米须30g，桂枝6g，清半夏10g，苍术10g，陈皮9g，醋柴胡10g，泽兰9g，荷叶10g。30剂，水煎分3次服，每日1剂。

**二诊：**上药连服1个月，体重下降4kg，肢体水肿消退，乏力和腹部胀满等症减轻，原方加大腹皮15g。

**三诊：**继续服药1个月，体重又下降4kg，继续上述方药加减再服3个月，症状基本消失，体重66kg，B超复查肝脏未见明显异常，CT检查示肝/脾CT值>1.0。肝功能检查示 ALT 35U/L，AST 39U/L，GGT 37U/L，TC 4.1mmol/L，TG 1.58mmol/L。嘱患者忌食生冷肥甘之品，注意调理饮食，适当运动，继续予参苓白术散巩固疗效。

**【按语】** 脂肪肝在临床上以本证型最为多见，痰湿内蕴型脂肪肝治疗时重在化湿泄浊，五苓散温化痰湿、化痰健脾，泄浊时重用泽泻，方可起到明显疗效。若痰热明显，加胆南星、川贝母；若大便黏腻不爽，加白头翁、秦皮。

## 二、肝郁脾虚案

喻某，男，51岁。主诉：两胁胀痛、乏力1个月。患者有长期饮酒史，1个月前因工作劳累和心情压抑出现右胁胀闷不适及乏力，遂前来就诊。现症：两胁胀痛，脘痞腹胀，饭后为甚，大便溏，或完谷不化，纳呆口淡，偶有恶心，气短乏力，舌质淡暗，舌苔薄白，脉弦缓。肝功能检查示 ALT 45U/L，AST 33U/L，GGT 66U/L，TC 5.5mmol/L，TG 4mmol/L。B超检查示脂肪肝。CT检查示肝/脾CT值<0.5，重度脂肪肝。

**中医诊断：**肝癖（肝郁脾虚型）。

**治法：**疏肝理气，健脾益气。

**方药：**柴胡疏肝散合四君子汤加减。醋柴胡10g，郁金10g，当归10g，白芍15g，白术10g，茯苓10g，砂仁5g（后下），香附10g，党参10g，生甘草5g，生山楂15g，木瓜10g，薄荷3g（后下）。7剂，每日1剂，水煎，分2次温服。

**二诊：**上述症状明显减轻，但仍便溏，上方加炒薏苡仁30g，泽泻30g。15剂，水煎服，每日1剂。

**三诊：**症状基本消失，继续上述方药加减治疗3个月。肝功能检查示 ALT 25U/L，AST 20U/L，GGT 29U/L，TC 4.1mmol/L，TG 1.58mmol/L。B超检查示肝脾未见明显异常，CT检查示肝/脾CT值>1.0。

**【按语】** 肝体阴而用阳，气血条畅，木不乘土，脾气健运，以绝痰湿之源。健脾需补脾运湿，和胃宜降胃消导，疏肝应理气疏肝。

## 三、肝郁气滞案

陈某，男，51岁。主诉：两胁胀痛、乏力1个月。患者平时情绪抑郁，1个月前因工作劳累和心情压抑出现右胁胀闷不适及乏力，遂前来就诊。现症：胸胁胀闷，抑郁不舒，或周身窜痛，倦怠乏力，腹胀纳呆，便秘，舌质暗红，舌苔薄白，脉弦。肝功能检查示 ALT 39U/L，AST 31U/L，GGT 54U/L，TC 4.9mmol/L，TG 3.2mmol/L。B超检查示脂肪肝。CT检查示肝/脾 CT值<0.7，脂肪肝。

**中医诊断：**肝癖（肝郁气滞型）。

**治法：**疏肝理气止痛。

**方药：**柴胡疏肝散合金铃子散加减。柴胡10g，白芍12g，枳实10g，香附10g，郁金10g，川楝子10g，延胡索10g，当归10g，牛膝10g，白术10g，甘草5g，生山楂15g。7剂。每日1剂，水煎，分2次温服。

**二诊：**上述症状明显减轻，但仍有胸胁胀闷感，上方加麦芽30g，丹参15g。15剂，水煎服，每日1剂。

**三诊：**症状基本消失，继续上述方药加减治疗4个月。肝功能检查示 ALT 30U/L，AST 26U/L，GGT 38U/L，TC 4.1mmol/L，TG 1.9mmol/L。B超检查示肝脾未见明显异常，CT检查示肝/脾 CT值>1.0。

**【按语】**　此例病患与情志失调有关，情志抑郁，肝失条达，疏泄不畅，肝气郁结，气阻络痹，易于导致湿浊停积而致脂肪肝。应用柴胡疏肝散合金铃子散加减治疗后，木气条达，气血冲和，痰湿渐消，有利于脂肪肝的消退。

## 四、痰瘀互结案

患者，男，45岁，2011年5月9日初诊。主诉：右胁胀刺痛闷不适、乏力6个月，加重1周。患者1周前因工作劳累和心情压抑出现右胁胀闷刺痛不适，乏力加重，遂前来就诊。现症：面色晦暗，纳呆口渴，恶心厌油腻，咳吐痰涎，脘腹痞闷，肝大，刺痛，舌体胖大边有齿痕，或舌质暗有瘀斑，脉弦滑。肝功能检查示 ALT 112U/L，AST 87U/L，GGT 79U/L，TC 6.5mmol/L，TG 5.3mmol/L。B超检查示脂肪肝。CT检查示肝/脾 CT值<0.5，重度脂肪肝。

**中医诊断：**肝癖（痰瘀互结型）。

**治法：**活血化瘀，祛痰散结。

**方药：**桂枝茯苓丸合泽泻汤加减。桂枝10g，赤芍10g，丹皮10g，茯苓20g，泽泻30g，白术10g，桃仁10g，法半夏10g，山楂15g，橘红10g，郁金10g，丹参15g，甘草3g。7剂。每日1剂，水煎，分2次温服。同时予以针刺治疗，穴取足三里、丰隆、三阴交、中脘、太冲。患者取舒适体位并暴露需针刺穴位处，常规消毒后，毫针直刺足三里1.5寸，丰隆2寸，三阴交、中脘各1寸，太溪、太冲各0.8寸。丰隆、太冲施大幅度提插泻法，足三里、三阴交、中脘施大幅度提插捻转平补平泻法。留针30分钟，其间足三里、三阴交、中脘隔10分钟加强手法一次。同时嘱患者忌食生冷肥甘酒醴之品，调理饮食，适当运动。

**2011年5月19日二诊：**上述症状明显减轻，但仍便溏。上方加炒薏苡仁30g。15剂，每日1剂，水煎，分2次温服。继续上述方案随证加减。

**2011 年 7 月 28 日四诊**，症状消失，肝功能检查示 ALT 22U/L，AST18U/L，GGT 41U/L，TC 4.4mmol/L，TG 1.9mmol/L。CT 检查示肝/脾 CT 值＞1.0，提示脂肪肝消失。

【**按语**】　患者肝气不舒，气机不畅，导致津液、血液运行不利，形成痰瘀互结，故选用了桂枝茯苓丸合泽泻汤加减治疗，桂枝茯苓丸活血祛瘀利水，泽泻汤行水消痰，两者合用使血通水行，浊消脂散，诸证自平。痰瘀互结是难治之症，针刺足三里穴可健胃消食，化痰消湿；针刺丰隆穴可使气行津布，中土得运，湿痰自化，祛湿化痰；针刺三阴交穴可健脾益血，促使体内的湿、浊、毒素排出体外；针刺中脘穴具有和胃健脾、降逆利水之功；针刺太冲穴具有平肝潜阳、行气解郁之功效。针刺这五个穴位均可达到化痰祛湿、行气活血、疏肝利胆的功效，从而有效地治疗痰瘀互结之脂肪肝。肝大者加炙鳖甲、昆布；顽痰胶着不解者加青黛、白矾；体胖湿盛者加炒二术、茯苓、生薏苡仁。

临床体会：脂肪肝是由饮食结构、生活方式改变引起的，多因营养过剩、运动少、大量热量转化为脂肪而形成，这也与脾主运化和肌肉功能有关。该病病位在肝，病机关键在脾，属痰饮为患。张仲景言："见肝之病，知肝传脾，当先实脾。"脾为生痰之源，所谓"病痰饮者，当以温药和之"，脂肪肝应从脾论治，一者脾主运化水湿，脾健则水湿不能形成痰饮；二者脾健，则生化气血以养肝，肝藏血，体阴而用阳，木气条达，气血冲和，肝病自愈。

# 第五节　肝胆道结石

肝胆道结石是以右胁胀痛为临床表现的肝胆病证，平时症状不明显，发作时右上腹胀痛常放射至右肩胛，严重者反复发热，出现黄疸，常规 B 超和 CT 检查可明确诊断。中医认为，肝胆道结石与七情内伤、饮食失调、虫积等因素造成肝失疏泄、脾失健运，致胆汁排泄不畅、湿热内蕴不解而酿成结石有关。胆汁的化生和排泄，由肝的疏泄功能控制和调节，六腑以通为用，胆汁以降为顺，若肝失疏泄，导致胆汁排泄不畅，瘀积于肝胆道，日久则会出现肝胆道结石。

## 一、脾阳虚肝郁型肝内胆管结石合并胆总管结石案

苏某，女，54 岁，广东人。患者因反复右上腹胁胀腹痛或者隐痛 1 年，加重 1 周来诊。诊时症见：以右上腹胁胀腹痛为主，可引及右肩胛骨处疼痛，形体消瘦，面色少华，不思饮食，上腹部饱胀不适，平素情志抑郁，大便前干后烂。舌质苔淡暗，边有齿痕，苔白，脉弦细。查体：体温 36.6℃，脉搏 75 次/分，呼吸 20 次/分，血压 120/70mmhg；全身皮肤黏膜、巩膜未见明显黄染；双肺呼吸音清晰，心率 75 次/分，律齐；腹平坦，右上腹轻压痛，无反跳痛，肝脾肋缘下未触及，全腹未触及包块，墨菲征阴性；叩诊呈鼓音，肝上界位于右锁骨中线第 5 肋间，肝区有叩击痛，移动性浊音阴性；肠鸣音 4～5 次/分，未闻及异常血管杂音。广东省某医院彩色多普勒超声（2011 年 6 月 20 日，影像号：860113）提示"肝实质回声均匀，肝左叶高回声团块 21mm×12mm，胆管结石？建议进一步检查。胆总管上段内高回声团 18mm×92mm，胆总管泥沙样结石？"。另一家医院增强 CT 提示肝内外胆管扩张，在扩张的左肝内胆管及胆总管腔内可见多发大小不等的圆形、柱形或者不规则高密度影，其中最大一个大小约 8mm×8mm×14mm，增强无强化。

**中医诊断**：肝内胆管结石合并胆总管结石（脾阳虚肝郁型）。

**治法**：先益气温阳、健运脾胃，后疏肝利胆。

**方药**：补中益气汤和四逆汤加减。柴胡 9g，延胡索 40g，黄芪 30g，党参 15g，升麻 6g，陈皮 6g，当归 6g，白术 12g，鸡内金 30g，制附子 9g（先煎），干姜 6g，炙甘草 6g。7 剂，水煎服，每日 1 剂。

**二诊**：患者服药 1 周后上述症状减轻，换用疏肝利胆，佐以益气。方药：琥珀 6g（冲服），车前草 20g，海金沙 20g（包煎），丹参 15g，牛膝 15g，郁金 30g，姜半夏 15g，黄芪 30g，鸡内金 30g，金钱草 30。7 剂，水煎服，每日 1 剂。服药 1 周后胁胀腹痛等均明显减轻。患者每次大便后均淘沙，每次都可发现一些细沙样物质。

2011 年 9 月 7 日复查，经某医院彩色多普勒超声检查提示肝实质回声均匀，胆总管内径 9mm，胆总管上段内高回声团 13mm×5mm，颗粒，强回声。

继以二诊方随证加减。2011 年 10 月 11 日复查，广东省某医院彩色多普勒超声提示肝实质回声均匀，肝内、外胆管未见扩张，肝左叶可见数个 1mm×2mm 稍高回声小光。

【按语】 胁肋是肝胆所在部位，《景岳全书》曰："胁痛之病，本属肝胆二经，以二经之脉皆循胁肋故也。"本病乃肝郁脾虚气滞，瘀热互结胆经，郁滞成积，呈持续性胀痛。积久克土，必损及后天之本，使脾失健运，胃失和降，故出现食欲不振、腹胀、乏力。患者首先表现出脾阳失于温运，故先益气温阳、健运脾胃，待脾胃稍健即疏肝利胆，在疏肝利胆的同时不忘益气健脾、益气化瘀、理气化瘀，诸药合用，共达化石去石的目的。值得注意的是，清肝利胆成为"共识"，大剂量的"三金"（金钱草、郁金、海金沙）临床不鲜见，但"三金"偏于祛邪，若在正虚的情况下一味祛邪可能欲速则不达，因为气不足则推动无力，徒伤正气而邪未去。该病即使手术或者药物治疗达到一定疗效，复发的概率还是很大，应健脾疏肝以巩固疗效。

## 二、肝郁脾虚型胆囊结石案

薛某，男，2 岁，2015 年 4 月 30 日初诊。患儿曾因右上腹痛在珠海当地医院做 CT 检查发现"胆囊结石 0.6cm×0.9cm，胆囊炎"，随后在某大学附属第一医院做 B 超提示"胆囊结石 0.6cm×0.6cm，胆囊壁 0.4cm"。现症：纳呆腹胀或者腹痛，易于烦躁，睡眠欠安，二便可。舌边淡红，苔薄黄，脉弦细稍弱。

**中医诊断**：胆石症（肝郁脾虚型）。

**方药**：柴胡疏肝散加减。柴胡 10g，枳实 10g，白芍 15g，炙甘草 5g，延胡索 10g，乌梅 10g，砂仁 5g（后下），鸡内金 15g，麦芽 30g。7 剂，水煎服，每日 1 剂，分两次服。

患儿一周后复诊，腹痛消失，胃纳欠佳，舌质边淡红，苔薄腻，脉弦细弱，辨证为肝郁减轻，脾虚夹湿。处方：太子参 15g，焦白术 10g，陈皮 6g，茯苓 15g，桔梗 5g，薏苡仁 20g，法半夏 10g，炙甘草 5g，山楂 10g，砂仁 5g（后下），鸡内金 15g，麦芽 30g。30 剂，水煎服，每日 1 剂，分两次服。

1 个月后复诊，患儿有疲劳感，舌边淡红，苔薄黄，脉弦细弱，辨证为气虚明显。处方：黄芪 20g，当归 5g，升麻 6g，柴胡 9g，陈皮 6g，白术 15g，陈皮 6g，党参 15g，海金沙 15g（包煎），炙甘草 5g，服用两周。按照以上方法辨证序贯应用，患儿于 2016 年 1 月 5 日在当地医院复查 B 超未发现结石，2016 年 1 月 24 日在某大学附属第一医院复查 B 超提示胆囊内未见异常回声，胆囊壁 0.2cm，嘱予以四君子汤加鸡内金颗粒剂服用以巩固疗效。

**【按语】** 患儿因胁腹部痛发现胆囊结石，原因不明，中医辨证为肝郁脾虚，或疏肝理气止痛，或健脾开胃祛湿，或补中益气佐以利胆，辨证序贯应用，不拘泥于一法，取得良好疗效。

## 三、湿热郁滞型胆总管结石案

古某，男，61 岁，2010 年 9 月 27 日初诊。患者 3 天前因饱食和饮酒后腹痛腹胀，自行服用治胃病药后，腹痛腹胀减轻，但出现身目黄疸。在某医院做彩色多普勒超声提示胆总管中下段内高回声团 20mm×2mm，胆总管肿瘤待排？建议进一步检查。增强 CT 提示胆总管扩张，在扩张的胆总管中下段管腔内可见多发大小不等的圆形、柱形或者不规则高密度影，其中最大一个大小约 12mm×9mm×9mm，增强无强化。收入院后拟手术治疗。诊时见身目黄染，色泽鲜明，胸脘胀满，呃逆，纳差，尿黄，大便 4 日未行，舌苔淡黄垢浊，舌质暗红，脉弦濡滑。体检：体温正常，神志尚清但困倦欲寐，全身深度黄染，心肺正常，腹平软，肝脾肋下未触及，肝区叩击痛，无腹水征。肝功能实验室检查：TBIL 155.9μmol/L，DBIL 50.6μmol/L，AST 50U/L，ALT 90U/L，HBV-DNA（−），抗-HCV（−），AFP（−）。舌红苔黄腻，脉弦滑。

**中医诊断：** 胆石症（湿热郁滞型）。

**治法：** 清热利湿，通腑退黄。

**方药：** 茵陈蒿 30g，大黄 9g（后下），金钱草 60g，海金沙 30（包煎），车前子 30g（包煎），虎杖 30g，赤芍 30g，茯苓 15g，郁金 15g，薏苡仁 30g。3 剂，水煎服，每日 1 剂。服后大便通畅，坚持服用此方 3 日后，黄疸逐渐消退，1 周后复查 CT 提示肝右叶见数个 3mm×5mm 强回声斑块，胆总管扩张，胆总管上中段未见异常，下端显示不清。

**【按语】** 本案例缘于患者饮食不节，损伤脾胃，致运化功能失职，湿浊内生，郁而不化，致胆汁排泄不畅、湿热内蕴不解而酿成结石；湿热熏蒸肝胆，胆汁外溢，浸淫肌肤而发黄，湿邪上扰，有蒙闭清窍之势。经清热利湿、通腑退黄治疗，腑气通畅、湿热消散，诸症随之改善。六腑以通为用，胆汁以降为顺，在胆总管结石发作期应重视通腑治疗。

## 四、湿热蕴结型胆囊结石案

孙某，女，43 岁。2017 年 3 月 9 日初诊。形体肥胖，自诉饮酒后出现胁肋胀痛拒按，右上腹部疼痛向后背部放射，腹满纳呆，恶心呕吐，口苦口干，大便黏滞熏臭不爽，小便黄赤，舌质红，苔黄腻，脉弦滑数。B 超提示胆囊内泥沙样结石 2.4cm×0.7cm，胆囊壁 6mm。

**中医诊断：** 胆石症（湿热蕴结型）。

**治法：** 清利湿热，疏肝利胆。

**方药：** 大柴胡汤加芒硝 10g（后下），金钱草 30g。7 剂，水煎服，每日 1 剂。

**2017 年 3 月 16 日二诊：** 患者服药 2 剂后腹泻黑臭便量多，胁肋胀痛减轻，恶心呕吐停止；7 剂服完胁肋胀痛拒按、腹满纳呆等症基本消失，能进食稀粥，食之有味，畏寒，舌苔黄腻大部分退去。拟大柴胡汤将大黄减量，加金钱草、海金沙、郁金、鸡内金等以利胆排石；早上服用四逆汤颗粒温脾阳。继续服用上述方药化裁 3 个月，患者诉服药后总共排出绿色细小结石 30 多粒，"B" 超提示胆囊内泥沙样结石 1.5cm×0.3cm，胆囊壁 2mm，胁肋胀痛拒按、腹满纳呆等症消失，尚有乏力，腹胀，大便溏，舌苔微腻，脉细弦，证属肝郁脾虚，以逍遥散加郁金、鸡内金巩固疗效。

【按语】　湿热蕴结于肝胆，肝失疏泄，胆气上逆，故胁痛、右上腹部胀痛、口苦。湿热中阻，脾胃升降失常，故恶心呕吐；舌苔黄腻均是肝胆湿热之征。大柴胡汤疏肝利胆、通腑排石，加清利肝胆湿热之药增加排石效果。湿热消退后脾阳虚症状明显，故早上服用四逆汤温脾阳，运化有常有利于大柴胡汤的疏肝利胆排石。后期则宜疏肝健脾利胆，巩固疗效。

## 五、肝郁脾虚型肝内胆管结石合并胆总管结石案

林某，女，51岁，广东深圳人。患者因反复右上腹胁胀腹痛或者隐痛1年，加重2周来诊。以右上腹胁胀腹痛为主，可引及右肩胛骨处疼痛，形体消瘦，面色少华，不思饮食，上腹部饱胀不舒服，进食后明显加重，平素情志抑郁，大便前干后烂。舌质淡暗，边有齿痕苔白，脉弦细。查体：体温36.9℃，脉搏70次/分，呼吸20次/分，血压115/66mmHg；全身皮肤黏膜、巩膜未见明显黄染；双肺呼吸音清晰，心率75次/分，律齐；腹平坦，右上腹轻压痛，无反跳痛，肝脾肋缘下未触及，全腹未触及包块，墨菲征阴性；叩诊呈鼓音，肝上界位于右锁骨中线第5肋间，肝区有叩击痛，移动性浊音阴性；肠鸣音4～5次/分，未闻及异常血管杂音。曾在深圳某医院检查提示肝内胆管结石，建议手术治疗，遂到某大学附属第一医院检查，增强CT提示胆总管下端及左侧肝内胆管内见多发高密度影，直径7～25mm，肝内外胆管扩张，胆总管内径20mm。广东某中医院彩色多普勒超声提示肝实质回声均匀，肝左叶高回声团块21mm×12mm，胆管结石？建议进一步检查。胆总管上段内高回声团18mm×92mm，胆总管泥沙样结石？增强CT提示胆总管下端及左侧肝内胆管内见多发高密度影，直径7～25mm，肝内外胆管扩张，胆总管内径20mm，在扩张的左肝内胆管及胆总管腔内可见多发大小不等的圆形、柱形或者不规则高密度影，其中最大的一个为8mm×8mm×14mm，增强无强化。

中医诊断：肝内胆管结石合并胆总管结石（肝郁脾虚型）。

治法：疏肝利胆，益气温阳。

方药：益气温阳颗粒。早上空腹服用。疏肝利胆，方药：柴胡12g，延胡索15g，黄芪30g，党参15g，升麻6g，陈皮6g，当归10g，白术15g，鸡内金30g，金钱草30g，海金沙30g（包煎）。7剂，水煎服，每日1剂，日服2次。

服药1周后上述症状减轻，患者每次大便后均淘沙，每次都可发现一些细沙样物质。第三周出现右上腹胀痛明显，呕吐胃内容物1次，在深圳某医院急诊止痛治疗。中药予以通腑治疗3天，在前方中加琥珀6g（冲服），大黄15g，芒硝10g，郁金30g，每日1剂，水煎服，早上仍用益气温阳颗粒。患者到某大学附属第一医院做ERCP治疗，未发现结石，切开十二指肠乳头引流。予以疏肝健脾中药调理1周。

2011年9月7日复查，某大学附属第一医院彩色多普勒超声提示肝实质回声均匀，胆总管内径9mm，胆总管上段内高回声团13mm×5mm，强回声，伴有声影，

继以原方随证加减。2011年10月11日复查，广东省某中医院彩色多普勒超声提示肝实质回声均匀，肝内、外胆管未见扩张，肝左叶可见数个1mm×2mm稍高回声团。

【按语】　患者肝气郁结，脾阳失运，故温运脾阳、疏肝利胆并举，早上服用益气温阳颗粒以增强脾阳气化能力；肝气郁结则胆气不舒，疏肝利胆以促进胆石排出，得脾阳之温运则排

石之力增强。胆石在胆道瘀积致疼痛明显时，需增加通腑泄浊之力，且顺势促进胆石排泄，取得良好疗效。值得注意的是，中药治疗胆石梗阻引起的急腹症，应在外科医生的密切监护下进行。虽然本例患者在停药 1 个月后复查仍发现少量胆石，提示胆石生成原因并未完全消除，该病即使手术或者药物治疗达到一定疗效，复发的概率还是很大，应健脾疏肝予以巩固疗效。

　　临床体会：随着工作方式和生活习惯的改变，我国肝胆道结石的发病呈逐年上升趋势。疏肝健脾、祛邪溶石是治疗肝胆道结石的方法，胆汁的化生和排泄，由肝的疏泄功能控制和调节，肝疏泄功能正常则促进六腑通、胆汁降；疏肝的同时不忘健脾，脾虚不能运化水谷精微，肝气亦虚，肝气虚则疏泄失司，肝气郁结，胆汁流出不畅；同时脾虚运化无力，水湿内停，肝郁日久化热，热与湿互结。因此，调理肝脾、祛邪溶石为本病治疗方法，在发作时应重视通腑治疗，在缓解期应重视健脾治疗。

# 第五章 肾系疾病

## 第一节 水 肿

水肿是体内水液滞留，泛滥肌肤，以头面、眼睑、四肢、腹背，甚至全身水肿为特征表现的一类病证。严重者还可能伴有胸腔积液、腹水等。水肿的发生，大多因感受外邪，饮食失调，或劳倦过度，使肺失宣降通调，脾失健运，肾失开阖，三焦气化不利，导致体内水液潴留。其病位在肺、脾、肾，与三焦和肝相关，而关键在肾。

水肿作为一种临床表现，可由现代医学中不同的疾病所引起。主要包括肾源性水肿，如各型肾炎、肾病综合征、急慢性肾衰竭等引起的水肿；心源性水肿；肝源性水肿；内分泌性水肿；营养不良性水肿；静脉回流障碍性水肿；特发性水肿等。凡出现以水肿为主要症状者，属于中医学"水肿"范畴，均可参考本节进行辨证论治。临床上水肿多以肾脏疾病为主，亦最为难治，故本节主要以肾病验案加以阐述。

### 一、邪犯太阳之风水案

陈某，男，70 岁，主诉：双下肢水肿伴尿检异常 2 周余。患者于 2 周前被蚊虫叮咬，左下肢红疹，数天后发现双下肢水肿，逐渐加重，当地查尿蛋白（+++），尿隐血（+），血白蛋白 20.7g/L，血肌酐 85μmol/L，其后血肌酐升至 203.3μmol/L，转入我院，入院时双下肢中度水肿，尿中泡沫较多，小便量少，近期体重增加 4kg，偶有胸闷心慌，口苦，咽干，纳可，夜寐尚安，大便正常。尽快予肾活检，病理示局灶节段性肾小球硬化（FSGS）；肾小管间质轻度急性病变。服用泼尼松 40mg，每日 1 次，无明显缓解，肾功能进展。血压 133/79mmHg。两肺听诊呼吸音清，未闻及干、湿啰音。查尿常规：尿蛋白（+++），白细胞计数 26/μl，透明管型 8/LPF；24 小时尿蛋白定量 3.998mg（0.8L）；血生化：尿素 17.99mmol/L，肌酐 315.2μmol/L，血清碳酸氢盐 20.1mmol/L，白蛋白 24.50g/L，尿酸 535μmol/L，胱抑素 C 4.82mg/L；血常规：血红蛋白 111g/L，中性粒细胞 79.0%。患者初起病予小柴胡汤合升降散加减，病情无缓解，肾功能进展。入院第 10 天患者突发全身红疹密布，皮肤瘙痒，轻恶寒，眼睑水肿，咽喉不适，双下肢水肿，纳食可，睡眠不佳，大便 2 次，舌红，苔薄黄腻，舌下瘀脉显，脉弦。

**中医诊断：** 水肿（邪犯太阳型风水，经腑同病）。

**治法：** 发表通里，解毒利水，攻下浊瘀。

**方药：** 麻黄加术汤合桃核承气汤合小柴胡汤加减。蜜麻黄 6g，桂枝 10g，杏仁 10g，炙甘草 5g，党参 10g，炒白术 10g，茯苓皮 20g，柴胡 20g，黄芩 10g，姜半夏 10g，干姜 10g，葛根 30g，炒白芍 10g，酒萸肉 15g，炒僵蚕 10g，全蝎 4g，酒地龙 10g，炒桃仁 10g，红花 10g，六月雪 30g，土茯苓 30g，茵陈 20g，失笑散 30g，白花蛇舌草 30g，熟大黄 12g。7 剂，水煎服，每日 1 剂。

患者服药 7 剂，皮疹退，瘙痒缓解，尿量增多，水肿消退，复查 24 小时尿蛋白定量 2.093mg

（2.4L），肾功能恢复，尿素 12.06mmol/L，肌酐 143.6μmol/L，病情稳定出院，前法继进，出院后 1 个月复查尿常规转阴，24 小时尿蛋白定量 370mg（2L），肾功能基本正常，尿素 7.2mmol/L，肌酐 103.8μmol/L。

**【按语】**　本案为肾病综合征（局灶节段性肾小球硬化），伴有急性肾衰竭。起病急，病程短，进展快，肿势盛，大量蛋白尿，急性肾衰竭。起病时有蚊虫叮咬后红疹诱发，出现下肢水肿，初辨为邪从肌表而起，由表入里，邪入少阳，气化不利，三焦水道通调失常，故有水肿、口苦咽干、脉弦之证，以小柴胡汤加减治疗，但病重药轻，病情暂无缓解，肾功能进一步进展。10 天后患者出现周身红疹瘙痒，查无明显药食过敏，考虑为病邪久滞，前方扶正祛邪，正气来复，祛邪外出，皮肤红疹瘙痒为里邪达表之候。辨证风湿夹热，搏结于肌表，并随经入腑，结于膀胱下焦，肾失开阖，膀胱气化不利，水湿潴留，发为水肿、蛋白尿，浊瘀内阻，尿毒素潴留，发为急性肾衰竭，并逐步加重。

治疗上太阳经腑方并用，麻黄加术汤合桃核承气汤，继续配合小柴胡汤加减，药后患者水肿、皮疹消退，肾病快速缓解，1 周后病情稳定出院，1 个月后尿常规和肾功能基本正常。

麻黄加术汤出自《金匮要略·痉湿暍病脉证》，是治疗湿病风湿在表的代表方，由麻黄、桂枝、杏仁、甘草、白术组成，方中麻黄辛温走散，祛风以发表，功专开达腠理，通经止痛，故邪在肌表，无问寒热虚实，皆可应用。本例正气来复，邪出肌表，当因势利导，汗而发之。选用麻黄加术汤，取法微汗以开表达邪，发越肺气，通调水道，下输膀胱，利水消肿；太阳随经入腑，下焦失利，浊瘀内陷，膀胱蓄血，毒素潴留，当以桃核承气汤来通利经脉，攻下瘀浊。诸法并用，患者肾病得以快速缓解。

现代研究表明：麻黄加术汤可调节 T 细胞亚群比例平衡，降低 CD4+，CD4+/CD8+，其可能通过调节患者的细胞免疫功能而发挥治疗作用；并能够减低 PTGS2、AKT1 等介导的氧化应激，减少 NOS2、PPARG、IL-6、CXCL8、MAPK3 等炎症因子的表达，干预 IL-17、TNF、TLR、Th17、TCR 等免疫与炎症相关通路，从而发挥抗炎作用，治疗自身免疫性疾病。临床报道：桃核承气汤能有效缓解急性肾衰竭的临床症状，在短期内改善肾功能，有利于减少并发症的发生，缩短肾功能恢复时间和住院时间。这些药理机制和临床疗效的观察，临证时均可参考应用。

## 二、阳明热盛入营案

杜某，女，44 岁。主诉：双下肢水肿伴腹胀胸闷，尿量减少 5 个月。患者在 5 个月前无明显诱因下出现双下肢水肿，伴尿沫增多，尿量减少，当地医院查尿常规示蛋白（+++），UTP 5.85g/d，伴血压升高，短暂服用雷公藤多苷片。后多次至某三甲医院肾脏病科就诊，服用小剂量泼尼松 20～30mg/d，尿检无明显改善，水肿逐渐加重，肾功能异常，血肌酐 199μmol/L，查 UTP 18.03g/d，尿沉渣红细胞 1565.4/μl，多形型；总胆固醇 13.3mmol/L，三酰甘油 2.45mmol/L，ANA、ds-DNA、ANCA、抗 GBM 抗体、抗心磷脂抗体及免疫固定电泳均阴性。行肾活检病理诊断示局灶节段性肾小球硬化（5/25）；肾脏病变类型及特点：肾小球节段轻度系膜增生性病变，球性废弃和节段硬化，肾小管间质轻度急性病变（10%），动脉硬化。诊断为肾病综合征（局灶节段性肾小球硬化）伴急性肾衰竭。治疗上予泼尼松 30mg，每日 1 次，口服并予降压、抑酸护胃、补钙、调脂等治疗，双下肢水肿逐渐加重，伴尿量减少，血肌酐升至 217.4μmol/L，胸部 CT：双侧胸腔积液，心包积液，腹水。予甲泼尼龙注射剂 20mg/d 静脉滴注，并加用利妥昔单抗 0.1g 治疗，患者在静脉滴注利妥昔单抗（RTX）约 0.025g 后出现胸闷、气促，血压下降，遂停用。查淋巴细胞免疫分型 CD19+ 0 个/μl，CD20+ 1 个/μl。为求进一步治疗收住我院。刻下：患者极度乏力，卧床不能行走，情绪悲观，双下肢重度水肿，腹部膨隆，腹胀，尿量 500～600ml/d，面赤，触之灼热，近之觉有热气蒸腾，自诉每于上午 10 时起发热，体温 37～37.2℃，傍晚热退，纳谷不振，烦躁，夜寐欠安，大便日行 1 次，色黄成形。舌红赤绛，干燥，苔薄少，脉细数。现已停经 2 个月。查体：体温 37℃，血压 139/98mmHg，两下肺呼吸音低，腹部膨隆，移动性浊音阳性，液波震颤阳性，双下肢重度凹陷性水肿。

**中医诊断：**水肿（阳明热盛入营型）。

**治法：**清气凉营，解毒养阴，活血清利，透热转气。

**方药：**三石汤合犀角地黄汤加减。寒水石 30g，六一散 30g，生石膏 30g（先煎），知母 15g，金银花 30g，姜竹茹 10g，焯苦杏仁 10g，小通草 6g，淡竹叶 10g，水牛角 60g，生地黄 20g，玄参 30g，麦冬 20g，牡丹皮 15g，炒赤芍 15g，麸炒僵蚕 10g，烫水蛭 6g，全蝎 6g，茯苓皮 30g。7 剂，水煎服，每日 1 剂。

服药 1 周后患者水肿明显消退，腹胀减轻，复查：24 小时尿蛋白定量 4.354g（1.35L），24 小时尿量 2.3L；尿常规：尿蛋白（++），隐血弱阳性。患者大便偏稀，原方加姜半夏 10g，干姜 6g，陈皮 10g，葛根 30g。其后以本方为基础加减微调，考虑患者每日 10 时许面部潮红、灼热，太阳经旺盛之时，伴大便稀，兼有太阳阳明证，入葛根芩连汤略作调整。

服药 1 个月后复查 24 小时尿蛋白定量 1.711g（1.25L），尿常规：尿蛋白（++），BLD（+），肝肾功能：尿素 7.11mmol/L，肌酐 64.4μmol/L，eGFR 101ml/min，考虑患者气营两燔证虽减，但兼有热毒蕴结于上，拟入升麻鳖甲汤加减入营搜邪，升散郁毒，上方去半夏、干姜、陈皮、葛根、黄连、黄芩。

出院后复诊，面肢水肿消退，血压正常，泼尼松规律撤减，复查尿常规：蛋白-或+，24 小时尿蛋白定量 0.267g（1.55L），病情基本缓解，原方加减继续治疗。

**【按语】** 患者病属难治性肾病综合征，合并急性肾衰竭，肾脏病理示局灶节段性肾小球硬化，对激素和免疫抑制剂抵抗，利尿剂治疗效果差，治疗陷入困境，尿量减少，肾功能快速恶化。淋巴细胞 CD19+0 个/μl，CD20+1 个/μl，免疫已最为低下，治当以中医药为主，尽早干预，调节免疫降蛋白，保护肾功能。患者高度水肿，尿量少，胸腔积液、腹水，大多会辨为脾肾亏虚、水湿泛溢之阴水，治从温补脾肾入手，但临证见面红，热气蒸腾，每于上午 10 时许体温为 37～37.2℃，舌红绛，少苔，少津，以之为辨证要点。上午发热甚，辨为阳明热盛为主，极度疲乏烦躁，舌红绛少津，为邪热渐入营分，营血沸腾，气营两燔，阴液亏耗，热毒瘀血与痰结痹阻肾络，精微下泄，浊瘀潴留。肾失开阖蒸腾，水液代谢失常，泛于肌肤，流于空腔，发为高度水肿、胸腔积液、腹水、心包积液；关门不利，精微物质下泄，发为大量蛋白尿；浊瘀潴留，血清肌酐升高，肾衰竭。治疗上当清泻阳明热盛，凉营解毒散瘀，透热转气达表，兼以活血清利泄浊。激素不可骤停，当原剂量继服逐步撤减。

故以三石汤合犀角地黄汤为基础，配合增液汤加减。三石汤出自《温病条辨》，清泻阳明气分，阳明为十二经之海，阳明清则十二经皆清；临床上犀角不可得，改用大剂量水牛角片，用至 60g，取凉血解毒之功，生地黄滋阴清热凉血，配伍玄参、麦冬加强增液，可补、可通，再入僵蚕、水蛭、全蝎搜风剔络，活血化痰，针对节段硬化，降低肾损害蛋白尿，促进肾功能恢复。全方有清瘟败毒饮之意，但取三石汤属金色白，以庚金之气统领一身之气，气化湿亦化，三焦气化得宜，故病趋缓解，本例治疗 1 月余，水肿消退，肾功能恢复，尿蛋白减少，肾病综合征完全缓解，疗效满意。

## 三、邪郁少阳案

张某，女，10 岁，家长代诉：水肿间作 5 年余，漂浮幻觉半年，加重伴恶心纳差 10 天。患者于 5 年前出现水肿，伴有大量蛋白尿，诊断为肾病综合征，未行肾活检，血压正常，于当地医院诊治，口服足量糖皮质激素，病情缓解，规律撤减，每至小剂量，因感冒复发，现复发第三次，多次辗转全国各大医院诊治。10 多天前患者不慎感冒，查蛋白尿（++），尿中泡沫增多，遵医嘱将泼尼松由 15mg，隔日 1 次，翻倍增至 15mg，每日 1 次，继续服用肾复康胶囊、槐杞黄颗粒、卡托普利等，病情未获缓解，平素纳差，情绪抑郁不欢，近日出现恶心干呕，自诉于半年前起出现身体漂浮等幻觉，并逐渐加重。刻下：双下肢轻中度水肿，按之凹陷，尿中泡沫多，乏力，纳差，恶心欲吐，干呕，口干不欲饮，胸闷不舒，时时出现幻觉，人有漂浮感，每次发作 20～30 分钟，尿频次多，夜寐欠安，夜尿 3 次，大便基本成形。舌淡红，苔薄白腻，脉小弦紧，左寸盛。

**中医诊断：**水肿（邪郁少阳气化失常型）。

**治法：**和解少阳，化气行水，和胃安神。

**方药：**小柴胡汤加减。党参 10g，生黄芪 20g，炒白术 10g，柴胡 10g，黄芩 10g，姜半夏 10g，干姜 10g，桂枝 10g，姜竹茹 10g，炒枳壳 10g，陈皮 10g，石菖蒲 10g，广郁金 10g，炒白芍 15g，炙甘草 5g，生龙骨 30g，生牡蛎 30g，天花粉 15g，茯苓皮 15g，制大黄 3g。3 剂，水煎服，每日 1 剂。

服用 3 剂后，复查尿常规转阴，24 小时尿蛋白定量 0.01g（1.2L）。服完 14 剂，精神转佳，渐感轻松，恶心干呕未作，纳谷增，幻觉漂浮感减少，偶作约 2 分钟，尿频减轻，夜寐改善，夜尿 1～2 次，大便基本成形。

**【按语】**　患者为青少年，自幼时起患有肾病综合征，病史已 5 年，为激素依赖型难治性肾病，病情反复随其成长，患者及家长精神压力大，走遍全国多处求诊，此次因感冒复发，伴随消化道症状，以及幻觉，精神异常加重。情绪抑郁不稳，恶心干呕，纳差，胸闷不舒，乏力疲劳感，脉弦紧，均符合《伤寒论》之胸胁苦满，默默不欲饮食，心烦喜呕，脉弦之少阳证。患儿患病日久，正气耗损，血弱气尽腠理开，邪气因入，与正气相搏，结于胁下，为邪郁少阳之机。肝气郁结，清阳不展，神疲乏力；情志紧张抑郁，神魂不定，出现漂浮幻觉；肝郁克犯脾土，则恶心干呕；肝郁疏泄失常，三焦津液代谢异常，痰湿水饮泛溢肌肤，则下肢水肿；肝失疏泄，肾关不固，失于封藏，则反复蛋白尿。

治疗上宜和解少阳，疏肝解郁，和胃降逆，镇静安神。方选和解少阳代表方小柴胡汤加减，患儿稚阴稚阳，脏气轻灵，随拨随应，药后病情快速缓解，水肿消退，蛋白尿转阴，精神状态好转，神情轻松，纳谷改善，紧张导致的尿频亦明显减少。有研究报道，小柴胡汤具有免疫调节作用，可抑制细胞增殖及诱导；还具有激素样及非激素样抗炎作用，可双向调节下丘脑—垂体—肾上腺皮质功能和糖皮质激素水平及糖皮质激素受体 mRNA 水平；并通过抑制炎症细胞因子 TNF-α、IL-1β、IL-6、M-CSF 的表达，抑制炎症反应。临床报道小柴胡汤治疗慢性肾炎、糖尿病肾病、肾衰竭取得良好的疗效，现在正越来越多地应用于慢性肾脏病，以及服用激素后肾病的治疗。

方中加入生龙骨、生牡蛎镇潜安神,石菖蒲、广郁金开窍醒神,配合桂枝、茯苓,随方加减,共同组成调节神志名方——柴胡加龙骨牡蛎汤,以期同时缓解抑郁状态及精神异常。药后患儿紧张抑郁改善,幻觉漂浮感明显减少,精神状态等好转,加之肾病的缓解,树立起了治疗疾病的信心。

## 四、太阴脾虚案

孙某,男,21岁,主诉:水肿间作3年,加重2个月。患者于3年前感冒后出现肾病综合征,高度水肿,在某医院行肾活检,诊为原发性膜性肾病,给予足量激素,并先后采用雷公藤多苷片、吗替麦考酚酯、他克莫司等多种免疫抑制剂治疗,始终未见缓解,24小时尿蛋白定量波动于6.87~17.08g,属超大量蛋白尿。肝肾功能正常,血压正常。1年前患者重复做肾活检提示肾小球膜性病变,血管袢皱缩,广泛链条样改变,小管间质慢性化病变明显加重,广泛纤维化。鉴于既往免疫抑制治疗无效,小管间质慢性病变明显加重,遂停止免疫抑制治疗。初诊患者面色晦暗,形体消瘦,双下肢轻度水肿,按之凹陷,时有腰酸乏力,尿中泡沫多,纳谷不振,寐安,夜尿1次,大便日行1次,偏烂,服用厄贝沙坦150mg,每日1次,保肾降蛋白。24小时尿蛋白定量8.48g,尿常规:蛋白(+++),红细胞58/µl,隐血(++)。舌淡红暗,苔薄腻,脉细。

**中医诊断:**水肿(脾肾气虚,风湿瘀阻型)。

**治法:**益肾健脾,祛风通络,淡渗利水。

**方药:**生黄芪40g,太子参30g,炒白术10g,生薏苡仁30g,茯苓皮50g,猪苓30g,车前子35g,泽兰、泽泻各25g,川续断15g,桑寄生15g,杜仲20g,石韦20g,僵蚕15g,全蝎3g,蝉衣8g,牛蒡子15g,地龙10g,猫爪草10g,白花蛇舌草20g,丹参20g,川芎10g,红花10g,小红枣10g,生甘草5g,佛手10g,防风5g。14剂,水煎服,每日1剂。

服上方14剂,患者未诉明显不适,饮食二便基本正常,逐步将生黄芪加量至40~65g,以加强补气之效;间以入桃仁、水蛭以加强破血祛瘀;入山慈菇、龙葵加强清热解毒利湿;加当归、赤、白芍、女贞子、旱莲草以养肝和络。

服药4个月后,患者精神状态逐渐好转,面色转华,水肿消退,纳谷渐增,感冒腹泻次数明显减少,唯尿中泡沫多,24小时尿蛋白定量10.05g(1.2L)。嘱其避免劳累,节制饮食,延长煎药时间须达1~1.5小时,令药效尽出。1个月后患者24小时尿蛋白定量3.33g,摆脱了肾病综合征。其后尿蛋白渐降,波动在2.3~2.7g/d,坚持治疗1年后,24小时尿蛋白定量降至1g以下,最低0.47g,水肿未再反复。

**【按语】** 膜性肾病是临床常见的难治性肾病,大约有40%的患者进入终末期肾衰竭。本例为膜性肾病Ⅲ期,可见超大量蛋白尿,激素、免疫抑制剂抵抗,膜性肾病进展,肾小管间质纤维化。本病属于中医学的"水肿"范畴,该患者病程长,腰以下水肿,按之凹陷如泥,纳差,面色无华,大便易溏,辨证又属水肿之阴水——脾虚湿盛范畴。《景岳全书·肿胀》云:"凡水肿等证,乃肺脾肾三脏相干之病。盖水为至阴,故其本在肾;水化于气,故其标在肺;水唯畏土,故其制在脾。"阐述了肺脾肾三脏功能障碍是水肿发病的关键环节。本病涉及肺、脾、肾三脏,以脾虚湿盛为中心,及风湿(寒/热)瘀的病理因素。治疗上须健脾益肾,搜风剔络,活血利水。

本例以生黄芪、党参、炒白术、茯苓、生薏苡仁、川续断、桑寄生、生甘草等组成基本方,并采用大剂生黄芪大补脾肾之气。《神农本草经》将黄芪列为上品，其味甘，性微温，归脾、肺、肝、肾经；《本草纲目》云："耆，长也，黄耆色黄，为补者之长，故名。"《金匮要略》立防己黄芪汤治疗风水，为后世开创了采用黄芪为主药治疗肾脏疾病的先河。现代研究表明：黄芪对肾脏病变有多靶点综合治疗作用。黄芪含有皂苷、多糖、氨基酸及多种微量元素等，以黄芪为主的方剂可调整 TH 淋巴细胞免疫失衡，抗菌，升高白蛋白，减少 IL-6、TGF-β1 等多种炎症因子、促肾脏纤维化因子的表达及细胞外基质的积聚，抑制肾小球硬化，减轻肾间质纤维化，保护足细胞等。常用生黄芪 30g，只要无明显脘胀纳差，剂量可渐增至 60～80g，配合党参、炒白术、茯苓、生薏苡仁补益脾肾，并佐以防风、佛手等疏理肝脾，防止补气太过，滞脾碍胃。另生黄芪走表，配合防风、炒白术、茯苓皮等兼有补气固表、利水消肿之效，还可减少患者感冒的次数，由此减少肾病复发的机会。

方中配合虫类药及活血化瘀药祛风通络，如僵蚕、全蝎、蜈蚣、水蛭等及当归、赤芍、丹参、川芎、红花等。现代研究表明此类药物具有免疫调节、抗纤维化、抗炎、抗凝、溶栓、促进肾组织修复的作用，临床用于治疗肾病疗效显著。

本例为阴水病，属现代医学难治性肾病综合征，治疗非常棘手。中医辨证脾虚湿盛为主候，兼有肺肾不足，风湿瘀阻，故从健脾补肾入手，配合祛风通络，活血清利。方中大多药性平淡，采用轻药重投法，缓缓图治，病情逐步缓解，1 年多后，尿蛋白定量降至 1g 以下，水肿未再反复。本例以脾胃为中心，兼顾肺肾，用药甘淡，避免滋腻刚燥。

## 五、厥阴太阴合病案

张某，女，65 岁。主诉：水肿间作 5 年余，加重 3 个月。患者于 5 年前体检发现尿蛋白，并逐渐增多，于某三甲医院就诊，诊断为肾病综合征，行肾活检示：膜性肾病（Ⅱ期），服用糖皮质激素及环孢素联合吗替麦考酚酯，后改为他克莫司联合吗替麦考酚酯，病情无明显缓解，24 小时尿蛋白定量最高为 11.49g（0.9L），BUN 35mg/dl，Scr 1.17mg/dl。病程中因患重症肺炎，停用激素及免疫抑制剂至今。刻下：双下肢重度凹陷性水肿，劳则气喘，心前区疼痛，小便短少，畏寒，手足不温，背冷，腰痛，久立后明显，精神疲惫，乏力，纳谷不振，口干欲饮，咽中有痰，夜寐安，夜尿 1 次，大便干燥，日行 1 次，舌淡红，苔薄腻，脉细。近日查 24 小时尿蛋白定量 6.104g（0.47L），血肌酐 155.3μmol/L，血红蛋白 86g/L。有高血压病史 2 年余，冠心病病史 2 年余，哮喘病史 3 年，2 型糖尿病病史 4 年。予防己黄芪汤合瓜蒌瞿麦丸加减，病情无明显变化。舌偏红，苔薄黄根腻，脉细小弦略数。

**中医诊断：**水肿（寒热错杂，厥阴太阴合病型）。

**治法：**补虚泻实，寒热并用，燮理阴阳。

**方药：**乌梅丸合黄芪四君子汤加减。生黄芪 50g，党参 10g，炒白术 10g，茯苓皮 30g，车前子 30g，玉米须 15g，炙乌梅 15g，淡干姜 10g，川黄连 3g，黄芩 10g，法半夏 10g，僵蚕 10g，炒白芍 15g，生地黄 10g，麦冬 10g，蝉蜕 6g，全蝎 3g，六月雪 15g，土茯苓 15g，茵陈 20g。14 剂，水煎服，每日 1 剂。

患者服药 14 剂，尿量增加，双下肢水肿基本消退，轻度凹陷性水肿，时有心前区疼痛，精神改善明显，腰痛减轻，劳累及行走后明显，纳食不振，口干苦欲饮，腰背冷，颈项腰背畏风，夜寐安，夜尿 1～2 次，大便日行 1 次，成形，舌淡红，边有齿痕，苔薄白腻，脉细，24 小时尿蛋白定量 5.577g（1.5L）。原方加淡附片 10g，失笑散 20g。服药 14 剂，24 小时尿蛋白定量 4.2g（2L），其后方中多有加减，乌梅渐增至 30g，渐增黄柏、蜀椒、桂枝、当归等，渐去半夏、黄芩、车前子、玉米须、生地黄、麦冬等。经过 4 个月的治疗，患者尿蛋白持续下降，24 小时尿蛋白定量 3.3138g（1.8L），摆脱了肾病综合征，其后尿蛋白逐步减少，其间患者因哮喘发作，心绞痛发作，以及感冒等住院治疗，蛋白尿反复，调整方药，能很快控制病情，并且发作住院次数明显减少，肾病亦未再大发展，总体治疗仍以乌梅丸合黄芪四君子汤加减为主，治疗两年半左右，尿蛋白定量降至 1g 以下，24 小时尿蛋白定量 0.7308mg（2.1L）。

经 5 年的中医药诊治，近日患者复查 24 小时尿蛋白定量 0.306g（1.5L），肾功能 BUN 8.96mmol/L，Scr 123.6μmol/L，UA 288μmol/L。患者膜性肾病、肾病综合征症状基本缓解，肾功能改善，肌酐有所回落，心前区劳力性疼痛未作，血压控制平稳。

【按语】 患者高度水肿，大量蛋白尿，肾活检为膜性肾病，对激素和免疫抑制剂抵抗，属难治性肾病综合征，经糖皮质激素和环孢素、他克莫司、吗替麦考酚酯免疫抑制剂联合治疗，病情无缓解，肾功能出现异常，并因重症感染而停用。就诊时患者表现为极度乏力，高度水肿，畏寒肢冷，腰痛等脾肾气（阳）虚水肿，兼夹上热下寒之口干苦，郁火在上等证，故选用防己黄芪汤合瓜蒌瞿麦丸加减，病情无明显变化。详参患者肾病、冠心病、哮喘病史及证候变化，领悟到该患者实为厥阴病之寒热错杂证候，患者口干欲饮，咳嗽气喘，心绞痛，纳差，劳则畏寒，腰痛，正是寒热错杂证之上热下寒的临床表现，符合厥阴病提纲证"厥阴之为病，消渴，气上撞心，心中疼热，饥而不欲食，食则吐蛔，下之利不止"之消渴，气上撞心，心中疼热，饥而不欲食四条主要症状。

患者多种疾病并发，从整体观角度来看，为虚实相兼，寒热错杂证，口干欲饮，咳嗽气喘，心绞痛，舌偏红，为相火内郁而上冲；畏寒，手足不温，腰背冷，纳差，则为脏寒之证。治当补虚泻实，寒热并用，燮理阴阳，采用乌梅丸加减治疗，同时并见乏力明显，水肿，纳差，则为太阴脾虚水泛之证，同时土湿脾陷，乙木遏抑，疏泄不遂，亦会加重木郁化火，故合用黄芪四君子汤加减，在清上温下的基础上，厚土以伏火，中焦升降正常以助一身气机的枢转。全方温阳补肝体，健脾调寒热，肝气条达而相火下降，中气健运而水湿向退。患者坚持治疗，方证合拍，肾病逐渐缓解，虽较缓慢，时间较长，但寒热错杂证候未有太大变化，故守方守法，长期疗效亦获满意。

现代研究证明乌梅丸及黄芪剂能够降低体内 IL-6、IL-10、TNF-α 等炎症因子水平，具有抗疲劳、耐缺氧的作用，亦可减轻炎症反应，其中有效成分山奈酚、黄芪糖蛋白等能够降低 NOS 和 PGE-2 水平，降低炎症因子 TNF-α、IL-1β、IL-6 和 ICAM-1 过度分泌，负调控 TLR4、NF-κB 和 STAT 炎症信号通路。故乌梅丸配伍黄芪四君子汤，以及虫类药对免疫功能紊乱状态具有良好的调节作用，临床辨证应用时可做参考。

## 六、太少两感案

凌某，女，33 岁。主诉：双下肢水肿 1 周。患者于 1 周前无明显诱因出现双下肢水肿，逐渐加重，渐至重度水肿，按之凹陷。查尿常规：隐血（+），尿蛋白（++）；24 小时尿蛋白定量 18.937g（1.1L）；血生化：尿素 10.23mmol/L，肌酐 72.2μmol/L，总蛋白 43.78g/L，白蛋白 18.80g/L，钙 1.77mmol/L，总胆固醇 8.52mmol/L，三酰甘油 8.28mmol/L，低密度脂蛋白胆固醇 4.43mmol/L；肾脏 B 超提示左侧 11.8cm×5.6cm，右侧 11.8cm×4.7cm，双肾皮质回声增强。既往有"干燥综合征、自身免疫性肝炎"病史。刻下：神清，恶心时作，双下肢重度凹陷性水肿，尿量减少，泡沫增多，大便日行 4～7 次，不成形。行肾穿刺活检病理提示足细胞病变。系膜区轻度增生，足细胞及内皮细胞变性明显，系膜区、基膜、上皮下及内皮下均未见明显电子致密物沉积。患者入院后出现发热咽痛，体温渐升高，肾功能异常，5 天后出现发热咽痛加剧，呕吐不能进食，予甲泼尼龙 40mg 静脉滴注抗炎，配合特治星（注射用哌拉西林钠他唑巴坦钠）4.5g 静脉滴注，每 12 小时 1 次，抗感染 1 周，先后予解表清利等中药治疗，间断输注白蛋白，病情无明显缓解。患者低热，咽痛明显，有堵塞感，咳痰量少灰白黏稠，检查发现咽后壁灰白膜，畏寒，喜热饮，恶心欲吐，纳差进食极少，唇舌偏红，苔白厚腻满舌，脉沉紧。复查 24 小时尿蛋白定量 17.717g（1.3L），血肌酐 151μmol/L。

**中医诊断：**太少两感型水肿（风寒袭表，卫表不固，直中少阴，太少两感伤寒重症）。

**治法：**表里双解，太少同治。

**方药：**麻黄附子细辛汤合五苓散合升降散加减。炙麻黄 6g，炮附子 10g，细辛 3g，茯苓皮 15g，泽泻 15g，猪苓 10g，桂枝 10g，炒白术 10g，干姜 10g，僵蚕 15g，蝉蜕 6g，姜黄 10g，党参 10g，生薏苡仁 15g，炙甘草 8g。2 剂，水煎服，每日 1 剂。

患者服药 2 天后，发热退，咽痛明显好转，咳少量白黏痰，蛋白尿快速下降，由 17g 下降至 14g，其后每天下降 1～2g。原方改炙麻黄为 10g，共 4 剂，并停用特治星，咽痛、咳嗽、咳痰明显改善，咽后壁白膜基本消失，水肿明显消退，纳食改善，尿蛋白定量降至 4g 左右，血肌酐恢复正常，Scr 53.8μmol/L。前方加熟大黄 6g，共 7 剂。而后病情平稳，前方继进，尿蛋白定量持续下降，肾功能正常，复查 24 小时尿蛋白定量 0.414g。经过 2 周余的治疗，患者病情趋于稳定。

**【按语】**患者肾病综合征（足细胞病）高度水肿，并发呼吸道感染，发热，畏寒，咽痛，喜热饮，脉沉紧，应用抗生素及寒凉清解药物后病反加重，可见该上感不是一般感冒，而是少阴寒证。患者体虚复感，两感于寒，外束太阳，直中少阴。寒邪凝滞，耗伤肾阳，经气固闭，肾失蒸腾气化，加之风性开泄，下扰肾关，关门开阖不利，精微物质下泄，发为大量蛋白尿；湿浊溺毒潴留，蓄积体内，发为肾衰竭；肺、脾、肾三脏相干，肺失通调，脾失温运，肾失蒸腾，水液代谢失常，泛溢肌肤，发为水肿；风寒束表，则恶寒发热；少阴寒凝痹阻，搏结咽喉，则咽痛、咳嗽；寒凝津停为痰，发为白膜覆盖咽喉及少痰灰白黏稠；少阴阳虚，脾阳不温，而复吐利；肌表阳气郁闭，则可见面红，咽红，舌红；津气不升，则口干欲饮；伤寒入里则脉沉紧。

《注解伤寒论·伤寒例》曰："若两感于寒而病者，必死。"表里两经同时感受寒邪，传变迅速，营卫气血寒凝不畅，脏腑俱伤，病情复杂，病势较重，易出现危重证候。该患者症见大量蛋白尿，发热咽痛，呕吐腹泻不能食，急性肾衰竭，此为典型的太阳少阴表里两经之候，包括了少阴本证、兼变证和咽痛证，实为太少两感伤寒重症。

《伤寒论》301 条载："少阴病，始得之，反发热脉沉者，麻黄附子细辛汤主之。"治疗上宜表里双解，太少同治。方选麻黄附子细辛汤合五苓散合升降散加减。其中以麻黄附子细辛汤为主，方中麻黄宣肺散寒，附子温里助阳，细辛入少阴，沟通表里太阳少阴，既助麻黄散寒，又助附子温阳，两药合用交通表里，助阳开表，温经散寒启闭，祛邪外出，用于太少两感证；配合五苓散温阳化气，利水消肿；并以升降散转通调升降出入之气机，宣畅三焦，以助郁结水湿乍散，邪有出路。虫类药僵蚕、蝉蜕可祛风搜络，缓解肾络拙急，还具有良好的调节免疫降蛋白之功效。三方联合使用，共奏温经启闭，内补少阴肾阳，外开太阳经腑，太少表里两经同治之功。临床报道，麻黄附子细辛汤可保护足细胞形态及功能，减轻肾脏病理损伤及脂质代谢紊乱，有效延缓糖尿病肾病、局灶性节段性肾小球硬化症的病程进展；能够显著缓解儿童难治性肾病激素拖尾期所患外感病症状，缩短病程，同时降低肾病综合征的复发风险。

服药后患者病情迅速缓解，蛋白尿快速下降，换方 2 天后由 17g 下降至 14g，其后每天下降 1～2g。停用抗生素后体温很快完全正常，畏寒咽痛缓解，咽中白膜消退，尿量增加，最多达 3400ml，体重下降 11kg，纳谷恢复，大便渐成形，尿蛋白降至 0.414g，血肌酐恢复正常水平 53μmol/L。经过 2 周余的治疗，患者病情趋于稳定。之后门诊规律复诊，随访 2 个月，均病情稳定，24 小时尿蛋白总量维持在 0.2g 左右。

# 第二节 淋 证

淋证是以小便频数短涩，淋沥涩痛，小腹拘急，痛引腰腹为基本特征的临床常见疾病，其起病或急或缓，其病程或长或短。按病因和症状特点不同可分为热淋、气淋、血淋、膏淋、石淋、劳淋六证，病理因素主要为湿热，病位在肾与膀胱。

现代西医学中的急、慢性尿路感染，包括上尿路感染，下尿路感染，泌尿系统结核，尿路结石，急、慢性前列腺炎，化学性膀胱炎，乳糜尿以及尿道综合征等，以小便频数短涩，淋沥涩痛，小腹拘急，痛引腰腹为主要症状者，属于中医学"淋证"范畴，均可参考本节进行辨证论治。

## 一、实热型淋证案

张某，女，41 岁，主诉：尿频、尿急、尿痛 2 天。患者 2 天前外出憋尿，加之饮水少，突发尿频、尿急、尿痛，小便频数短涩、灼热刺痛，伴小腹拘急胀痛，口干，自行多饮水，不能缓解症状，口苦，尿黄，大便干结，形体壮实，面红，舌红，苔黄燥，脉沉弦数。尿常规：白细胞（+++），白细胞 379/μl。

**中医诊断**：淋证（实热型）。
**治法**：苦寒直折法。
**方药**：滋肾通关丸化裁。知母 10g，黄柏 10g，肉桂 3g，焦山栀 10g，黄芩 10g，小通草 3g，六一散 30g，制大黄 10g。10 剂，水煎服，每日 1 剂。

患者服药 3 剂，尿频、尿急、尿痛缓解，继续服用至 1 周，腹痛、尿黄、便秘缓解，尿常规检查阴性，病愈。

**【按语】** 体质壮实的实热淋证，临床可见小便频数短涩、灼热刺痛、小腹拘急胀痛等热淋之证，还突出表现有实热内结、充斥三焦之候，如寒热、口苦、呕恶、腰痛拒按、大便秘结。《素问》云："热者寒之"，"实则泻之"。对于体质壮实的实热证，可采用苦寒直折法，以寒凉之品直泻其火，邪去则正安，取方李东垣之滋肾通关丸，药如知母、黄柏清泻下焦，少佐肉桂通关化气，并防止药物过寒遏制阳气；并配伍黄连解毒汤，清泻三焦之火；口苦便秘较甚，加入了制大黄通腑泄热，泻下燥屎，使热无所依，以增清泻之力。苦寒直折法泻火力量强，但易于苦寒败胃，戕伐肾气，适用于急性期及体质壮实之人，注意不可过剂，须处处顾护胃气及肾气，而病久之人及体质虚弱者常不用此法。

## 二、湿热型淋证案

林某，女，43 岁，主诉：尿频、尿急、尿痛 1 天。患者昨日出现尿频、尿急、尿痛，小便频数短涩，灼热刺痛，溺色黄赤，少腹拘急胀痛，口苦，口黏，饮水不多，饮不解渴，舌红，苔黄腻，脉滑数。尿常规：白细胞（+++），白细胞 501/μl，红细胞 87/μl。

**中医诊断：**淋证（湿热型）。

**治法：**清热利湿通淋。。

**方药：**八正散加减。瞿麦 30g，萹蓄 30g，小通草 3g，车前草 30g，六一散 30g，焦山栀 10g，白花蛇舌草 30g，鸭跖草 30g，石韦 20g，萆薢 15g，凤尾草 30g，蒲公英 30g。7 剂，水煎服，每日 1 剂。

患者服药 7 剂后，尿频、尿急、尿痛缓解，口干口黏未作，舌偏红，苔薄，尿常规检查阴性，病愈。

**【按语】** 清热利湿通淋是湿热淋证的正治之法，本例系湿热蕴结下焦，膀胱气化不利所致，病程较短，主要表现为小便涩痛不利，舌红、苔黄腻，脉滑数。现代医家常用八正散以清热利湿通淋。以萹蓄、瞿麦、车前草、白花蛇舌草、鸭跖草、石韦、凤尾草等药清利通淋，此类药性偏于寒凉，但又不过于苦寒，属于轻清之品，临床常可使用较大剂量如 30g，且数种清利之品可协同使用，增加疗效。对于虚证之人亦可较长时间使用，同时配伍补益之品。病程中后期以益肾健脾、清利湿热为法，可增强体质，提高免疫功能，清利湿热余邪。对于淋证湿热为患，须仔细辨别热重于湿，湿重于热，或湿热并重，以及是否兼夹少阳证，是否伤及阴阳气血等。

若伴有寒热、口苦、呕恶者，多见于上尿路感染，可加黄芩、柴胡和解少阳，即柴芩八正散；邪热亢盛，热重于湿者，加滋肾通关丸、五味消毒饮，以清泄相火，解毒利湿；湿邪偏盛，湿重于热者，加藿香、佩兰、苍术、白术、半夏、川朴花等芳香化湿；湿热伤阴者，加生地黄、知母、茅根、芦根以养阴清热；若脾肾亏虚，则兼顾补脾益肾。

## 三、湿重于热型淋证案

孙某，女，35 岁，主诉：尿频、尿急、尿痛 2 周。患者 2 周来尿频、尿急、尿痛灼热，查尿常规：白细胞（+++），白细胞 877/μl，红细胞 33/μl，隐血（++）。诊断为急性膀胱炎，服用左氧氟沙星 0.5，每日 1 次，1 周后症状缓解不明显，自行加用头孢克肟 100mg，每日 2 次，服药 1 周，复查尿常规：白细胞（+++），白细胞 790/μl，红细胞 35/μl，隐血（++）。转而求治中医。症见尿频、尿急、尿痛灼热，腹胀，乏力，纳差，大便溏，每日 2 行，口淡不渴，舌质淡，苔白腻，脉濡数。

**中医诊断：**淋证（湿重于热型）。

**治法：**芳香化湿法。

**方药：**党参 10g，苍术 10g，炒白术 10g，炒薏苡仁 30g，茯苓皮 15g，藿香 10g，佩兰 10g，厚朴花 10g，姜半夏 10g，干姜 10g，鸭跖草 30g，凤尾草 30g，蒲公英 30g。7 剂，水煎服，每日 1 剂。

患者服药 7 剂，诸证缓解，再服 7 剂，复查尿常规阴性，病愈。

**【按语】** 淋证湿重于热者，除尿频、尿急、尿痛外，还表现为舌苔白腻，身困肢乏，头目昏蒙，脘腹痞闷胀满，纳差呕恶，口干不显，或有大便溏泄，黏滞不爽。湿温之邪，非脾不运，非温不化，一般之清热利湿之法难以获效，治疗重点在于化湿健运，湿祛则热无所依，湿热胶着之势有望化解。常用方如藿香正气散、平胃散等，常选藿香、佩兰、苍术、白术、砂蔻仁、川朴花、法半夏、陈皮等，湿邪犹盛，蒙蔽清窍者加用石菖蒲化湿开窍。芳香化湿法常配以淡干姜温脾健运，川连清热燥湿，合半夏即辛开苦降法，以加强湿热之邪的祛除。在此基础上，还喜配伍应用茯苓、薏苡仁、车前子、泽泻、玉米须等淡渗利湿之品，使湿热之邪从下而去。同时少佐清利药物，如萹蓄、瞿麦、鸭跖草、白花蛇舌草等，以祛湿热之邪，但清利药物的选择切不可过于寒凉，以防凉遏阳气，困运脾胃，加重湿邪的留滞，使得病势迁延。

## 四、肺肾热盛案

吕某，女，47岁，主诉：尿频、尿急、尿痛间作2年，加重1周。患者2年来尿频、尿急、尿痛反复发作，频繁服用抗生素，可控制病情。1周前不慎感冒，鼻塞，咽痛，咽痒，咳嗽，少痰，同时出现尿频、尿急、尿痛复作，查尿常规：白细胞（++），白细胞506/μl，红细胞37/μl，隐血（++）。诊为急性膀胱炎，上呼吸道感染。刻下：尿频、尿急、尿痛，鼻塞，咽痛，口干欲饮，小便黄赤，纳可，寐尚安，大便成形，舌质红，苔薄腻，脉数。

**中医诊断**：淋证（肺肾热盛型）。

**治法**：清源洁流。

**方药**：五味消毒饮加减。金银花15g，连翘15g，黄芩10g，射干10g，玄参10g，桔梗10g，杏仁10g，牛蒡子15g，白茅根30g，芦根30g，蒲公英15g，车前草30g，白花蛇舌草20g，石韦20g，紫花地丁15g。7剂，水煎服，每日1剂。

患者服药7剂，诸证缓解，复查尿常规阴性，病愈。

【按语】 肺为水之上源，主宣发肃降，通调水道。外邪袭肺，肺失宣肃，通调水道失司，上源不清，水道不利，津液停聚，郁而化热，下注膀胱，发为淋证。临床上可见尿路感染与上呼吸道感染同时发生，甚至在上呼吸道感染后发生，也不鲜见，主要见于体质虚弱、尿路感染反复发作之人。症见寒热，尿频涩痛，小便黄赤，或兼有咽痛，咳嗽，舌边尖红，脉浮数等上下同病之证。采用傅青主"病在下而求诸上"之法，疏风泄热，清肺解毒，清疏水之上源，肺之宣肃功能恢复，水道通调，下焦得以通利。常将清上源法与清热利湿通淋、清热解毒等法相配合。药用金银花、连翘、黄芩、射干、玄参、桔梗、杏仁、牛蒡子以清泄肺热，通调肺气；白茅根、芦根、蒲公英、车前草、白花蛇舌草、石韦等清利下焦湿热，兼清肺热。诸药清上达下，使肺热得清，水道通利，湿热得除，共奏清源洁流之功。

## 五、中气下陷型劳淋案

赵某，女，53岁。主诉：尿频、尿急、尿痛间作8年，加重5天。患者8年来反复尿路感染，服用头孢类抗生素有效，但每逢劳累则发，尤其外出久行或久站及负重后，病情加重。刻下：尿频涩滞，余沥不尽，尿解刺痛，面色无华，气短懒言，纳谷可，大便溏少，便意不尽，日行3次，舌质淡，苔薄腻，脉沉濡。尿常规：白细胞（++），白细胞698/μl，隐血（++），泌尿系统B超：膀胱壁增厚。诊为慢性膀胱炎急性发作。

**中医诊断**：劳淋（中气下陷型）。

治法：升发清阳，健运中焦。

方药：补中益气汤加减。黄芪 30g，党参 10g，炒白术 10g，茯苓 15g，生薏苡仁 39g，炒当归 10g，炙升麻 6g，柴胡 6g，陈皮 10g，干姜 10g，萹蓄 20g，蒲公英 20g，川续断 10g。14剂，水煎服，每日 1 剂。

患者服药 14 剂，诸证缓解，复查尿常规阴性，继续巩固治疗 3 个月。

【按语】　《灵枢·口问》云："中气不足，溲便为之变。"尿路感染反复发作，或过用苦寒清利之品，可伤及脾气，以致气化不及州都，溲便为之变。常因劳而发，故归之于劳淋。症状上多表现为尿频涩滞，余沥难尽，遇劳则发，面色㿠白，少气懒言，精神倦怠，畏寒肢冷，或有大便溏薄，舌淡苔白，脉细无力。治疗上健运中焦，以复膀胱之气化有权，州都开阖正常。药用黄芪、党参大补脾胃之气，健运中焦，大剂量生黄芪，长于补气利水祛湿，常伍以防风，可补而不滞，黄芪的剂量常用至 30~50g，潞党参 10~15g，有阴伤或湿热较重者换用太子参 15~30g，清补脾气，兼能顾护阴液；茯苓、薏苡仁运脾化湿，常用至 30~50g，以助补脾，并能淡渗利湿，使湿热邪有去路；大便溏薄，舌苔白腻，舌边有齿痕者加制苍术 10g、炒白术 10g 健脾燥湿，加强补气运脾之功；若中气下陷，少腹、小腹坠胀，甚至连及腰骶、会阴，则加柴胡 1.5~6g，升麻 10g 等升提清气，即合补中益气汤之意。通过大补脾胃，健运中焦，使得运化正常，肾精充沛，决渎通畅，元气得升，则膀胱气化开阖有权，小便得以自利。

# 六、肾虚不固型劳淋案

李某，女，63 岁。主诉：尿频间作 20 年，加重伴尿失禁 3 个月。患者自年轻时起反复尿频，尿急，尿痛，抗生素服用不规律，渐至多种抗生素耐药，近 3 个月来，尿频加重，淋漓不尽，甚则 20~30 分钟须排尿 1 次，常有失禁现象。刻下：小便频数，淋漓不尽，小腹不适，腰膝酸软，头晕耳鸣，夜尿频多，清长，乏力，畏寒。舌质淡、苔白，脉沉无力。尿常规：白细胞（++），白细胞 $10^5/\mu l$。

中医诊断：劳淋（肾虚不固型）。

治法：补肾固摄。

方药：无比山药丸合缩宗丸合五子衍宗丸加减。川续断 20g，桑寄生 20g，杜仲 20g，菟丝子 15g，制首乌 15g，党参 10g，生黄芪 30g，炒白术 10g，茯苓 15g，枸杞子 20g，金樱子 10g，覆盆子 15g，怀山药 30g，桑螵蛸 10g，乌药 6g，益智仁 10g，蒲公英 30g，鸭跖草 30g。14 剂，水煎服，每日 1 剂。

患者服药 14 剂，尿频减轻，尿失禁减轻，腰膝酸软、头晕渐缓解，复查尿常规：白细胞（+），白细胞 40/L，继续巩固治疗 3 个月，尿常规检查转阴。

【按语】　《诸病源候论》云："诸淋者，由肾虚而膀胱热故也。"肾与膀胱相表里，其病本在肾。"肾脏极为娇嫩"，淋证日久，湿热气滞，最易损伤肾之气阴，若过用滥用苦寒清利之品、抗生素等，以及劳逸寒温失调、工作压力大多会克伐肾中精气，导致肾元亏虚，常常表现为尿路感染久治不愈，反复发作，治疗效果不佳。临床可见小便频数，淋漓不尽，尿痛或不明显，小腹不适，腰酸腰痛，胫膝酸软，头晕耳鸣，夜尿频多，乏力。阴虚者，兼有五心烦热，甚则夜寐汗出，咽痛干痒，口干，舌红少苔，脉细数等；阳虚者，兼有肢冷畏寒，小腹寒凉，口不渴，大便溏薄，夜尿清长，遇感即发，汗出气短，舌质淡、苔白，脉虚无力等。

治疗上遵"虚则补之"之则，大补元气，益肾填精，以助膀胱气化。多用无比山药丸、青娥丸加减，药如川续断、桑寄生、杜仲、菟丝子补肾气，制首乌、枸杞子、金樱子、覆盆子、怀山药填肾精；并用大剂量生黄芪30g，太子参30g同补脾肾，配合茯苓30g，生薏苡仁30g健脾助运，充养先天。脾气健，则生化有源，亦能将补肾药物充分运化，发挥最大作用。阴虚者，加知柏地黄丸及女贞子、旱莲草、南北沙参、天冬、麦冬、玄参等滋阴清热；阳虚者加淫羊藿、巴戟天、肉苁蓉等温润之品温补肾阳，并予益智仁、乌药温肾化气，固精缩尿。

《素问·至真要大论》云："谨察阴阳之所在，以平为期。"选择补肾药以药性平和为上，补而不滞，滋而不腻，温而不燥，缓缓图治，以平为期。切不可妄投辛热、苦寒、阴凝之品，以防化燥伤阴，或寒凉遏阳，日久伤脾败胃，戕伐肾气，以防滋腻太过而生湿滞。

## 七、肾虚湿热型石淋案

蔡某，男，36岁，主诉：腰痛伴尿频涩痛1天。患者昨起突发左侧腰痛剧烈，牵及左侧腹及下腹拘急，放射至会阴，尿频，尿痛涩滞，尿黄赤，坐立不安，痛甚冷汗出，左肾区叩痛，纳差，口干不欲饮，舌偏红，苔薄黄腻，脉数。查尿常规：白细胞87/μl，红细胞508/μl，隐血（+++），B超：右侧输尿管上段结石0.8cm×0.5cm，右侧肾盂积液，集合系统分离1.5cm。诊断为右侧输尿管结石伴积液，尿路感染。于急诊室抗感染治疗，并予山莨菪碱解痉止痛，症状无明显缓解，转肾科求治。

**中医诊断：**石淋（肾虚湿热型）。

**治法：**益肾清利，排石通淋。

**方药：**猪苓汤合石韦散加减。川续断15g，桑寄生15g，潞党参10g，炒白术10g，茯苓15g，泽泻15g，猪苓15g，滑石30g，阿胶珠10g，石韦40g，王不留行15g，炒当归15g，炒白芍50g，冬葵子15g，瞿麦20g，小通草3g，青皮10g，金钱草30g，炙甘草5g。5剂，水煎服，每日1剂。

患者服药后疼痛渐缓解，坚持服用5天，突感尿道疼痛，排出细小结石1枚，约0.5cm，送检结石成分分析。

**【按语】** 肾主水，与膀胱相表里，水液的蒸腾、分布与排泄主要靠肾的气化作用，气化正常，开阖有度，则水液畅通，可见石淋的形成在病因、病机上与肾关系密切。除下焦湿热蕴结，炼液成石外，肾虚可导致膀胱气化失常，水液不畅，湿热稽留。现代研究也表明，益肾能对肾盂、输尿管产生直接作用，提高肾盂自身压力，从而增加肾盂、输尿管的蠕动波频率，降低输尿管平滑肌的张力，有利于结石排出，故尿路结石当以益肾清利通淋法治疗为主。本例选方猪苓汤合石韦散加减。猪苓汤是张仲景的经典名方，在《伤寒论》的"辨阳明病脉证并治"篇、"辨少阴病脉证并治"篇及《金匮要略》的"消渴小便不利淋病脉证并治"篇中多次出现，由猪苓、茯苓、泽泻、阿胶、滑石组成。猪苓汤被柯琴誉为阳明起手三方之一，用于下焦蓄水之阴虚水热互结证，治疗尿频、尿急、尿痛，并伴有尿血、口渴、水肿、失眠等。现在常见的尿路感染和尿路结石等，大多属于中医淋证的范畴。胡希恕认为："猪苓汤利尿消炎，就是利尿去热。可加生薏苡仁治疗泌尿系统感染比西医快，百发百中，大便硬加3克大黄。猪苓汤不仅可以治疗尿频、尿急、尿血之尿路感染，还可以治疗肾结石、尿路结石，可免手术之苦。"

现代药理学研究显示，猪苓汤对大肠杆菌、变形杆菌具有较强的抑制作用。猪苓汤治疗尿路结石也具有良好的治疗效果，促进自然排石并且安全性较高，而且能够有效抑制肾结石的形成。

石韦散来源于《外台秘要》，方中石韦、木通、滑石、冬葵子、瞿麦清热利水、通淋排石，王不留行活血利小便，通淋排石，能溶尿酸盐结石；当归、白芍和血养阴，与利水药合用泻中寓补；白芍与甘草配伍酸甘化阴，可缓急止痛；白术、甘草健脾和中，恢复脾之运化水湿功能。药理研究证实金钱草、石韦、滑石均能增加排尿，加快输尿管蠕动，利于结石下移及排出，并有抑菌作用，消除尿路炎症，可调节尿液 pH，抑制结石的生成。

本例采用益肾清利通淋法治疗输尿管结石伴感染，以猪苓汤合石韦散为主进行加减，很快患者的疼痛缓解，5 天后结石排出，取得了比较好的短期疗效，患者当坚持益肾清利法治疗一段时间，调理体质，以防结石的再次形成。

# 第三节 癃 闭

癃闭是以小便量少，排尿困难，甚则小便闭塞不通为主要特征的病证。其中小便不畅，点滴而短少，病势较缓者称为癃；小便闭塞，点滴不通，病势较急者称为闭。两者虽有程度上的差别，但都是指排尿困难，故多合称为癃闭。癃闭主要由外邪侵袭、饮食不节、情志内伤、尿路阻塞、体虚久病等引起，最终导致膀胱气化功能失调，若邪气盛则膀胱气化不利，正气虚则膀胱气化不及，出现排尿困难，小便闭塞不通。

现代西医学中的两类疾病，包括神经性尿闭、膀胱括约肌痉挛、尿道结石、尿路肿瘤、尿道损伤、尿道狭窄、前列腺增生、脊髓炎等所致的尿潴留，以及急慢性肾衰竭引起的少尿、无尿等均属于癃闭范畴，可参照本节进行辨证论治。

## 一、肺热壅盛案

孙某，男，62 岁。主诉：排尿不畅 1 年余，感冒后加重 3 天。患者 1 年来夜尿增多，3～4 次，等尿，尿解淋沥，当地查 B 超示前列腺增生伴钙化，服用非那雄胺、坦洛新等，有所改善。患者于 3 天前不慎受凉感冒，发热、咳嗽，咳痰少量色黄，自行服用抗生素及退热药，体温正常，仍咳嗽频作，排尿不畅加重，渐至困难，尿解乏力，尿细如线，甚至点滴而下，小腹胀满，夜尿 7 次，口干欲饮，大便成形，舌红，苔黄腻，脉浮细滑。查尿常规阴性，前列腺特异抗原 6.9ng/ml，游离态前列腺特异抗原 2.8ng/ml。B 超示前列腺增生伴钙化，残余尿 50ml。

**中医诊断：** 癃闭（肺热壅盛型）。

**治法：** 提壶揭盖，清泄肺热，通利水道。

**方药：** 清肺饮合四逆散加减。黄芩 15g，桑白皮 15g，麦冬 10g，车前子 15g，山栀子 10g，茯苓 15g，小通草 3g，泽泻 15g，桔梗 6g，炙紫菀 15g，杏仁 10g，柴胡 6g，白芍 30g，枳实 10g，薤白 10g，甘草 5g。7 剂，水煎服，每日 1 剂。

服用 7 剂，患者咳嗽止，排尿不畅明显改善，夜尿减少至 2 次，小腹胀满减轻，大便日行 1 次。

**【按语】** 《素问·阴阳应象大论》云："天气通于肺。"肺处上焦，为水之上源，通调水道，下输膀胱，水液气化而出，则正常排尿。若肺气壅遏于上，失于通调，则水道不通，而见小便点滴不畅，发为癃闭。正如《证治汇补·癃闭》所言："肺中伏热，不能生水而气化不施者，均可致癃闭。"本例患者原有前列腺增生，此次因感冒发热咳嗽，而致排尿困难加重，甚则点滴而下，证属肺热壅盛于上，失于宣发肃降，通调水道不利，原有前列腺增生而导致的排尿不畅加重。故治以提壶揭盖法，以清肺饮清泻肺热，肺之宣发肃降功能恢复，则排尿得以通畅。

清肺饮出自《证治汇补》卷八引东垣方，方中以黄芩专于清泄上焦肺热，桑白皮清肺热且利小便，麦冬清养肺阴，车前子、山栀子、小通草、茯苓清热利水。桔梗苦辛而平，开宣肺气，《本草求真》言其"升提肺气，为诸药舟楫，使清气得以上升，浊气自克下降"，紫菀苦辛而温，亦入肺经，能润肺下气，通利小肠，专治小便不利，《本草通玄》谓之"小便不利及溺血者，服一两立效"，两药合用，宣降肺气，使肺气欲降先升，宣上窍而利下窍，水道得以通调，达到"提壶揭盖"的目的。四逆散治疗小便不利，出自于《伤寒论》，通过疏肝升发，有利于肺气的肃降，溺窍开阖有度。诸药合用，共奏开郁宣肺、清热利尿之功。

另癃闭取嚏疗法也属于提壶揭盖法：取细辛、皂角、甘草等份共研细末，每次取少许，鼻吸取嚏，患者取嚏后则癃闭开，小便通。取嚏法开上焦而通下焦，肺气宣发肃降正常，膀胱气化功能恢复，小便可顺利排出。其中细辛辛散温通，芳香透达，宣通鼻窍；皂角通窍开闭，通肺及大肠气，"其味辛而性散，气浮而散，吹之导之，则通上下诸窍"（《本草纲目》）。

## 二、下焦热闭案

庞某，女，36 岁。主诉：腹胀，小便不畅 1 周。患者于 2 周前患尿路感染，尿白细胞（+++），白细胞 920/μl，服用左氧氟沙星抗感染治疗 7 天，尿路刺激征缓解，尿常规检查转阴，但仍感尿解不畅，淋沥而出，尿解不尽，小腹胀满不适，刻诊：小便排尿不畅，短赤灼热，小腹胀满，口苦口黏，腰酸乏力不显，纳可，夜寐欠安，夜尿 3 次，短少不尽，舌质红，苔黄腻，脉略弦数。

**中医诊断**：癃闭（下焦热闭型）。

**治法**：清利下焦，通关化气。

**方药**：滋肾通关丸加减。知母 10g，黄柏 10g，肉桂 2g，小通草 3g，淡竹叶 10g，六一散 20g。

服药 7 剂，患者尿解通畅，小腹胀满缓解，病愈。

**【按语】** 本案癃闭乃热火之邪，闭其下焦，使小便不通也。《兰室秘藏》曰："如不渴而小便不通者，热在下焦血分，故不渴而大燥，小便不通也。热闭于下焦者，肾也，膀胱也，乃阴中之阴，阴受热邪，闭塞其流。"本例患者尿路感染，下焦热盛，抗感染治疗后细菌感染控制，但湿热未清，膀胱排尿功能未完全恢复，排尿不畅更甚于前。《兰室秘藏·小便淋闭门》云：寒在胸中，遏绝不入，热在下焦，填塞不便，须用感北方寒水之化，气味俱阴之药，以除其热，泄其闭塞。《黄帝内经》云：无阳则阴无以生，无阴则阳无以化。故方取李东垣之通关丸（一名滋肾丸），治其小便闭，热在下焦血分。药用知母、黄柏气味俱阴，以大苦寒之药，直折其火，伏其所主，先其所因。并用少量肉桂反佐，以其辛热，通阳化气，以助膀胱气化，并能兼制知柏之过于苦寒伤阳，另加小通草、淡竹叶、六一散配合肉桂开关通窍利水，全方共奏清利下焦、通关化气之功，患者症状很快缓解。

## 三、气滞血瘀案

孙某，男，51 岁。主诉：排尿不畅 1 年。患者 1 年来尿解乏力不畅，逐步加重，查 B 超示前列腺增生肥大而质硬，中央沟变浅，尿常规阴性。刻诊：小便不畅，小腹胀满，等尿，尿如细线，腰酸痛不显，纳可，夜寐欠安，夜尿 3 次，大便成形，日行 1 次。舌紫暗，有瘀斑，苔薄白腻，脉小弦。

**中医诊断：** 癃闭（气滞血瘀型）。

**治法：** 调气行血，化瘀散结，通利水道。

**方药：** 血府逐瘀汤加减。党参 10g，炒白术 10g，茯苓 15g，桃仁 10g，红花 10g，生地黄 10g，炒当归 15g，川芎 10g，赤芍 15g，炒白芍 20g，柴胡 10g，炒枳壳 10g，炙甘草 5g，桔梗 10g，川牛膝 15g，刘寄奴 20g，王不留行 20g，山萸肉 10g，淫羊藿 10g。30 剂，水煎服，每日 1 剂。

服药 1 个月，患者排尿不畅减轻，夜尿减少为 1 次，继续服用 3 个月，症状基本缓解，舌紫暗，瘀斑已退，舌质转偏暗，脉弦渐柔和。

**【按语】** 良性前列腺增生是男性随着年龄段增长而逐渐形成的。前列腺形质改变，肾元渐亏是其本，气滞血瘀为其标，瘀血阻滞为标实首因。前列腺增生起病之初临床症状较轻微，大多 40 岁以后逐步加重，体检 B 超可见前列腺增生肥大而质硬，中央沟变浅或消失，此为血瘀日久，凝结成形，瘀血内结，阻塞水道，膀胱气化失司，可见小便点滴不畅或尿闭。《灵枢·经脉》指出"肝足厥阴之脉……主肝所生病者……遗溺、闭癃"，"肝足厥阴之脉，循股阴……环阴器，抵少腹……"。膀胱与肝经循行之道关系密切，故肝之疏泄条达失常，极易累及膀胱而发病癃闭。肝失条达，气机阻滞亦影响血液运行，血行不畅，瘀血内结，阻于水道，膀胱气化不得出，则发为癃闭，正如《景岳全书》提出"或以败精，或以槁血，阻塞水道而不通"。印会河教授认为此病当属"前阴癥积"，以疏肝散结方治疗该病，取得良效。

本例患者虽年过半百，但肾元不足的临床表现不明显，而以气滞血瘀之标实证候为突出，有形实邪的阻闭是该病发病的直接原因。治疗上以通为要，从肝论治，调气行血，化瘀散结，以恢复膀胱气化出小便之功能。方用血府逐瘀汤加减，其中桃红四物汤养血活血，四逆散调畅肝气，通达四末，刘寄奴、王不留行对药以活血化瘀，通经利水，山萸肉、淫羊藿以调节肾中阴阳，有助于膀胱之气化。经治患者气机得以调畅，瘀血渐祛，坚持服药 3 个月，患者的临床症状明显改善。

## 四、中气下陷案

谢某，男，65 岁，主诉：排尿不畅 2 年，加重 2 个月。患者 2 年来排尿不畅，劳累后加重，体检 B 超示前列腺增生，大小 4.7cm×4.5cm。近 2 个月来患者工作劳累，连续出差，熬夜，排尿困难加重，尿解不畅，淋沥不尽，努挣乏力，须在坐便器上才能排空小便。刻诊：形体高瘦，面色无华憔悴，小溲不畅难解，小腹胀急，纳谷不振，少食即胀，夜寐欠安，夜尿 3 次，大便干结。舌淡红，苔白，脉沉小弦，双寸弱。既往有萎缩性胃炎病史。

**中医诊断：** 癃闭（中气下陷型）。

**治法：** 健脾益气，升阳举陷。

**方药：** 补中益气汤合春泽汤加减。黄芪 60g，党参 15g，柴胡 6g，升麻 6g，桔梗 6g，淫羊藿 15g，炒当归 15g，桂枝 10g，茯苓 15g，泽泻 15g，猪苓 10g，车前子 15g，怀牛膝 15g，六一散 20g。7 剂，水煎服，每日 1 剂。

禁劳累负重，注意保暖，清淡饮食。

患者服药 1 周，小便通利渐畅，排尿增加，纳食改善，精神好转。继服 14 剂善后。

**【按语】** 《灵枢·口问》云："中气不足，溲便为之变"，患者为中老年男性，既往有萎缩性胃炎病史，纳谷不佳，形体消瘦，日久渐为中气不足、气机下陷之证，膀胱气化不及，发为癃闭，表现为尿解不畅，小腹胀痛，遇劳则重。《景岳全书·癃闭》曰："夫膀胱为藏水之腑，而水之入也，由气以化水，故有气斯有水；水之出也，由水以达气，故有水始有溺，经曰：气化则能出矣……若气虚下陷，升降不利者，以补中益气汤主之。"

方中大剂量生黄芪益气补中，大补元气，升提清气，为君；柴胡，升麻上行，配伍桔梗升阳举陷，有升陷汤之意，气机上行，复归于位，则津液布散下行，膀胱气化而出。春泽汤为五苓散加党参，通阳化气，以助膀胱气化，以怀牛膝引导气血下行，反佐补中益气汤，调节气机的升降，淫羊藿温补肾阳益气力，可调节内分泌及性激素平衡，六一散滑窍通淋。全方共奏补气升阳、化气通闭之功。

## 五、肾阳虚惫案

刘某，男，72 岁。主诉：排尿无力困难 1 年余。患者 1 年多来小便不利，尿解乏力，尿流细，渐至排尿困难，欲解不出，小腹胀满，面白无华，腰痛酸软，畏寒，乏力，嗜卧，动则易汗出，纳可，口干欲饮，饮水后尿频，夜寐欠安，夜尿 5 次，大便成形，日行 2 次。舌淡红，苔薄白腻，脉沉弱，尺尤甚。尿常规检查阴性，前列腺液检查正常，B 超示前列腺增生，膀胱残余尿 80ml。

**中医诊断：** 癃闭（肾阳虚惫型）。

**治法：** 温补肾阳，化气利水。

**方药：** 济生肾气丸加减。熟地黄 30g，山药 30g，山萸肉 10g，泽泻 15g，茯苓 15g，牡丹皮 10g，肉桂 6g，淡附片 6g（先煎），牛膝 15g，车前子 15g，党参 10g，生黄芪 30g，白术 10g，菟丝子 30g，乌药 10g，鹿角霜 10g。7 剂，水煎服，每日 1 剂。

服药 7 剂，尿解渐通畅，小腹胀满减轻，畏寒乏力渐缓解，精神改善，继服 14 剂。

**【按语】** 《素问·灵兰秘典论》云："膀胱者，州都之官，津液藏焉，气化则能出焉。"《素问·宣明五气论》云："膀胱不利为癃。"癃闭的基本病机为膀胱气化失调。明代张景岳云："今凡病气虚而闭者，必以真阳下竭，元海无根，水火不交，阴阳痞隔，所以气自气，而气不化水，水自水，而水蓄不行。气不化水，则水腑枯竭者有之；水蓄不行，则浸渍腐败者有。气既不能化，而欲强为通利，果能行乎？"本例患者年过七旬，元阳虚惫，膀胱气化不及，"非与温补之剂，则水不能行"，当峻补下焦肾元，温暖水火之宅，使肾之阴阳平衡，膀胱开阖有度，气化则能出矣。方选济生肾气丸加减。方中淡附片、肉桂大辛大热，补下焦之阳，以鼓舞肾气；大剂熟地黄滋肾填精，山萸肉补益肝肾、收敛固涩，山药健脾补肾，固摄下元，配伍桂、附少火生气，以阴中求阳，收阴生阳长之效；乌药、鹿角霜加强温肾化气之功；泽泻利水渗湿，泻熟地黄之浊腻，使补而不壅；茯苓助山药健脾又渗利山药之壅塞；牡丹皮凉散，制约桂、附辛热伤阴之弊，菟丝子阴中求阳，阳中求阴，固摄精微；车前子、牛膝补肝肾、利水通淋。另加黄芪、党参、白术大补肾元，健脾利水，《本草备要》云："黄芪益元气，温三焦，可补肾气之不足，三脏兼顾，鼓动真气运行，协同诸药治疗。"脾气健运，中焦枢机转运如常，以助肾气化生。全方通补兼施，以补为主，共奏温肾健脾、利水开闭之效。故1周后复诊，患者排尿困难，尿解淋沥明显减轻，腰膝酸软，小腹胀满、畏寒均有改善，体现了塞因塞用、治病必求于本的辨治特点。

## 六、寒邪直中少阴案

李某，男，50岁。主诉："尿频，尿急，排尿不畅1月余"。患者1个月前不慎受寒后出现恶寒，发热，头部及周身疼痛，乏力，目眩，自服感冒药无明显好转，1周后出现尿频，尿急，尿短少，排尿不畅，夜不能寐，手颤，站立不稳，大便成形质软。查B超示膀胱残余尿约900ml，双侧肾脏集合系统分离，肌电图示双侧下肢体感觉诱发传导通路障碍，不排除病毒感染侵犯神经系统致脊髓损伤。西医诊断考虑未明确的病毒感染引发急性脊髓炎，骶髓损伤可能，导致神经源性膀胱和尿潴留。患者考虑到副作用，未采用激素治疗，行膀胱造瘘术后带造瘘管出院。刻下：低热，头痛失眠，目眶胀痛，久视则头眩，手颤致写字不清，站立不稳如踩棉花，心悸，畏寒无汗，皮肤干燥，两腿部皮肤大量脱屑，溲清便软，舌淡苔白腻，脉小弦。

**中医诊断**：癃闭（寒邪直中少阴型）。

**治法**：温肾启闭，助阳开表，化气利水。

**方药**：麻黄附子细辛汤合真武汤合五苓散加减。麻黄10g，制附子10g（先煎），细辛3g，茯苓15g，生白术10g，桂枝10g，白芍10g，炙甘草6g，吴茱萸3g，柴胡15g，猪苓10g，泽泻10g，杏仁10g。7剂，水煎服，每日1剂。

患者服药7剂，病情明显改善，有汗出，发热肌痛消失，腹中温暖，精神好转，食欲改善，渐有气力，双腿皮肤脱屑现象减轻，定时夹闭膀胱造瘘管时出现了尿感，头晕，手颤，站立不稳好转，舌淡胖，苔白腻，脉稍弦弱。继续服用原方增减，配合温阳固精，益气行水，以黄芪、党参、山萸肉、怀山药、五味子、吴茱萸、柴胡等药加减，以温养脾肾，益气固本，巩固疗效，坚持服药近2个月，成功拔除导尿管，病情未出现反复，病告痊愈。

**【按语】** 急性脊髓炎是由于患者自身免疫反应所导致的急性横贯性脊髓炎症性改变，常出现排尿排便障碍、传导束性感觉障碍、下肢瘫痪等临床表现，严重影响患者的生活质量。急性脊髓炎为临床疑难杂症，病理机制尚不明确，症状复杂，诊疗困难，大多采用糖皮质激素进行抗炎治疗，多有感冒、发热身痛、腹泻等前驱感染史，而后出现神经系统损伤，表现为严重的运动、感觉及自主神经功能障碍。临床可形成神经源性膀胱，尿潴留，即中医癃闭之证。本例患者受寒后出现外感太阳表证，恶寒发热，头身痛，1周后出现膀胱尿潴留，尿短少，排尿困难，膀胱残余尿900ml，中医辨证冬季体虚复感，两感于寒，肌表受邪，并直中少阴，侵入骨髓，表里同病，形成太阳、少阴两感，以致少阴寒凝经闭，太阳膀胱腑气不利，气化失司，排尿困难，而为癃闭之证。

本例运用麻黄附子细辛汤、真武汤、五苓散等经方组合化裁，效果满意。其中麻黄附子细辛汤温经散寒启闭，助阳开表，祛除外邪。《伤寒论》第301条"少阴病，始得之，反发热脉沉者，麻黄附子细辛汤主之"，提示太少两感为少阴直中，越经相传之候，起病急，病势重，进展快，而非一经一经循经相传。本案应用麻黄附子细辛汤行表里两解之治，是对《伤寒论》条文的灵活应用和化裁，针对寒邪直中、太少两感之证，取其交通表里、祛邪外出之用；患者头痛失眠、心慌低热、目眩手颤、畏寒无汗、皮肤干燥脱屑、舌淡苔白腻、脉小弦，符合《伤寒论》第 82 条"太阳病发汗，汗出不解，其人仍发热，心下悸，头眩，身瞤动，振振欲擗地者，真武汤主之"之少阴阳虚寒水真武汤证，以真武汤温肾阳制寒水，可补阳固本，温暖心脾；并以五苓散通阳化气，促进膀胱气化，恢复排尿行水功能，为太阳腑证膀胱蓄水之正治。三方联合使用，太少经腑同治，共奏温肾启闭、助阳开表、化气利水之功。

本例临床表现复杂多变，头绪繁多，但抓住了贯穿六经的核心病机和主要矛盾，辨治精准，直击要害，通过《伤寒论》中太阳、少阴病三张经方的灵活应用，温经启闭，内补少阴肾阳，外开太阳经腑，表里两经同治，患者坚持治疗 1 月余，此疑难杂症得以病痊。

## 七、下焦蓄血水结案

王某，男，32 岁。主诉：尿量减少伴恶心呕吐 1 周，双下肢水肿 1 天。患者半个月前感冒发热，于当地医院输注抗生素，曾连续口服 3 次，2 种解热镇痛药，发热退，1 周前出现尿量减少伴恶心、呕吐，自认为进食少而尿量减少，未予重视，昨起下肢出现水肿而来医院就诊。查尿常规：蛋白（+），红细胞 205/μl，隐血（+++），白细胞 103/μl；肾功能：尿素氮 26mmol/L，肌酐 507μmol/L，二氧化碳结合力 12mmol/L，钾 4.9mmol/L。B 超示双肾增大，左肾 122mm×48mm，右肾 119mm×45mm。刻诊：精神萎靡，恶心，呕吐，近 3 天饮食极少，每日尿量 400ml 左右，腰胀不适，夜寐欠安，大便 5 日未解，舌暗红，有瘀点，苔白腻，脉弦。血压 167/90mmHg。临床诊断为急性肾衰竭，药物性肾损害——小管间质性肾损害可能性大。

**中医诊断：** 癃闭（下焦蓄血水结型）。

**治法：** 泻下通瘀，化气利水。

**方药：** 桃核承气汤合五苓散加减。党参 10g，炒白术 10g，茯苓皮 15g，泽泻 15g，猪苓 30g，桂枝 10g，桃仁 10g，红花 10g，川牛膝 15g，白花蛇舌草 30g，川芎 20g，茅、芦根各 30g，苏叶 15g，黄连 3g，姜半夏 10g，干姜 10g，姜竹茹 10g，陈皮 10g，制大黄 15g。5 剂，水煎服，每日 1 剂。

同时给予补液支持，碳酸氢钠注射液纠酸，降压药控制血压。患者服药后恶心呕吐止，尿量逐渐增多至 1500ml 左右，大便日行 4 次，不成形，继续服用 1 周，复查肾功能：尿素氮 8.5mmol/L，肌酐 139μmol/L，二氧化碳结合力 27mmol/L，钾 4.3mmol/L；尿常规：阴性。继续用药 1 周，肾功能恢复正常，尿量 1500～2800ml，饮食恢复。

**【按语】** 患者外感发热，用药不当，变为坏证，太阳经证表邪入里化热，热毒随经入腑，下焦血热互结，发为下焦蓄血证；水热互结，发为太阳蓄水证，血分气分同病，肾与膀胱表里同病，肾失蒸腾开阖，津液代谢失常，关门不利，膀胱气化失司，湿浊、水湿潴留，患者出现水肿，尿量减少，伤于血分，出现血尿、蛋白尿，湿浊蕴阻中焦，则恶心呕吐，舌暗红，有瘀点，苔白腻，均为瘀血水结之证。治疗上泻下通瘀，化气利水。以桃核承气汤合五苓散加减，瘀血下，气化出，小便利，患者肾功能逐渐恢复，小便增多，血肌酐、尿素氮下降至正常范围。

"太阳蓄血"与"太阳蓄水"是《伤寒论》中需要学习和领会的重要内容之一，我们通过对急性肾衰竭这一具体病证的诊治，对两者的关系和证治有了新的认识。"膀胱蓄水"是指水与热结，气化失职，病在膀胱气分，选用五苓散治疗，通阳化气利水；"膀胱蓄血"是指血热互结，病在下焦血分，轻者选桃核承气汤，重者选抵当汤。一般认为，《伤寒论》的太阳蓄血证与蓄水证病位均在膀胱，有血分气分之不同，分别采用不同的治法方药。从本例急性肾衰竭的诊治来看，病及血分气分不同病位，而以膀胱蓄血证为主，影响正常的气化，治疗予以兼顾，泻下通瘀，化气利水，方证合拍，故取得了良好的临床疗效。

## 八、肾虚湿浊证

马某，女，63 岁。主诉：水肿间作 10 余年，腰酸乏力 2 年，加重伴尿少纳差 5 天。患者 10 多年来双下肢水肿间作，24 小时尿蛋白定量 2～3g，尿红细胞 40～100/$\mu$l，高血压控制不佳，150～160/90～95mmHg，于当地医院行肾活检示局灶节段性肾小球硬化。曾服用雷公藤多苷片治疗，尿检未转阴。2 年前起血肌酐升至 163$\mu$mol/L，腰酸乏力，夜尿 2～3 次，行优质低蛋白饮食配合治疗，肾功能减退进展。1 个月前复查血肌酐 365$\mu$mol/L，尿素氮 24.3mmol/L，钾 4.63mmol/L，二氧化碳结合力 18mmol/L。5 天来，患者水肿、乏力加重，尿量减少，伴纳差，晨起呕吐。刻诊：面色黧黑，眼睑及双下肢水肿，按之凹陷，尿量减少，约 400ml/d，腰酸痛，纳差，乏力，皮肤瘙痒，时感胸闷，能平卧，夜寐欠安，夜尿 4 次，大便 2 日未行。急查肾功能：血肌酐 563$\mu$mol/L，尿素氮 26.3mmol/L，钾 4.93mmol/L，二氧化碳结合力 16mmol/L。血常规：血红蛋白 72g/L。B 超示双肾萎缩。舌淡暗，苔浊厚腻，脉弦细。诊为慢性肾衰竭（慢性肾脏病 5 期）。

**中医诊断**：癃闭（肾虚湿浊型）。

**治法**：健脾补肾，和络泄浊，降逆止呕。

**方药**：黄连温胆汤合连苏饮加减。川续断 20g，桑寄生 15g，党参 10g，炒白术 10g，苍术 10g，生薏苡仁 30g，茯苓皮 15g，泽泻 15g，姜半夏 10g，干姜 10g，苏叶 15g，川连 3g，姜竹茹 10g，陈皮 10g，六月雪 30g，土茯苓 30g，茵陈 20g，失笑散 30g，制大黄 10g，车前子 30g，地肤子 20g，丹参 15g，川芎 15g。

患者服药 3 天，恶心呕吐减，大便日行 2 次，偏稀，尿量增多，水肿减退，继服 1 周，呕吐止，尿量约 1500ml，水肿基本消退。复查肾功能：血肌酐 393$\mu$mol/L，尿素氮 21.3mmol/L，钾 4.53mmol/L，二氧化碳结合力 22mmol/L。

【按语】 本例患者肾病日久，逐步进展，残余肾功能渐渐丧失，发展到肾功能不全终末阶段。脾肾为先后天之本，肾气不足，肾元衰败为慢性肾脏病发生、发展的基础，累及他脏，则导致五脏俱衰。脾胃为后天之本、气血生化之源，运化不足，则先天失于充养，加重肾病进展。脾肾亏虚，肾失蒸腾气化，关门开阖不利，精微物质下泄，发为蛋白尿；湿浊溺毒潴留，蓄积体内，发为肾衰竭；肺脾肾三脏相干，肺失通调，脾失温运，肾失蒸腾，水液代谢失常，泛溢肌肤，发为水肿；津停日久，气血运行不畅，瘀血阻滞，血不利则为水，加重水肿难以恢复；湿瘀交阻，化生癥积，阻于肾络，肾脏形态结构被破坏，肾功能不可逆进展；浊毒内蕴，阻于中焦，发为恶心呕吐。腰酸，倦怠乏力，夜尿增多，脉细为脾肾气虚之象；舌淡暗，苔浊厚腻，则为脾肾亏虚、湿浊瘀阻之候。

治疗上给予健脾补肾、和络泄浊、降逆止呕之法。《证治准绳·关格》中提出"治主当缓"，慢性肾脏病当平补平泻，缓缓图治。补益肾元，健脾和胃，平补平泻为上，不可峻补峻攻。选用川续断、桑寄生平补肾气，党参、炒白术、茯苓皮、生薏苡仁、泽泻健脾补气利水，黄连温胆汤和胃止呕，配合六月雪、土茯苓、失笑散、丹参、川芎渗泄湿浊，制大黄通腑解毒，攻下浊毒。全方无峻补峻泻，以平和之药来缓补缓泻，病势虽较急，仍然坐守下焦，固护中焦，予平和之药，采用轻药重投法，瘀血水湿浊毒得以顿挫，病情得以暂时控制，血肌酐回落到原有的基础水平。

# 第四节 阳 痿

阳痿是指成年男子性交时阴茎痿软不举，或举而不坚，或坚而不久，无法进行正常性生活的病证，又称勃起功能障碍（erectile dysfunction，ED）。阳痿大多由劳伤久病、情志失调、饮食不节、外邪侵袭等导致脏腑受损，精血不足，或邪气郁滞，宗筋失养而不用。

现代西医学中各种功能性及器质性疾病造成的男性阴茎勃起功能障碍等属于本病范畴，均可参照本节进行辨证论治。

## 一、肝郁气滞血瘀案

赵某，男，34 岁。主诉：阴茎勃起不坚半年。患者半年来阴茎勃起不坚，甚则无法完成房事，曾多处求医，亦自服温肾壮阳之药，无明显改善。平时工作压力大，患病后更觉紧张和焦虑，思想压力大，情绪低落，常感胸闷，喜叹息，纳谷不振，时有嗳气，夜寐可，无夜尿，大便成形不畅，舌暗略有瘀斑，苔白腻，脉弦。

**中医诊断**：阳痿（肝郁气滞血瘀型）。

**治法**：疏肝行气活血。

**方药**：血府逐瘀汤合柴胡疏肝散加减。党参 10g，炒白术 10g，茯苓 15g，柴胡 10g，香附 10g，青、陈皮各 10g，赤、白芍各 15g，炒枳壳 10g，桃仁 10g，红花 10g，生地黄 10g，炒当归 15g，川芎 20g，桔梗 10g，川牛膝 15g，蜈蚣 1 条，蛇床子 20g，炙甘草 5g。14 剂，水煎服，每日 1 剂。

服药 14 剂，患者阳痿症状改善，胸闷、叹息缓解，舌暗瘀点渐退，脉渐柔和，继续服用 14 剂以巩固疗效后，病愈。

**【按语】** 本例为阳痿之证，由于患者工作压力大，自觉前途渺茫，自信心不足，情绪紧张抑郁而起。肝气郁结，临床表现为情绪低落，总叹气，喜叹息，胸闷不舒；肝气犯胃，则纳谷不振，嗳气，大便不畅。舌暗略有瘀斑，苔白腻，脉弦，为肝郁气滞血瘀之象。肝主筋，且循行阴器，故宗筋为肝经所主，肝气郁滞而瘀血内停，气机郁结不达，瘀血阻滞，致宗筋失于濡润则痿软无力。本例予血府逐瘀汤合柴胡疏肝散加减，疏肝行气活血为法，气血畅达，宗筋濡润，另加少许通络兴阳之品如蜈蚣、蛇床子，而助阳事得举，逐渐恢复正常。方中川芎、蜈蚣、蛇床子为改善局部供血，改善阳痿症状的专方专药，其中川芎剂量宜大，可至 20～30g，配伍在各种证候类型中使用，增强药物的疗效。

## 二、肝经湿热下注案

王某，男，37 岁。主诉：阳痿不举 2 年。患者患有慢性前列腺炎，2 年来尿频，尿急，尿刺痛，尿解不尽，阳痿不举，小腹胀满不适，会阴睾丸坠胀作痛，阴囊潮湿瘙痒，口干、口苦、口黏，乏力烦躁，纳谷一般，夜寐欠安，大便质黏，舌质红，苔黄腻，脉滑。

**中医诊断**：阳痿（肝经湿热下注型）。

**治法**：清利湿热，疏肝达郁。

**方药**：龙胆泻肝汤合四逆汤加减。党参 10g，炒白术 10g，茯苓 15g，龙胆草 6g，柴胡 10g，赤、白芍各 15g，炒枳壳 10g，黄芩 10g，生地黄 10g，小通草 3g，泽泻 15g，车前子

15g，当归 10g，川芎 15g，栀子 10g，生甘草 5g，白蒺藜 15g，蜈蚣 1 条。14 剂，水煎服，每日 1 剂。

服药 14 剂，患者阳痿不举改善，尿频、尿急、尿刺痛基本缓解，小腹会阴胀满明显减轻，阴囊潮湿瘙痒改善，苔黄腻渐化，舌红，继续服用 14 剂以巩固疗效。

**【按语】**　慢性前列腺炎比较常见，发病率较高。患者前列腺小管出现堵塞，分泌液无法正常排泄，造成阴茎功能异常。本患者由于长期慢性前列腺炎合并阳痿，病程缠绵难愈，导致其产生抑郁、焦虑等负面情绪，加重勃起功能障碍。故病理上肝经湿热下注为本，络窍郁阻、阳痿不举为标，治疗上当清利湿热治其本，疏肝解郁、透达络窍治其标。方选龙胆泻肝汤合四逆汤加减，以龙胆泻肝汤清利肝经湿热，四逆散疏肝解郁，通达四末，少量配伍白蒺藜、川芎、蜈蚣疏达郁阻，通络兴阳，党参、炒白术、茯苓兼顾脾胃以助气血生化之源。标本同治，清利湿热，疏肝达郁治疗慢性前列腺炎的同时，阳痿亦得到改善，尿频、尿急、尿痛，小腹、会阴坠胀疼痛，阴囊潮湿等临床症状大大缓解，抑郁、焦虑等负面情绪明显减轻。

如阴部湿痒者，可加地肤子、黄柏、苦参、蛇床子，或煎汤外洗；小腹胀痛者，加延胡索、川楝子；精液带血者，加白茅根、芦根、小蓟、茜草、仙鹤草；如湿浊困遏，阳气不振者，可合厚朴、苍术、陈皮、砂仁；临床需注意，患者若长期服用抗生素，或清热寒凉之品，伤及阳气，则应温肝通络、养血活血为主，如予暖肝煎等。

## 三、命门火衰案

张某，男，45 岁。主诉：阳痿半年。患者半年来阳痿不举或举而不坚，逐渐加重，自服六味地黄丸、全蝎酒等，无明显好转，性欲减退，精薄清冷，面色青白，乏力畏寒，腰膝酸冷，纳可，夜寐欠安，夜尿 3 次清长，大便溏薄，日 3 行，舌淡胖，苔薄白腻，脉沉无力。

**中医诊断：**阳痿（命门火衰型）。

**治法：**温肾填精，壮阳起痿。

**方药：**赞育丹加减。党参 10g，炒白术 10g，熟地黄 20g，山萸肉 10g，枸杞子 20g，当归 15g，杜仲 20g，仙茅 15g，淫羊藿 15g，巴戟天 15g，蛇床子 20g，韭菜子 20g，鹿角霜 10g，焦谷、麦芽各 10g。注意保暖，忌食生冷。注意节制房事，暂禁性生活。21 剂，水煎服，每日 1 剂。

服药 3 周，患者自感性欲渐起，畏寒减轻，腰膝酸软缓解，面色渐转正常，较前红润，夜尿 1 次，大便渐成形，继续服药 1 个月，阳痿不举好转，性生活渐恢复。继续服用 30 剂以巩固疗效。

**【按语】**　《灵枢·经筋》云："足厥阴之筋病，阴器不用，于内则不起……"《类证治载》曰："伤于内则不起，故阳之痿，多由色欲竭精，或思虑伤神，或恐惧伤肾……宗筋弛纵而致阳痿者。"《景岳全书》制赞育丹，大补命门火衰，是为命门火衰型阳痿之正治。

方中用熟地黄、山萸肉、枸杞子、当归填补真阴，仙茅、淫羊藿、巴戟天、蛇床子、韭菜子、鹿角霜温补肾阳，大补命门之火而温壮阳气。本方的制方思路深刻体现了阴阳理论中阴阳互根的思想，用药不可一味壮阳，伤及阴精，因肝器亦体阴而用阳，阴精亏损，阴器不用，而于内则不起，宗筋弛纵。景岳治以阴阳并补，以滋阴生精为基础，在阴精充足的基础上加温阳益精血之品，温润同用，以符合肾脏水火之宅的生理病理特点，正如张景岳所云："善补阳者，必于阴中求阳,则阳得阴助而生化无穷。"党参、白术、甘草调理脾胃,配合焦谷麦芽健脾助运,气血化生,以后天充养先天。方中韭菜子、蛇床子更为益精起阳之品,诸药配伍,共奏精生阳回之功。若火衰不甚,精血薄弱为主,可予左归丸或金匮肾气丸加减;如滑精频繁,精薄精冷,可加覆盆子、金樱子、益智仁、桑螵蛸以补肾固精。

## 四、心脾两虚案

孙某,男,53 岁。主诉:阳痿 5 个月。患者近半年来工作压力大,经常熬夜,后因连遇挫折,出现难以入睡,白天时有恍惚之态,渐有阳事不举,无法行房,伴有神疲、乏力、健忘、多梦、心悸、面色萎黄、纳呆、腹胀、夜寐欠安、易醒、夜尿 1 次,大便溏薄,日行 2 次,舌淡边有齿痕,苔薄白,脉细弱。

**中医诊断:**阳痿(心脾两虚型)。

**治法:**健脾养心,益气起痿。

**方药:**归脾汤加减。党参 10g,黄芪 30g,白术 10g,炙甘草 5g,酸枣仁 20g,远志 6g,当归 15g,桂枝 10g,干姜 10g,远志 6g,蛇床子 20g,韭菜子 20g,红景天 30g。21 剂,水煎服,每日 1 剂。

服药 3 周,患者阳痿改善,神疲、乏力、健忘、多梦、心悸诸症明显减轻,纳谷增,夜寐转安,面色较前红润,夜尿 1 次,大便渐成形,继续服药 1 个月,阳痿不举好转,性生活渐恢复。

**【按语】** 阳事勃坚,依赖心血的灌注和心神的主宰,患者因工作繁重,频遇挫折不顺,熬夜,思虑过度,导致心脾损耗,气血化源不足,宗筋失养不起,遂发阳痿。方中党参、黄芪、白术、炙甘草健脾益气;酸枣仁、远志、当归养血安神;更以桂枝、炙甘草、干姜、远志、红景天益少阴君火;蛇床子、韭菜子、红景天壮少阴元阳;诸药配伍,共奏健脾养心、濡润宗筋、益气起痿之功。若肾虚精血薄弱,可加入川续断、熟地黄、肉苁蓉等补肾益精血之品,若肾虚失固,当加金樱子、芡实、覆盆子等补肾固精之药。经过 2 个月的坚持治疗患者不仅阳痿改善,心脾两虚之神疲、乏力、健忘、恍惚、多梦、心悸、面色萎黄、纳呆、腹胀等证亦获缓解,对生活恢复了信心。

## 五、络脉瘀阻案

李某,男,40 岁。主诉:阳痿 2 月余。患者患 2 型糖尿病 5 年余,形体偏胖,2 个多月来阳痿不举,或举而不坚,并有早泄,行房多次不能成功,服用磷酸二酯酶 5 型抑制剂,疗效不佳,且服用西药精神压力大,故转求中医药治疗。刻下:面色暗,形体略胖,纳可,寐欠安,大便偏干,舌淡暗,舌下络脉迂曲,苔薄腻,脉略弦。目前血糖控制可,糖化血红蛋白 5.9%,血压 140/90mmHg。

**中医诊断:**阳痿(络脉瘀阻型)。

**治法:**活血通络。

**方药:**蜈蚣 3g,水蛭 6g,当归 15g,赤芍 15g,川芎 15g,炙甘草 6g。

服药 2 周,阳痿改善,舌紫暗,舌下络脉迂曲减轻,药已中的,继服 3 周以巩固疗效。

**【按语】** 阳痿(勃起功能障碍)一般认为是功能性疾病,常由精神因素或房事不节所致,但研究表明，超过 80% 的病例都有器质性病变。其中血管性勃起功能障碍是器质性勃起功能障碍最常见的病因。糖尿病可引起血管、神经和代谢等多方面的病变，勃起功能障碍发病率更高，是非糖尿病患者近 3 倍。目前治疗勃起功能障碍的一线药物——磷酸二酯酶 5 型抑制剂（PDE5-Is），因糖尿病患者一氧化氮释放功能受损，往往导致临床疗效不佳。同样中医界对于阳痿的治疗，因思维定式多以补肾壮阳之剂治疗，也大多收效不大。

对于瘀血型的阳痿，如糖尿病微循环障碍明显，导致的宗筋缺血，中药蜈蚣、水蛭均能发挥活血化瘀、疏肝通脉的作用。蜈蚣辛温、水蛭咸苦平，归肝经，有逐瘀通络之功，又有兴阳之力，能起到温通血脉、行气化瘀的作用，当归、川芎、赤芍养血通脉，并配合炙甘草以减轻蜈蚣、水蛭的毒性。诸药合用，可使气机畅，瘀血去，阳气得以通达，宗筋得以温养。现代研究也显示：动物药蜈蚣、水蛭，配伍当归、赤芍、川芎不仅可活血抗凝，还可以改善微循环，使微血管开放数显著增加、微血管口径增大，改善宗筋的灌注，改善患者阳痿不起的症状。

# 第五节　遗　　精

遗精是指以不因性活动而精液自行频繁泄出为主要特点的病证，常伴有头昏、精神萎靡、腰腿酸软、失眠等。其中，因梦而遗精的称为"梦遗"；无梦而遗精，甚至清醒时无性刺激的情况下精液流出的称为"滑精"。

现代医学中的神经衰弱、神经症、前列腺炎、精囊炎等疾病如以遗精为主症者，属于中医学"遗精"范畴，均可参考本节进行辨证论治。

## 一、心肝火旺案

张某，男，24 岁。主诉：遗精 1 年。既往不良生活习惯有手淫史 8 年，近 1 年来常有梦交而遗泄，每周 1～2 次，心烦寐差，性欲偏亢，泄后腰酸痛，乏力，影响生活，情绪焦虑，曾自服六味地黄丸，无明显缓解，面颧部红，口干多饮，口腔溃疡，尿黄色深，大便偏干，日行 1 次，舌红，苔薄黄，脉数。

**中医诊断：**遗精（心肝火旺型）。

**治法：**清心泄肝。

**方药：**黄连清心饮合封髓丹加减。黄连 5g，生地黄 10g，淡竹叶 10g，小通草 3g，当归 15g，酸枣仁 15g，茯神 15g，远志 6g，石莲子 10g，党参 10g，炒白术 10g，黄柏 10g，砂仁 4g，炙甘草 8g，川续断 15g。14 剂，水煎服，每日 1 剂。

服药 14 剂，患者遗精次数明显减少，2 周来遗泄 1 次，夜寐转安，情绪稳定，口腔溃疡未作，腰酸痛基本缓解。继续服用 14 剂以巩固疗效。

**【按语】**　《景岳全书·遗精》云："凡以少年多欲之人，或心有妄思，或外有妄遇，以致君火摇于上，相火炽于下，则水不能藏而精随以泄。"该患者少年气盛，情动于中，意淫于外，心动神摇，知晓手淫不良习惯，更增懊悔和焦虑，心肝君相火旺，扰动精室而遗精。《金匮翼·梦遗滑精》云："动于心者，神摇于上，则精遗于下也。"治疗上清心安神，清泻相火，精室安宁，则遗精自止。方选黄连清心饮合封髓丹加减，黄连合导赤散清心泻火，并将心火降至小肠而出，酸枣仁、当归、远志养心安神；党参、炒白术、石莲子健脾固摄；封髓丹取黄柏、砂仁、炙甘草纳气归肾，封藏肾精。诸药并举，君相火旺得清，精室封藏疏泄得当，故短期内可获明显疗效。

## 二、湿热下注案

李某，男，41 岁，主诉：遗精频作半年，平素嗜酒，精液色黄质地浓稠，阴囊潮湿，尿频，尿急，小便赤涩，口苦而黏。舌质红，苔黄腻，脉滑数。曾在外院诊断为前列腺炎，口服抗生素 2 周。

**中医诊断：** 遗精（湿热下注型）。

**治法：** 清热利湿，清泄相火。

**方药：** 四妙散合程氏萆薢分清饮加减。潞党参 10g，制苍术 10g，砂仁 4g，六一散 30g，茯苓皮 15g，黄柏 10g，生薏苡仁 30g，龙胆草 6g，柴胡 10g，萆薢 20g，车前子 15g，莲子心 5g，石菖蒲 10g，虎杖 15g，土茯苓 20g。14 剂，水煎服，每日 1 剂。

服药 14 剂，患者遗精次数明显减少，2 周来遗泄 2 次，尿频、尿急、尿痛减轻，阴囊潮湿渐退，继续服用 14 剂以巩固疗效。

**【按语】** 明·龚信《古今医鉴·遗精》云："夫梦遗滑精者，世人多作肾虚治……殊不知，此证多属脾胃，饮食浓味，痰火湿热之人多有之。"随着生活水平的提高，许多人嗜食肥甘厚腻，辛辣炙煿及醇酒厚味，损伤脾胃，酿生湿热，循肝经下扰精室，而致遗精。此类患者往往合并有前列腺炎，或尿路感染。本方用四妙散清利下焦湿热，苍术、黄柏燥湿清热，以止精室遗泄，去牛膝不用，以防滑泄。程氏萆薢分清饮分清泌浊，清利湿热，其中萆薢清利湿热，而利小便，为分清泌浊主药，土茯苓性味平和，善于健脾除湿，又能清利肝经湿热，虎杖清热利湿，入肝经而清湿热，龙胆草、柴胡配合黄柏清泄相火，车前子走下焦精室，以清热利湿，党参、苍术、薏苡仁、茯苓皮、砂仁、六一散健脾燥湿，醒脾胃，宣气机，佐以淡渗，通利下焦，以断生湿之源。诸药共奏清热利湿之功，精室得安，则遗精渐止。

## 三、心肾不交案

林某，男，37 岁。主诉：频繁发生精液遗泄 3 年。有梦而遗，每周约 3 次，严重影响工作，第二天自觉腰酸，健忘，头晕，耳鸣，乏力，精神萎靡不振，心悸时作，夜寐欠安，夜尿 2 次，大便成形偏干，舌红，苔薄黄腻，脉细数。不欲服用雌激素类药物，遂求治于中医。

**中医诊断：** 遗精（心肾不交型）。

**治法：** 交通心肾。

**方药：** 六味地黄丸合金锁固精丸加减。党参 10g，炒白术 10g，茯神 15g，熟地黄 15g，山茱萸 10g，怀山药 20g，芡实 15g，莲须 10g，生龙骨 30g，生牡蛎 30g，石菖蒲 10g，酸枣仁 20g，炙远志 6g，补骨脂 15g，杜仲 10g，五味子 6g。28 剂，水煎服，每日 1 剂。

服药 28 剂，遗精次数明显减少，每周遗泄 1～2 次，腰酸、头晕、健忘、耳鸣等症状逐渐缓解，继续服用 14 剂以巩固疗效。

**【按语】** 肾属水为坎，居于下，心属火为离，居于上。《素问·六节藏象论》云："肾者主蛰，封藏之本，精之处也。"《灵枢·邪客》云："心者，五脏六腑之大主也，精神之所舍也。"肾的封藏之职为心所调控。生理状态下，心火下达肾脏，则肾水不寒，肾水上济于心，则心火不亢，称为"心肾相交"、"水火既济"。若心肾失调，心火不能下降于肾而上亢，肾水不能上济于心而下泄。心失肾精之濡养，水亏火旺，扰动精室，致精关不固，发为遗精。

故治疗上，此类心肾不交所致遗精以熟地黄、山茱萸、山药、芡实、补骨脂、杜仲等补肾，配合茯神、石菖蒲、酸枣仁、远志、五味子等养心安神，心君宁静，肾气自安，党参、炒白术、山药、芡实健脾涩精，充养先天，再配合莲须、生龙骨、生牡蛎镇潜心阳，固密肾气，全方共奏滋肾潜阳、调济水火、固密精关之功。

## 四、心脾虚陷案

刘某，男，26 岁。主诉：遗精 5 年。患者自 5 年前开始遗精，每周 1～2 次，学习压力大，考前熬夜后遗精频繁，休息放松后遗精减少，近来自觉体力不支，神情憔悴，性欲低下，自行服用过六味地黄丸、金匮肾气丸、肾宝等，未见好转。刻下：神疲乏力，形体消瘦，面色淡白无华，两目无神，气短懒言，头昏脑涨，多梦易惊，动则心悸汗出，食欲不振，腹胀，便溏，日行 2～3 次，舌淡润少苔，脉数无力。

**中医诊断：**遗精（心脾虚陷型）。

**治法：**调补心脾，益气摄精。

**方药：**妙香散加减。党参 10g，炒白术 10g，茯神 15g，山药 20g，金樱子 15g，芡实 20g，莲须 15g，酸枣仁 15g，远志 6g，炒当归 10g，益智仁 10g，生龙骨 30g，生牡蛎 30g，炙甘草 5g。14 剂，水煎服，每日 1 剂。

服药 14 剂，患者遗精次数明显减少，7～10 天 1 次，精神好转，体力增，纳谷改善，头昏不显，夜寐改善，多梦减少，大便渐成形。继续服用 14 剂以巩固。

**【按语】** 《医宗必读》云："有用心过度，心不摄肾，而失精者。"《冯氏锦囊秘录》云："有梦而遗者，思想所致，心气不足而不摄也。"此患者虽值青年，但并非实证，其长期遗精，劳则加剧，休息好转，加之神疲乏力，面白无华，气短懒言，实属气虚，且纳差，腹胀，便溏，多梦易惊，心悸汗出，则为心脾气血亏虚之候，故本例遗精应辨为心脾虚陷、精关不固之证。

心脾虚陷之遗精，《景岳全书》提出"凡思虑劳倦每触即遗者，但培补心脾"。之前屡用补肾固精药物疗效不显，是其病位不在于肾，而在于心脾，患者考前熬夜后病情加重，为用神过度，耗伤心脾气血所致，且动则心悸，气短汗出，多梦易惊，均为心脾两伤之辨证要点。治当养心安神，健脾益气，固肾摄精。方选妙香散加减：方中党参、炒白术、茯神、山药、芡实、莲须益气健脾涩精，酸枣仁、远志、炒当归、益智仁、生龙骨、生牡蛎养血安神，兼以镇潜心神，本方亦包含了治疗心脾气血两亏之名方归脾汤的组成。药后遗精减少，乏力气短减轻，心悸汗出未作，纳谷增，大便渐成形，为心、脾、肾渐固之象。

## 五、肾气不固案

孙某，男，57 岁。主诉：遗精 2 年。患者近 2 年来工作生活压力较大，出现遗精频繁，神疲乏力，腰膝酸软，头晕耳鸣，影响工作，常有早泄，性欲下降，望之面暗，耳轮皱枯，小便清，尿解余沥不尽，纳可，夜寐尚安，夜尿 6 次，大便偏烂，日行 2 次。舌淡，苔薄白，脉沉弱。

**中医诊断：**遗精（肾气不固型）。

**治法：**补肾固精。

**方药：**金锁固精丸合五子衍宗丸加减。党参 10g，炒白术 10g，沙苑子 20g，芡实 20g，莲须 15g，莲子 10g，金樱子 10g，枸杞子 20g，菟丝子 10g，覆盆子 10g，生龙骨 30g，生牡蛎 30g，桑螵蛸 30g。

服药 14 剂，遗精次数明显减少，2 周来遗精 2 次，乏力好转，腰膝酸软，头晕耳鸣减轻，夜寐改善，夜尿减少 2～3 次，大便渐成形。继续服用 14 剂以巩固疗效。

**【按语】** 《素问·六节藏象论》言："肾者主蛰，封藏之本，精之处也。"肾中有先天之精，又受五脏六腑之精而藏之。本例患者肾虚不固，封藏失职，精液外泄，出现遗精频繁，早泄；膀胱与肾为表里，肾虚膀胱失约，则尿解清长，夜尿频多，余沥不尽；腰为肾之府，肾虚则腰膝酸软；肾气亏虚，无以上充于耳，出现耳鸣，肾精不足不能上荣于面及耳窍，则面暗，耳轮枯槁；舌淡，苔薄白，脉沉弱均为肾气虚弱之象。当治以补肾固精，方选金锁固精丸合五子衍宗丸加减。金锁固精丸为治肾虚不固之专方，但其固涩力强而补益不足，故合用五子衍宗丸补肾益精，兼以固摄，方中沙苑子甘温，补肾固精，为君药，在《本经逢原》谓其"为泄精虚劳要药，最能固精"；臣以金樱子、枸杞子、菟丝子、覆盆子、莲子、芡实补肾固精，为补涩兼施，标本同治法以助君补肾固精之力；桑螵蛸、生龙骨、生牡蛎、莲须固肾涩精，固精缩尿。诸药合用，既能补肾益精，又能涩精止遗，以达标本兼顾之效。若头晕耳鸣，五心烦热，形瘦盗汗，以肾阴虚为主者，加熟地黄、黄柏、金樱子、龟甲、阿胶；若肾阳虚为主者，可加鹿角胶、肉桂、锁阳、附子等温振肾阳。

## 六、阴阳两虚案

孙某，男，63 岁。主诉：遗精 6 月余，加重 3 周。患者半年前因家中变故，操劳过度，夜不能寐，出现遗精，每周 3 次，醒后疲劳感加剧，精神萎靡不振，腰膝酸软，盗汗，手心烦热，头晕眼花，畏寒汗出肢冷，轻恶风似有感冒，四肢酸痛，纳谷可，夜尿 2 次，大便不成形，日行 2 次，舌淡，苔薄白腻，脉大，沉取弱。

**中医诊断：**遗精（阴阳两虚型）。

**治法：**调和营卫，阴阳并补，镇潜固密。

**方药：**桂枝加龙骨牡蛎汤加减。党参 10g，炒白术 10g，茯神 15g，桂枝 12g，炒白芍 15g，炙甘草 8g，干姜 10g，大枣 10g，生龙骨 30g，生牡蛎 30g，莲须 15g，芡实 20g。14 剂，水煎服，每日 1 剂。

服药 14 剂，遗精次数明显减少，7～10 天 1 次，能入睡，腰酸，头晕眼花，汗出恶风，四肢酸痛基本缓解。继续服用 14 剂以巩固。

**【按语】** 本例患者遗精伴精神萎靡，腰膝酸软，盗汗，手心烦热，畏寒汗出肢冷，夜尿 2 次，便溏，证属脾肾不足，阴阳气血皆亏虚。《灵枢·终始》载："阴阳俱不足，补阳则阴竭，泻阴则阳脱，如是者可将以甘药，不可饮以至剂。"对于阴阳俱虚之证，若用温阳之品，恐致患者阴液枯竭，若用滋阴之药，又恐致阳气虚脱，若阴阳气血并补，则恐患者虚不受补，故云不可饮以至剂。对于此类病机复杂，用药相互掣肘之矛盾，仲景独从中焦论治，以桂枝汤加减，以桂枝、甘草辛甘化阳，芍药、甘草酸甘化阴，阴阳并补，配合姜枣调和营卫，内理脾胃，加龙骨、牡蛎以固肾摄精，组成桂枝加龙骨牡蛎汤。本方出自《金匮要略·血痹虚劳病脉证并治》，"夫失精家，少腹弦急，阴头寒，目眩，发落，脉极虚芤迟，为清谷、亡血、失精。脉得诸芤动微紧，男子失精，女子梦交，桂枝加龙骨牡蛎汤主之。"本篇又云："虚劳里急，悸，衄，腹中痛，梦失精，四肢酸疼，手足烦热，咽干口燥，小建中汤主之。"由此可见桂枝加龙骨牡蛎汤及小建中汤为仲景治疗虚劳证之男子失精、女子梦交的专方。仲景针对阴阳两虚之证，"如是者可将以甘药"，独从中焦论治，甘味属脾，甘药治从中焦脾胃，为调理中焦之品，辛甘化阳，酸甘化阴，阴阳并补，建立中气，且脾胃为后天之本，气血生化之源，中焦脾胃健运，则气血生化有源；脾胃衰败，纵使应用大剂量补益肝肾之品，仍不能运化药力，服之无益。另该患者汗出轻恶风，肌肉酸痛，大便溏薄，亦是营卫不和、脾胃虚弱之象，不仅契合桂枝加龙骨牡蛎汤证治范围，也可作为本方辨证应用的要点之一。

# 第六章 脑系疾病

## 第一节 头 痛

头痛，是临床常见的自觉症状，可单独出现，亦见于多种疾病的临床表现。古代亦有称为"头风"者，明代王肯堂在《证治准绳·头痛》中说："医书多分头痛头风为二门，然一病也，但有新久去留之分耳。浅而近者名头痛，其痛猝然而至，易于解散速安也。深而远者为头风，其痛作止不常，愈后遇触复发也。"头为"诸阳之会"，"清阳之府"，又为髓海之所在，居于人之最高位，五脏精华之血，六腑清阳之气皆上注于头，手足三阳经亦上会于头。若六淫之邪上犯清空，阻遏清阳，或痰浊、瘀血痹阻经络，壅遏经气，或肝阴不足，肝阳偏亢，或气虚清阳不升，或血虚头窍失养，或肾精不足，髓海空虚，均可导致头痛的发生。

头痛可见于西医学内、外、神经、精神、五官等各科疾病中。本节所讨论主要为内科常见的头痛，如血管性头痛、紧张性头痛、三叉神经痛、外伤后头痛、部分颅内疾病、神经症及某些感染性疾病、五官科疾病的头痛等，均可参照本节进行辨证论治。

## 一、外感头痛

### 1. 风寒头痛案

患者，女，35岁，2013年3月12日初诊。主诉：患头痛11年。2002年6月，患者正值哺乳期，因天气炎热，吹电风扇睡醒后得之。初得症状较轻，遇风遇凉微痛不适，仅注意避风避凉未加以治疗。后来外出打工，渐渐加重。曾用中西药间断性治疗，效果不显。近2年来常感手足不温，遇凉风或用冷水洗脸时即感头痛，冬天更为痛苦。曾就诊于某医院检查颅脑CT和MRI，均未见明显异常。在本院中医门诊检查：血压、血脂、抗"O"、类风湿、C-反应蛋白、血沉均在正常范围内。诊其脉弦紧，舌淡红，苔薄白。

**中医诊断**：慢性风寒头痛。

**治法**：祛风散寒，活血通络。

**方药**：祛风散寒活血通络汤加减。羌活10g，川芎30g，藁本10g，蔓荆子10g，防风10g，当归15g，白芷10g，酒白芍20g，制白附片10g，全蝎10g，蜈蚣3条，炙甘草10g，生姜3片，红枣3枚，炮穿山甲15g，细辛5g，干姜10g，金钱白花蛇2条。7剂，水煎服，每日1剂。

3月15日，患者家人惊慌来告，说用药2剂后患者头痛加重并伴有多次呕吐。我嘱患者家人不必担心，并解释说在治疗一些顽固性的慢性疾病或疑难杂病时，对于个别患者症状加重，是正确用药邪正相争暂时出现的一种特殊反应，无须特殊治疗，只需把药调整为1日喝4次即可，一般2天左右就会减轻或消失。

**2013年3月20日二诊**：患者的病情如我所料，呕吐消失，头痛减轻。原方继进15剂。

**2013年4月5日三诊**：患者的病情进一步缓解，但脉象重按稍感无力，继用上方去干姜、制白附片、金钱白花蛇，加黄芪、党参各 15g，川芎改为 15g，酒白芍改为生白芍 30g。守方月余，诸症消失，1 年后随访未见复发。

【按语】 外感、内伤皆可引起头痛，有急、慢性之分。在慢性头痛中既有内伤引起者，也有风寒日久不愈者。根据久病入络的理论，在治疗风寒的基础上加入活血通络的药物能明显提高疗效。祛风散寒活血通络汤中羌活、藁本、白芷、防风祛风散寒、除湿止痛，对风寒湿引起的急慢性头痛皆有良效。蔓荆子散风邪，清利头目。川芎活血行气，祛风止痛，为治头痛的要药，李东垣言"头痛须用川芎"。全蝎、蜈蚣祛风止痉，通络止痛，对顽固性头痛有良好的止痛作用。白附子祛风定痛，国医大师朱良春在《朱良春用药经验集》中谓："是祛风痰寒湿，散头面风痛的要药。"生姜、大枣调和营卫，固护脾胃。当归、白芍、炙甘草既可滋阴养血止痛，又可防止诸药化燥伤阴。全方共奏祛风散寒、活血通络止痛之功。故对风寒日久的慢性头痛常获显著疗效。

**2. 风热头痛案**

李某，男，30 岁。2002 年 7 月 4 日初诊。1 周来，患者前额疼痛增剧，呈持续性，伴有鼻塞，惟时鼻流黄涕，恶心，头晕，口干苦，大便干，已 4 天未行，舌质红，苔微黄而腻，脉滑数。曾服养血清脑颗粒及西药，效果不显。

**中医诊断**：风热头痛。

**治法**：疏风清热佐以通腑。

**方药**：川芎茶调散加减。黄芩 10g，白芷 15g，川芎 12g，羌活 6g，防风 10g，辛夷 10g，蔓荆子 15g，生石膏 30g（先煎），大黄 10g（后下），菊花 15g，苍耳子 10g，甘草 15g，3 剂，日 1 剂，水煎服。

**复诊**：前额疼痛明显减轻，大便已通，口干苦及恶心症状已减，原方减大黄、苍耳子，加鱼腥草 30g，当归 10g，生石膏改为 15g。服药 4 剂后头痛消失。

【按语】 患者肺胃素蕴积热，郁蒸上腾于鼻，加之风邪外袭，风热上干，阳明经脉受邪，证属风热头痛。方以羌活、防风散风；黄芩、大黄、石膏通便泻热；辛夷、苍耳子宣通清窍，兼散风热；加白芷、蔓荆子擅治头面部疼痛，与羌活、防风相使，更能增强祛风止痛之功；川芎合菊花并用共奏清利头目、舒缓镇痛之疗效。

**3. 风湿头痛案**

李某，男，57 岁，汉族，已婚，于 2007 年 7 月 3 日初诊。主诉头胀痛 5 年。患者 5 年前开始出现头面部发胀沉重，以下午为甚。自觉面部发热，两颊、口周拘紧，经多方治疗效果不佳。近日来头面部胀痛、热感，晨起即作，口干不欲饮，口黏腻，自觉流口水，纳可，大便干燥、日一行，寐安。平素喜饮茶。既往有血管性头痛、椎—基底动脉供血不足、腔隙性脑梗死史。症见下眼睑肿胀，双目乏神，舌胖边有齿痕、质暗、苔腻而厚，脉沉涩。

**中医诊断**：风湿头痛。

**治法**：疏风祛湿，芳香化浊。

**方药**：羌活 8g，蔓荆子 10g，荷叶 12g，天麻 1g，藿香梗、苏梗各 10g，炒白蒺藜 12g，炒杏仁 10g，炒薏苡仁 20g，佩兰 10g，砂仁（后下）10g，厚朴花 12g，茯苓 30g，生白术 12g，泽泻 15g，黄芩 12g，防风 10g，防己 15g，川牛膝 12g，生姜 1 片为引。14 剂，水煎服，每日 1 剂。茶饮方：西洋参先煎 8g，炒薏苡仁 20g，玉米须 30g，荷叶 15g，苏叶 12g，绿萼梅 10g，绿豆衣 12g，金钱草 15g，佛手 10g，六一散（包）20g。14 剂，水煎代茶饮。

**2007 年 7 月 18 日二诊：** 服药后头胀痛明显减轻面部发热亦退，仍有面部发紧，口黏，舌胖、质暗、苔腻，脉沉细。既见效机，上方出入，原方去黄芩，加苍术 10g。14 剂，水煎服，每日 1 剂。茶饮方继用 14 剂。药后随访，头胀痛基本消失，嘱其续饮茶饮方善后。

【按语】 《素问·生气通天论》云："因于湿，首如裹。"本案患者，头胀痛有年，就诊时正值暑季，伴两颊、口周拘紧，口干不欲饮，口黏腻，舌胖、苔腻，为外有风邪、内有湿浊之象，故以疏风祛湿、芳香化浊为法。方中羌活、防风、蔓荆子疏风胜湿、清利头目；荷叶、藿香梗、苏梗、苏叶、佩兰化湿理气、芳香化浊；白术、炒薏苡仁健脾祛湿；茯苓、泽泻、玉米须、防己淡渗利湿；炒杏仁宣肺降气、通调水道；生姜散湿和胃；黄芩、六一散清热利湿；天麻、炒白蒺藜平肝息风；更以牛膝引血下行。方中融化湿、散湿、利湿、清湿热诸法于一炉，调理肺、脾胃、肝、三焦诸脏腑，辨证着眼于整体，使内外之湿尽去，外风散、肝风息则头痛缓解。

## 二、内伤头痛

### 1. 肝阳上亢头痛案

梁某，女，41 岁，2019 年 10 月 7 日初诊。主诉：头痛 20 余年，加重 6 个月。现病史：患者 20 余年前无明显诱因出现左侧头痛，阵发性跳痛，多年诊治，疗效均不佳，患者十分痛苦。近 6 个月来，频繁头痛，累及全头，严重时伴恶心、呕吐，头痛欲瞑，情绪烦躁时加重，服用"布洛芬片"、"感冒胶囊"后头痛缓解，逐渐耐药。现症：全头痛，恶心、呕吐，情绪易怒，纳差，二便可，寐差。舌质红，苔白腻，脉弦。母亲有头痛病史。

**中医诊断：** 头痛（肝阳上亢型）。

**治法：** 平肝祛风，通络止痛。

**方药：** 清空止痛汤。川芎 25g，白芷 20g，白芍 20g，柴胡 10g，防风 10g，羌活 15g，刺蒺藜 20g，葛根 15g，黄芩 10g，远志 20g，蝉蜕 5g，炒六神曲 15g，炙甘草 10g，炒白术 15g。

**2019 年 10 月 14 日二诊：** 患者自诉头痛减轻，发作次数减少，药已对症，效不更方，以前方加减。柴胡 15g，加细辛 15g，谷精草 15g。14 剂，水煎服，每日 1 剂。

**2019 年 10 月 28 日三诊：** 患者自诉头痛明显减轻，仍以前方，去黄芩、白芍，加蔓荆子 20g，茯苓 20g，改细辛 5g，谷精草 10g。7 剂，水煎服，每日 1 剂。

**2019 年 11 月 04 日四诊：** 患者自述头痛偶有发作，现停药以观后效。

【按语】 其中川芎味辛性温，活血行气，祛风止痛，为君药。重用川芎，一是川芎为头痛引经药，二是川芎为血中之气药，气中之血药。白芷祛风止痛；白芍归肝、脾经，养血敛阴，柔肝止痛；柴胡疏肝解郁；共为臣药。头为清窍，病位在上，治当清轻之剂，故临证多用风药，如羌活、防风；刺蒺藜平肝解郁，活血祛风止痛；葛根升阳止痛；黄芩清肝胆之热；远志安神益智；蝉蜕归肝经，疏风明目；炒六神曲消食和胃；炒白术健脾燥湿；共为佐药；炙甘草为使药，调和诸药。诸药合用，共奏平肝祛风、通络止痛之效。

### 2. 痰浊上扰头痛案

刘某，男，37 岁，2019 年 10 月 1 日初诊。主诉：头痛 10 余年，加重 1 个月。现病史：患者发作性双颞侧及额部头痛 10 余年，反复就诊于各院，头 MRI 未见明显异常，长期服用西药及中药效果欠佳。近 1 个月头痛加重。现症：双颞侧及额部疼痛，呈搏动性或胀痛，伴恶心、呕吐，纳差，寐差，便可，舌质淡，舌体胖大，苔白腻，脉弦滑。

**中医诊断**：头痛（痰浊上扰型）。

**治法**：健脾祛痰，宁神止痛。

**方药**：半夏白术天麻汤加减。清半夏 10g，天麻 10g，茯苓 25g，炒白术 20g，丹参 25g，泽泻 20g，防风 10g，炒鸡内金 15g，牛膝 20g，石菖蒲 20g，白芷 15g，细辛 5g，炙甘草 10g。14 剂，水煎服，每日 1 剂。

**2019 年 10 月 14 日二诊**：额部胀痛缓解，双颞侧稍缓解，药已对症，效不更方，患者寐差，以前方加减，加酸枣仁 20g，茯神 15g。7 剂，水煎服，每日 1 剂。

**2019 年 10 月 21 日三诊**：患者自述头痛及睡眠明显好转。

【按语】 半夏白术天麻汤来源于《医学心悟》，具有燥湿化痰、平肝息风之功效，主治风痰上扰所致眩晕头痛，舌苔白腻，脉滑等症。方中半夏性辛温，燥湿化痰，降逆止呕；天麻平肝息风，祛风通络，《本草汇言》中记载天麻"主头风，头痛，头晕虚旋"，两者为君药，为治风痰头痛之要药。茯苓利水渗湿；白术健脾燥湿，共为臣药，增强本方健脾利湿功效。脾主运化水湿，健脾以防止痰湿内生，上蒙清窍。丹参祛瘀止痛；泽泻利水渗湿，将痰湿从小便排出；防风、白芷、细辛为止头痛要药，炒鸡内金消食和胃；牛膝善下行，利尿通淋；石菖蒲宁神益智，共为佐药。炙甘草调和诸药，全方相辅相成，以健脾祛痰，宁神止痛。

### 3. 气虚头痛案

单某，女，47 岁，以头前额及巅顶部疼痛半个月，加重 4 天前来就诊。平素体虚易感冒，半个月前外出返家后出现倦怠乏力，前额及巅顶头痛伴发木感，自服感冒药发汗后头痛不减，畏风，遂至当地医院求治，继续给予解热镇痛之剂，头痛恶风进一步加重，前来就诊时伴见精神困顿，纳食不香，眠尚可，二便调，舌质淡，苔薄白，脉细弱。

**中医诊断**：头痛（气虚型）。

**治法**：健脾益气升清。

**方药**：益气聪明汤加味。黄芪 30g，党参 15g，白芍 10g，黄柏 10g，葛根 12g，升麻 6g，蔓荆子 15g，炒白术 12g，炙甘草 6g。7 剂，水煎服，每日 1 剂。

**二诊**：诉头痛已愈，精神佳，身体较前明显有力，惟觉食欲未恢复至前，予浓缩香砂六君丸以善其后。

【按语】 本例患者属气虚清阳不升，头窍失荣，不荣则痛，服感冒药后汗出于外而气耗于内，清阳之气愈亏，不能上荣于头面，故痛势加重，兼见恶风。《素问·生气通天论》云："阳气者，精则养神。"阳气虚馁故精神困顿，气虚不运则纳食不香，以益气聪明汤加味治之。

### 4. 肾虚头痛案

刘某，女，49 岁，以头痛间断发作伴烘热汗出 3 年求治。自觉身燥热烘然从下而起，上冲头面，则头痛发作，以跳痛或胀痛为主，多伴汗出，头部畏风又畏热，口渴咽干，乏力气短，毛发少泽，双膝无力，心烦躁，眠差，月经时来时断，查舌红苔薄，舌体有纵裂纹，脉弦细。

**中医诊断**：头痛（肾虚型）。

**治法**：峻补肾阴，和阳息风。

**方药**：引火汤加减。熟地黄 90g，巴戟天 30g，天冬 30g，麦冬 30g，茯苓 12g，五味子 10g，砂仁 12g，黄连 6g，连翘 12g，白芷 10g，荆芥 9g，炙甘草 10g。10 剂，水煎服，每日 1 剂。

【按语】 本案乃下焦肝肾之阴不足，尤以肾脏为主，以肾者水脏，受五脏六腑之精而藏之。肝中内藏相火，肾中内育真阳，阴阳平调，则少火生气，生生不息，若阴亏无以敛阳，阳亢相火冲而无制，有升无降，阳迫津液外出而汗作。方取清代陈士铎之引火汤，原方本治阴虚乳蛾之证，因病机相同，取异病同治之义。笔者认为本类头痛的发生与下焦肾脏失藏失纳有密切关系，本证型乃下真虚而上假实，肾脏为水脏，受五脏津液而藏之，内育真阳，在卦为坎，两阴夹一阳，古人喻之龙雷之火藏焉，龙为阳物，升腾奔越，惟肾者水脏，可纳之藏之，若肾液枯涸，肝木不涵，乙癸同源，木性亢动主升，引龙雷之火上越，冲击头面而头痛作矣。临床本证多见40岁以上女性患者，以"人年四十，阴气自半"，症见头部烘热作痛，胀痛或跳痛，自觉有热气自脚底从下而上，上冲头面，则头痛作矣，热去则痛休，故为阵作，其人常觉肌肤发烫，而体温正常，热来畏热，热去又畏寒，腰膝酸软，口干咽燥，心烦胸闷，失眠，大便干，舌红苔少，甚者舌有裂纹，脉弦细。治以峻补肾阴，和阳息风，常用引火汤加减，或杞菊地黄丸加味。

**5. 瘀血头痛**

程某，女，42岁，1979年5月12日初诊。主诉为头痛10余年。痛处多在两侧太阳穴附近，发作无定时，多因情志不遂，或劳累过度而诱发，痛时难以支持，常使用止痛镇静药或针刺缓解。平素伴有胸闷气短，时有胸痛，睡眠差，食欲不佳。心电图示完全性右束支传导阻滞。面色青滞，口唇发紫，舌体红暗有瘀斑，脉沉细而涩。

**中医诊断：**头痛（瘀血型）。

**治法：**活血化瘀，通络止痛。

**方药：**通窍活血汤加减。生地黄10g，赤芍10g，川芎12g，当归10g，桃仁10g，红花10g，丹参15g，白芷10g，瓜蒌15g，薤白10g，川牛膝10g，僵蚕10，三七粉3g（冲服）。25剂，水煎服，每日1剂。

患者服上方25剂后来复诊时诉头痛胸闷锐减，睡眠好转，食欲较前改善。效不更方，于上方稍事加减，共服药约45剂后，诸症消失。心电图检查已示正常。为巩固疗效，嘱服复方丹参片，每次3片，每天3次。随访1年，未再复发。

**【按语】** 此例头痛经年不愈，反复发作即为头风，其痛势剧烈，痛有定处，当辨为瘀血头痛。正所谓"初病在经，久病入络"，"初病在气，久病入血"。舌暗唇紫，面青脉沉细涩亦与其症相合。根据"痛则不通"之理论，治以活血化瘀、通络止痛，不仅头痛除，胸闷气短等症亦随之减轻，此即古人所说的"通则不痛"之理，故《金匮翼》云："治头风久痛，须加芎归、红花少许，非独治风，兼治血止痛也。"故以活血通络之法治之，诸症俱解。

# 第二节 眩 晕

眩晕病位在脑髓清窍，病机多以风、火、痰、瘀、虚为主。眩晕最早记载于《黄帝内经》，称为"眩冒"，主要提及3种病因：因风、因虚、因瘀。后世医家不断丰富其理论。宋代《太平圣惠方》中记载"夫风头旋者……风邪入脑，遂成头眩"，论证了风邪是导致眩晕的病因之一。风邪主要表现在两个方面，一是外感六淫之风邪，虚贼邪风，正虚邪中，从外风立论；二是脏腑功能失调、阴阳不合、气血运行逆乱，以内风立论。无论是内风还是外风，皆会导致清窍被蒙、被扰、失养，故治疗眩晕时应酌加治风之药，在临床依据证型选方用药时，效如桴鼓。

## 一、肝阳上亢案

患者，男，50 岁，2019 年 1 月 3 日初诊。主诉：头晕 1 年，加重 10 天。既往高血压病史 6 年，血压最高达 180/110mmHg（1mmHg≈0.133kPa），平素口服硝苯地平控释片（拜新同），每日 1 次，每次 1 片。近 1 年反复出现眩晕，有旋转感，时作时止。10 天前感冒后旋转感加重，不能起身，于当地中医院服用中药汤剂治疗，效果不明显。现头晕头胀，急躁易怒，伴有恶心呕吐，舌苔黄腻，脉弦紧。

**西医诊断：**高血压 3 级。

**中医诊断：**眩晕（肝阳上亢型）。

**治法：**平肝息风，清热活血。

**方药：**天麻钩藤饮加减。钩藤 15g，麸炒白术 15g，石决明 15g，天麻 15g，黄芩 15g，荆芥 15g，龙骨 15g（先煎），石菖蒲 15g，竹茹 15g，炒僵蚕 10g，全蝎 5g，牡蛎 15g（先煎），栀子 15g。5 剂，水煎，每日 1 剂，早晚分服。

**2019 年 1 月 8 日二诊：**服用前方后患者自觉视物旋转、恶心呕吐好转。睡眠欠佳，舌淡苔薄，脉弦细，上方加茯神 15g，酸枣仁 15g。5 剂，水煎，日 1 剂，早晚分服。

**2019 年 1 月 13 日三诊：**诸症皆除，随诊未见复发。

**【按语】**　该案为肝火亢致血脉不利、气机逆乱而发为眩晕。患者平素头晕头涨、急躁易怒，属肝阳上亢的表现，肝阳日久化风，内风自生。而后感六淫之风寒之邪，故外风得生，内外合邪致眩晕加重。患者自带于当地医院开具的口服中药汤剂处方（辨其处方为天麻钩藤饮加减）。天麻钩藤饮属平肝息风之代表方，但重在息内风，而外风未尽除。本方中加用炒僵蚕、全蝎等虫类风药，取性善走窜的特性，搜风通络以散外风，引药入经，直达病所。《临证指南医案》曰虫类药"飞者升，走者降，血无凝著，气可宣通"。天麻、钩藤属息风药，善治内风；荆芥属疏风药，用以消散外风；石决明平肝息风；麸炒白术、石菖蒲燥湿化痰；竹茹降逆止呕；龙骨、牡蛎平肝潜阳，配以黄芩、栀子清热，诸药合用，外风得以疏散，内风可以平息，达到治眩的目的。二诊因睡眠欠佳，加用茯神、酸枣仁养心安神。

## 二、风痰上扰案

安某，男，22 岁。2006 年 11 月 3 日初诊。主诉：头晕、头痛半年余。无其他明显不适，收缩压波动在 140～170mmHg，舒张压波动在 100～120mmHg，未服降压药。既往无其他病史。脉弦滑。舌淡红而裂，少苔。

**西医诊断：**高血压 3 级。

**中医诊断：**眩晕（风痰上扰型）。

**治法：**化痰息风。

**方药：**半夏白术天麻汤加减。半夏 12g，天麻 15g，白术 10g，茯苓 15g，陈皮 10g，胆南星 9g，石菖蒲 9g，钩藤 15g，僵蚕 15g，全蝎 10g，蜈蚣 5 条。14 剂，水煎服，日 1 剂。

**2006 年 11 月 17 日二诊：**头晕轻，醒后头痛，其余尚可。脉弦滑数，舌淡红而裂。血压

120/80mmHg。上方加黄连 9g，竹茹 7g，地龙 15g。14 剂，水煎服，日 1 剂。

**2006 年 12 月 1 日三诊**：患者已无不适。脉右弦，左弦缓兼细，舌如前。血压 120/80mmHg。新方予当归 12g，白芍 15g，炙黄芪 12g，山萸肉 15g，僵蚕 12g，蝉蜕 7g，天麻 15g，钩藤 12g，全蝎 10g，蜈蚣 5 条。10 剂，水煎服，日 1 剂。

【按语】 患者脉呈现弦滑之象，弦主风，滑主痰，因风热内扰而使得舌出现淡红而裂之象，故诊其眩晕的证型是风痰上扰。其病起于痰热，夹风上扰，出现头晕、头痛等症状；痰热阻遏，致使气不温煦、血不濡养，故该患者脉呈现弦滑之象，且其血压升高。方用半夏白术天麻汤加减，用来化痰息风，加用蜈蚣、全蝎等以增强其息风之力。二诊脉已出现数象，其热象彰显，故在前方的基础上加用黄连、竹茹、地龙，用以清热解痉息风。三诊脉尚有弦象，内风尚未平息，左兼缓细，已显露出虚象，故改当归、白芍、山萸肉益肝体，黄芪益肝气，天麻、钩藤助蜈蚣、全蝎等息风，僵蚕、蝉蜕以清余热。因血压较平稳，故继服 10 剂以巩固其疗效。

## 三、气血亏虚案

张某，女，47 岁，2018 年 8 月 15 日初诊。主诉：头晕 5 年。平素体虚，近 5 年来眩晕时作，遇劳加重，月经量较多，记忆力下降，间断口服归脾丸治疗，效果不显。现患者头晕伴面色淡白，神疲乏力，饮食减少，便溏，舌淡苔薄白，脉细弱。颅内多普勒血流图（2018 年 8 月 13 日）示双侧椎动脉血流速度增快。

**西医诊断**：慢性脑供血不足。

**中医诊断**：眩晕（气血亏虚型）。

**治法**：补益气血，健运脾胃。

**方药**：归脾汤加减。防风 5g，白芷 10g，当归 10g，黄芪 20g，麸炒白术 15g，太子参 15g，木香 15g，茯神 15g，酸枣仁 10g，炙远志 15g，生薏苡仁 10g，炒薏苡仁 10g，炙甘草 15g。10 剂，水煎，每日 1 剂，早晚分服。

**2018 年 8 月 25 日二诊**：头晕好转，偶见咳嗽咳痰，舌淡苔薄白，脉细。上方加百部 15g，款冬花 15g。10 剂，水煎，每日 1 剂，早晚分服。

**2018 年 9 月 4 日三诊**：诸症均消，随诊未见复发。

【按语】 本案眩晕遇劳加重，伴神疲乏力、面色淡白，皆为气血亏虚证的表现。患者眩晕日久，缠绵难愈，病情较重，归脾汤虽为补益气血之要方，但补中之品，需引导之，方能直达病所。《读医随笔》中载："东垣谓参、术补脾，非防风、白芷以引导之，则补药之力不能到。"本方中加用草木类风药防风、白芷，既可以祛除外风，又可助太子参、麸炒白术补脾益气之功，从而事半功倍。《血证论》载："补中之剂，得发表之品而中自安；益气之剂，赖清气之品而气益倍。"黄芪、太子参、麸炒白术、当归、炙甘草健脾益气生血；炙远志、茯神、酸枣仁养心安神；木香理气醒脾；生薏苡仁、炒薏苡仁健脾利水，诸药相合，眩晕自瘥。

## 四、气虚血瘀案

患者，男，44 岁。2014 年 4 月 18 日初诊。主诉：头昏、耳鸣伴肢体麻胀 1 年余。经河北省某医院查颅脑磁共振未见异常。既往高血压病史 5 年，血压最高达 160/120mmHg。刻诊：

头昏，耳鸣，伴有左颊、舌尖及左小指麻木感，双下肢自觉热胀。午后困乏，大便不成形，小便不尽。即刻血压为146/100mmHg。苔薄腻，唇暗。脉弦滑，沉取涩而减。

**西医诊断：**高血压3级。

**中医诊断：**眩晕（气虚血瘀型）。

**治法：**益气活血息风。

**方药：**补阳还五汤合止痉散加减。生黄芪120g，当归12g，川芎8g，桃仁12g，红花12g，赤芍12g，怀牛膝10g，地龙15g，鸡血藤18g，全蝎10g，蜈蚣10条。7剂，水煎服，每日1剂。

**2014年4月25日二诊：**现头昏、左耳耳鸣减轻，腿乏力甚。即刻血压130/80mmHg。苔薄腻，唇暗。脉弦滑减。故在前方基础上加天麻15g。7剂，水煎服，每日1剂。

**2014年5月3日三诊：**麻木及尿不尽感几无，现仍头昏，左耳听力下降，腿乏力，即刻血压130/80mmHg。舌苔薄腻，舌暗。脉弦滑减。证属气虚夹痰瘀，虚风萌动。治宜益气升阳，佐以活血化痰息风之法。新方予生黄芪150g，党参12g，白术12g，清半夏10g，陈皮6g，茯苓10g，泽泻15g，防风10g，羌活7g，独活7g，柴胡6g，白芍12g，当归12g，葛根18g，鸡血藤20g，升麻6g，天麻15g，全蝎10g，蜈蚣10条，炙甘草6g。7剂，水煎服，每日1剂。

**2014年5月9日四诊：**麻木及尿不尽感已除，头晕、腿乏力感减轻，听力无明显改善，腿外侧明显痛，血压130/80mmHg左右。苔薄腻，脉弦滑减。因患者将出国，故将上方10剂为1料，研粉，嘱患者每次服1匙，1日2次。

后知其血压已控制在正常范围，眩晕等症状得以缓解。

**【按语】** 人体经脉需赖气血的充盈濡养才能够正常运行。该患者因阳气弱，经脉失于温煦，故其脉拘而为弦；清阳不能够达于巅顶，虚风窃居阳位而出现头晕、耳鸣等上部症状；气虚致使人体不能得到完全充养，易出现困乏等症，阳气虚馁而热，不能充养肢体而有热胀感，虚风窜行于经络而有麻木感；因气虚导致固摄无力，出现二便排泄异常；脉涩、唇暗，其为血虚夹瘀的表现；且血压偏高。故该患者证属气虚血瘀，虚风走窜。方用补阳还五汤合止痉散加减，具有补气活血、解痉息风等功效。气虚生风者，脉又偏弱，故以生黄芪主之，佐以蜈蚣、全蝎搜风剔络、解痉来达升发托举、直至巅顶之功。

## 五、热郁血瘀案

郭某，女，41岁，2013年11月4日初诊。患者头晕、头顶胀痛2月余，每周发作1～2次，发作时头晕、头痛动则加剧，无明显恶心、呕吐。头痛甚时不能忍受，伴心烦、失眠、多梦、乏力、耳鸣，后颈部胀痛，口干，口苦，大便稍干，小便调，月经愆期3～5天，平素性情急躁易怒，舌质暗红，舌下络脉迂曲，舌苔薄黄，脉弦细略数。

**中医诊断：**眩晕（热郁血瘀型）。

**治法：**清肝泄热，活血化瘀。

**方药：**天麻半夏钩藤汤加减。天麻12g，钩藤12g（后下），石决明30g（先煎），丹参15g，草决明30g，杜仲15g，栀子仁10g，黄芩10g，三七3g，桑寄生15g，石菖蒲12g，郁金12g，姜半夏10g，路路通15g，鬼箭羽12g，桑枝12g。10剂，水煎服，每日1剂，分

2 次服。

二诊：患者服药 3 天后头晕、头痛明显减轻，现头痛消失，后颈部胀痛亦缓解，但睡眠欠安，多梦，心烦，口干，大便干，舌脉同前。上方去半夏、桑寄生，加黄连 6g，夜交藤 30g。服药 10 剂后眩晕渐愈。

**【按语】** 《伤寒论》中论治瘀多由热邪所致，如"太阳病六七日，表证仍在，脉微而沉，反不结胸，其人发狂者，以热在下焦……"，"发热七八日……至六七日不大便者，有瘀血也"，"太阳病不解，热结膀胱，其人如狂，血自下"。此皆由热引起的瘀血证候。王清任《医林改错·积块论》载："血受寒则凝结成块，血受热则煎熬成块。"明确指出寒热两种因素皆可引起瘀血。本例患者为中年女性，平素性情急躁易怒，易致肝气郁结，气郁化火，上扰清窍发为眩晕。肝火上扰巅顶致胀痛、耳鸣；心神受扰则心烦、多梦、夜卧不安；血行不畅，肢体经脉失养，而见乏力、后颈部胀痛。舌质暗红，舌下络脉迂曲为血瘀表现；舌苔黄厚，脉弦细数，为肝经郁热之象。方中天麻、钩藤平肝息风，石决明平肝潜阳，黄芩、栀子清肝泻火，杜仲、桑寄生补益肝肾之阴以涵阳，石菖蒲、郁金化痰醒脑，半夏燥湿化痰，更用丹参、三七、路路通、鬼箭羽、桑枝活血通络。全方配伍共达清肝泄热、活血化瘀的目的，取效明显。

## 六、肝肾亏虚、痰瘀内阻案

黄某，女，73 岁，2013 年 10 月 17 日初诊。患者近 2 个月来出现眩晕，脑鸣，听力下降明显，发作时伴恶心，站立不稳。经头部 CT、MRI 检查，诊断为后循环缺血，给予西药扩血管治疗，未见明显好转。刻诊：头晕，目眩，行走不稳，伴脑鸣，听力明显减退，腰膝酸软，下肢畏冷，心烦失眠，便秘、便溏交替出现，舌质淡，苔微黄腻，舌下脉络迂曲，脉弦细数。

**中医诊断：**眩晕（肝肾亏虚，痰瘀内阻型）。

**治法：**滋补肝肾，化瘀祛痰。

**方药：**益肾活血汤（经验方）加减。枸杞子 12g，菊花 12g，生地黄、熟地黄各 10g，磁石 30g（先煎），山茱萸 12g，杜仲 12g，续断 15g，石菖蒲 10g，蝉蜕 6g，川牛膝 15g，丹参 15g，红花 6g，炒酸枣仁 12g，栀子仁 12g，夜交藤 30g，天麻 10g。15 剂，水煎服，每日 1 剂，分 2 次服。

二诊：患者服药后头晕、目眩、脑鸣已缓解，精神好转，行走较稳，睡眠已改善，心烦消失，大便正常，伴腹胀，腰酸软，不能长久站立或行走，舌质淡、苔薄白，舌下脉络迂曲，脉弦细。患者腹胀仍守上方，去生地黄、栀子仁，加白术 10g，炒山药 15g，以健脾固精。15 剂后眩晕、脑鸣消失，精神好转，继以此法善后。

**【按语】** 老年人多因肝肾亏虚，肾阴不足，使肝阳偏亢，气血失调，痰湿内生，瘀阻脑络，故现眩晕、脑鸣、听力减退；肾虚则腰膝酸软，行走不稳，下肢怕冷；肝肾阴虚，虚火上扰，则心烦失眠，舌质淡，苔微黄腻，舌下脉络迂曲为夹痰夹瘀之象。方中枸杞子、山茱萸、生熟地黄滋肾益精；菊花清利头目，宣散肝经之热；杜仲、续断补肝肾、壮腰膝；天麻、磁石、蝉蜕平肝、息风、定眩；丹参、红花、川牛膝活血化瘀，引血下行；石菖蒲化痰开窍；炒酸枣仁、栀子仁、夜交藤清心除烦，养血安神。本例以肝肾亏虚为本，痰瘀互阻为标。故治疗以滋补肝肾潜阳为主，化瘀通络祛痰为辅，守法治疗 1 月余，终告痊愈。

# 第三节　中　风

中风是以猝然昏仆、不省人事、半身不遂、口眼㖞斜、语言不利为主症的病证，相当于西医学中的急性脑血管疾病。在治疗过程及预后中易出现肢体偏瘫、认知障碍、言语不利、吞咽困难等后遗症，严重影响患者正常生活，更对其心理造成一定影响。中风最早载于《黄帝内经》，当时病名为"偏枯"，《素问·风论》论述了各种风证，认为偏枯的病机为内虚邪中，如《灵枢·刺节真邪》曰："虚邪偏容于身半，其入深，内居荣卫，荣卫稍衰，则真气去，邪气独留，发为偏枯。"张仲景首创中风病名，并将其病机概括为"脉络空虚，外邪入中"，认为"夫风之为病，当半身不遂……中风使然"。葛洪在《肘后备急方·治中风诸方》："治卒中急风……若毒急不得行者……""毒"即邪毒、风毒，与正气相对应，所谓正气存内，邪不可干，认为风邪夹毒为中风的重要发病因素。

## 一、痰阻脑络、肝肾亏虚致中风案

黄某，男，78 岁。2006 年 1 月 3 日初诊。家属诉其于 2004 年突发言语不利，肢体乏力，诊断为脑梗死，住院数次，效均不显。现症见：神志欠清，口中痰涎，双下肢乏力，行走不能，言语謇涩，时遗尿。舌苔白腻，脉细滑。

**中医诊断：**中风（痰阻脑络，肝肾亏虚型）。

**治法：**化痰散浊，补养肝肾。

**方药：**涤痰汤合地黄饮子。石菖蒲 30g，肉苁蓉 20g，天麻、山茱萸、茯苓、巴戟天、法半夏各 15g，人参（另煎兑服）、远志、地龙、石斛、熟地黄、陈皮、枳实各 10g，胆南星、五味子、制白附子、全蝎、甘草各 6g。10 剂，水煎服，每日 1 剂。另：鲜竹沥 5 盒，早晚各服 1 支。

**2006 年 2 月 5 日二诊：**服上方后患者意识转清，自诉双下肢乏力好转，可尝试下地行走，言语表达较前明显清晰，仍遗尿，纳寐可，舌苔白腻，脉细滑。中医辨证当属痰阻脑络兼肝肾亏虚。但患者遗尿无明显好转，此乃肾虚重所致，治疗以化痰散浊为法，加强补益肾气，拟原方加减：肉苁蓉 30g，巴戟天、山茱萸、石菖蒲各 20g，麦冬、远志、法半夏各 15g，茯苓、石斛、熟地黄、竹茹、陈皮、炒鹿筋、小海马各 10g，枳实 8g，胆南星、五味子、黑附片、甘草各 6g。15 剂，水煎服，每日 1 剂。

**2006 年 2 月 22 日三诊：**患者诉现双腿行走有力，言语清晰，遗尿好转，舌苔薄白滑，脉细滑。拟原方再进 15 剂。

**2006 年 3 月 10 日四诊：**患者说话清晰，可下地行走，遗尿已止，舌苔薄白，脉细滑。原方再进 20 剂，善后收功，并嘱患者适当锻炼，合理休息，少食寒凉之品，不适随诊。

**【按语】**本例患者神志欠清，痰涎壅盛，言语謇涩，苔白腻，脉细滑，为痰浊之象，且患者以肢体乏力为主，故方选涤痰汤，化痰以开窍通络。但患者病程日久，年老体虚，为肝肾不足，其乏力、遗尿、脉细皆为佐证。故辨证为痰阻脑络兼肝肾亏虚，且患者言语不利症状较重，《医宗金鉴·杂病心法要诀》云："风痱、偏枯、喑痱，三病皆属外中，而有微甚浅深之别也……甚者不能言，志乱神昏，则为喑痱。"本例患者之言语謇涩按症状而言亦属中风之喑痱，当以地黄饮子专治喑痱，这与其肝肾亏虚证治不谋而合。此方中石菖蒲、法半夏、陈皮、胆南星、制白附子、茯苓、竹沥功主祛痰，肉苁蓉、山茱萸、巴戟天、人参、熟地黄、石斛补益肝肾，全蝎、地龙活血通络，五味子酸收滋肾，石菖蒲、远志醒脑开窍，枳实调理气机，甘草调和诸药。二诊时患者诸症较前好转，反佐辨证准确，但遗尿同前，表明其肝肾亏损较重，故予前方基础上加强补益之功。炒鹿筋可生精益髓，大补肾阳，此患者有下肢乏力难以行走，《新修本草》谓之"主劳损续绝"。小海马、黑附片皆为补益肝肾良品，配合原方补益药物肉苁蓉、巴戟天、山茱萸、熟地黄之属，方使虚证得消。再诊时患者诸症大减，痰涎清，脑窍开，脉络通，故药不更方，原方调轻剂量善后收工，疾病得愈，预后良好。

## 二、中风后手功能障碍案

梁某，男，55 岁，2018 年 11 月 13 日初诊。患者于 2018 年 10 月 30 日，无明显诱因出现持续右侧肢体无力，就诊于某市某医院，查颅 CT 示脑梗死，予清除自由基、抗血小板、改善脑代谢、改善脑循环等处理，经治疗症状无明显缓解，遗留右侧肢体无力、手部挛萎等症状。为求进一步康复收入某中医药大学第一附属医院。症见：神清，精神可，持续右侧肢体无力，但可对抗阻力，腕指活动差，精细动作差，舌淡苔白，脉沉弦。查体示右侧肢体肌力 4 级，双侧巴宾斯基征（+）、奥本海姆征（+）。

**西医诊断：** 脑梗死。

**中医诊断：** 中风后手功能障碍。

**治法：** 活血导气，疏通经络。针刺取穴及操作：内关、人中、三阴交按醒脑开窍针刺法操作；合谷透三间，进针 1～1.2 寸提插泻法，以食指不自主抽动为度；合谷针向第 1 掌指关节基底部，进针 1～1.2 寸提插泻法，以拇指不自主抽动为度；通里透养老 0.5～1 寸提插泻法使针感下传；上八邪针向掌指关节基底部进针 0.8～1.0 寸提插泻法使手指不自主抽动为度，均留针 30 分钟。患者治疗 1 个疗程（14 次）后出院，腕指活动明显好转，精细动作较前改善。

**【按语】** 手功能障碍亦称手挛萎，是中风后的主要后遗症之一，手指作为从事精细、复杂运动的工具，在大脑皮质的投影区面积较大，其功能恢复相对困难，是康复的重点也是难点。中风后手挛萎的主要病机为中风引起的窍闭神匿，神不导气，使经脉痹阻不通，气血不能濡养经筋，本病的病位在脑，故予醒脑开窍针刺法以醒神开窍，调神导气以治其本，其病变在手部经筋，采用经筋刺法局部取穴，以疏通经络，梳理经筋。在本例中采用了经筋刺法中的透刺法及关刺法。合谷透三间，通里透养老，可以增加腕、手部经筋的刺激量，使针感更易扩散及传导至手指末端；《灵枢·官针》云："关刺者，直刺左右尽筋上，以取筋痹。"本案中合谷、上八邪针向掌指关节基底部采用关刺法，直刺五指筋上，以通利关节，改善五指的肌张力，疏通经络，行气活血，使局部气血流通以濡养经筋。诸法相配可明显改善腕指关节的活动。

## 三、中风后言语謇涩案

患者，男，64 岁，2018 年 9 月 17 日初诊。患者既往有脑梗死病史，遗留右侧肢体活动不利，本次于 2018 年 9 月 4 日早 9 时许无明显诱因突然出现语言謇涩伴右侧肢体活动不利加重，就诊于天津市某医院，查颅 CT 示脑梗死，予抗血小板、改善脑代谢、改善脑循环等处理后病情平稳出院，但仍遗留言语謇涩伴右侧肢体活动不利，遂就诊于某大学附属医院进行康复治疗。

症见：神清，精神可，言语困难，吐字不清，右侧肢体活动不利，舌红苔黄腻，脉弦。

**西医诊断**：脑梗死运动性失语。

**中医诊断**：中风后言语謇涩。

**治法**：通关利窍，通经理筋。针刺取穴及操作：内关、人中、三阴交按醒脑开窍针刺法操作；金津、玉液用三棱针放血1～3ml为度；上廉泉向舌根部斜刺，进针1.5～2寸提插泻法；舌面点刺见小血点为度。治疗2个疗程（28次）后出院，言语謇涩症状明显改善，发音较前清晰流利。

**【按语】** 言语謇涩又称舌强不语，此症状是由于中风而导致的舌体运动功能障碍，直接影响患者的发音和正常的语言交流，也是中风后常见的疑难病症之一，西医对于此症状尚缺乏统一的治疗方案，多为一些临床探索。因此，寻求一种有效的疗法成为治疗的关键。中风后语言謇涩的病机为神机散乱，清窍被蒙蔽导致气血郁滞，机关不利；病位在脑故采用醒脑开窍针刺法以通关利窍；其病变部位在舌体经筋，故采用经筋刺法以通经理筋，改善舌体运动功能。本例采用了经筋刺法中的络刺、恢刺及豹文刺法。舌体内气血郁滞是导致舌体运动功能障碍的主要原因，故先采用金津、玉液络刺法放血，宛陈得除，恶血乃去，则其效速；《灵枢·官针》曰："恢刺者，直刺傍举之，前后恢筋急，以治筋痹。"本例中上廉泉采用恢刺法使针刺于舌根周围，以促进舌根周围气血的运行；舌面点刺是由豹文刺演变而来又称散刺法，多针浅刺能疏通舌体表面经气，疏理舌体表面经筋，改善舌体运动功能。诸法相配效如桴鼓。

# 第七章　气血津液疾病

气、血、津、液是构成人体的基本物质，也是维持生命活动的重要精微物质。气和血既是人体生命活动的动力和源泉，又是脏腑功能活动的产物。津、液是人体正常水液的总称，对维持人体生理活动至关重要，诸如脏腑之濡润、肌肤之润泽、关节之滑利、骨髓之充盈，无不与津液的濡润滋养有关。津液代谢失常多继发于脏腑病变，而由津液代谢失常所形成的病理产物又可加重脏腑病变，使病情进一步发展。外感或内伤等致病因素导致脏腑功能失调，进而出现气、血、津、液运行失常、输布失度、生成不足或亏损过度，是气血津液病证的基本病机。内科的多种病证均不同程度地与气血津液有关，气血津液病证的治疗当分清虚实。气血津液运行失常者多属实证，当以通导疏利为原则；气血津液亏虚耗损者多属虚证，当以滋补助益为原则。本章病证繁多，病机复杂，临床治疗需注意疾病虚实之间的转化，根据不同阶段疾病的病机特点，进行辨证论治。

# 第一节　郁　　证

## 一、肝气郁结案

宁某，女，38岁，广东茂名人。2014年2月24日初诊。主诉：心情抑郁5年，伴胸闷心慌1年余。患者自5年前自父母离世后情绪一直不佳，近1年来情绪不佳及精神压力大时即感心慌、气短、胸部憋闷感，未予重视。刻下症见：情绪不佳，易感心慌及胸部憋闷，偶见两肋区隐痛、按压痛，纳可，夜间矢气多，大便每日1次，成形，睡眠一般。舌淡暗有齿痕，苔白，脉细弦。

**中医诊断**：郁证（肝气郁结型）。

**治法**：疏肝解郁，调畅气机。

**方药**：柴胡疏肝散加减。柴胡12g，香附10g，生龙骨30g，生牡蛎30g，枳壳10g，陈皮10g，焦山楂20g，炒鸡内金20g，党参20g，高良姜10g，牡丹皮15g，瓜蒌15g。7剂，水煎服，每日一剂。

**2014年3月26日二诊**：患者服药后，心慌、胸闷较前好转，矢气减少，舌淡有齿痕，苔白，脉细弦。原方去山楂，鸡内金，加炒麦芽20g，再服7剂。

**2014年4月15日电话随访**：服药后，患者自觉胸中闷痛、心慌全无，心情舒畅，身上如同解绳索般轻松。嘱定期门诊随访。

**【按语】**　肝调畅全身气机，肺主一身之气，其气主降，肝失疏泄则能影响肺的宣降，出现气短、胸部憋闷。两肋区痛，舌淡暗，脉弦，提示肝气郁结。夜间矢气多，舌有齿痕，脉细，提示脾虚气滞，遂用柴胡疏肝散来调畅肝脾气机。结合舌脉象考虑患者正气不足，用其恐伤正，加用党参扶正，高良姜温中，牡丹皮凉血活血，瓜蒌宽胸散结。扁鹊云：人之所依者，形也；乱于和气者，病也；理于烦毒者，药也；济病扶危者，医也。故安身之本，必资于食，救疾之速，必凭于药。不知食宜者，不足以生存也。不明药忌者，不能以除病也。病之，药之，斯之二事，有灵之所要也。若忽而不学，诚可悲夫！

## 二、气郁化火案

陈某，男，55 岁，农民。2019 年 11 月 25 日初诊。主诉：胸腹部灼热 1 年余。患者缘于半年前与邻居争吵后出现上腹部胀满，不思饮食，伴低热，多次就诊于当地医院，诊断为"慢性胃炎"，予以抑酸护胃等对症支持治疗，疗效欠佳，且逐渐加重。患者就诊时自诉有热气自脐周上升冒至胸颈头部，发作时胸腹部灼热，有种想要冲进水里的感觉，一天发作 5～6 次，呕吐痰涎，体倦乏力，不能操持扫地、拖地等一般家务，性情急躁，易发脾气，口干口苦，小便黄而烫，大便干结，如羊屎状，胃纳差，睡眠差，入睡后易醒，多梦，舌质红，苔黄，脉弦数。

**中医诊断**：郁证（气郁化火型）。

**治法**：清肝泻火，健脾化痰。

**方药**：丹栀逍遥散合旋覆代赭汤加减。当归 10g，黄芩 10g，茯苓 15g，白术 10g，大黄 5g（后下），栀子 15g，柴胡 15g，香附 10g，法半夏 10g，旋覆花 10g，代赭石 5g，生甘草 10g。水煎服，7 剂，每日 1 剂。

**2019 年 12 月 7 日二诊**：患者服药后大便较前增多，胸腹部灼热感较前改善；已无呕吐痰涎；舌质红，苔黄较前改善；脉弦，去旋覆花、代赭石，加白术 20g、陈皮 10g、麦芽 30g。再服 14 剂。

**2019 年 12 月 25 日三诊**：患者现在发作次数较前减少，一周 1～2 次，嘱患者养些沁人心脾的花草，或常唱歌，疏解抑郁之气。

**【按语】** 本例因情志不舒而致郁证，因治疗不当病程迁延导致肝气郁滞，火热上攻，痰火交结，发为胸腹部灼热、呕吐痰涎；土气不足，表现为不思饮食，治疗原则以清肝泻火，健脾化痰为主，方用丹栀逍遥散合旋覆代赭汤加减，丹栀逍遥散具有疏肝解郁，健脾和营，兼清郁热之功效，旋覆代赭汤具有降逆化痰，益气和胃之功效，主治胃虚气逆痰阻证。二者合用，共奏清肝泻火，健脾化痰之功。旋覆代赭汤出自《伤寒论》，方中旋覆花咸温，下气消痰，能升能降，和胃利肺；代赭石性凉质重，善于降胃镇逆；法半夏、生姜辛温化痰；人参、大枣、甘草甘温益气，和而用之，和胃气而止虚逆，临床上常用来治疗胃食管反流，效果甚好！

## 三、痰气郁结案

杨某，女，54 岁，退休工人。2017 年 3 月 5 日初诊。主诉：反复咽中有异物梗塞 2 年。患者于 2 年前自觉时时精神抑郁，胸部满闷，胁肋胀满，胸脘痞闷、嗳气、咽中如有异物梗塞，吞之不下，咳之不出，夜间时时发噩梦，曾就诊于当地医院，行胸部 CT 检查未见异常。患者面色较苍白，语低无力，大便偏干，小便正常，胃纳可。舌红，苔黄厚腻，脉弦滑。

**中医诊断**：郁证（痰气郁结型）。

**治法**：行气解郁，化痰散结。

**方药**：半夏厚朴汤加减。半夏 10g，厚朴 15g，紫苏叶 10g，茯苓 15g，瓜蒌仁 10g，黄连 10g，香附 10g，苍术 10g。3 剂，水煎服，每日 1 剂。

**2017 年 3 月 9 日二诊**：患者自觉服药后咽喉不适症状明显缓解，精神状态、情绪都已好转，但仍有胸闷、夜寐不宁等困扰，故上方加王不留行 10g、路路通 10g，再服 3 剂。一周后电话随访，患者诉其以上症状明显缓解，并表达了感激之情。

【按语】 郁证的发生，除了与情志内伤有关外，亦与机体自身的状况有着极为密切的关系。《杂病源流犀烛·诸郁源流》曰："诸郁，脏气病也。其源本于思虑过深，更兼脏气弱，故六郁之病生焉。六郁者，气、血、湿、热、食、痰也。"即明确提出了"脏气弱"为郁证的内因，故在治疗郁证时，注重扶脏气也极为重要。半夏厚朴汤首载于《金匮要略》，具有行气散结、降逆化痰的功效，是治疗梅核气的专方。现多用于治疗郁证、癔症、慢性咽炎、咳嗽变异性哮喘、胃食管反流病、甲状腺结节、低通气综合征、围绝经期综合征等证属痰气郁结者。清代陈修园在《金匮方歌括》中曾言，本方以半夏降逆气，厚朴解结气，茯苓消痰，生姜助正祛邪，紫苏散郁气，郁散气行，而凝结自化。清代高学山在《高注金匮要略·妇人杂病脉证并治第二十二》中又提出本方乃气郁于胸，留气上塞横据于咽喉，可知本病病机关键当为气郁于上，不得散降。

## 四、心神失养案

钟某，男，14 岁，广东广州人。2019 年 7 月 12 日初诊。主诉：反复心悸 2 月余。2 个月前，患者晚上阅读小说的过程中因部分较恐怖、较离奇古怪的描述而突感不适，心跳加速，突感胸中一阵慌乱，夜寐不宁。后就诊于当地医院，完善相关检查未见明显异常，予以对症支持治疗后症状未见明显好转。患者形体偏瘦，精神倦怠，口唇发白，自觉紧张、焦虑，心慌，心悸，胸中烦闷，短气乏力，夜寐不宁，胃纳差，二便调，舌质淡，脉弦。

**中医诊断**：郁证（心神失养型）。
**治法**：甘润缓急，养心安神。
**方药**：甘麦大枣汤加减。浮小麦 15g，当归 10g，黄芪 10g，柴胡 15g，酸枣仁 10g，生甘草 10g，大枣 4 枚。15 剂，水煎服，日 1 剂。

【按语】 甘麦大枣汤是出自金匮要略的一剂经典名方，原文记载"甘草三两，小麦一升，大枣十枚。上三味，以水六升，煮取三升，温分三服。亦补脾气"，在原文中主治妇人脏躁。历代医家对此方的脏躁病有不同理解，大体上考辨脏躁所代表不同病位病机，现在研究综合医家意见，考虑"脏"泛指五脏，"躁"言其病机及病症，此方配伍精炼，亦补脾气，至今在临床中也被大量应用。在古代医家对甘麦大枣汤的应用中，叶天士将此方在甘以缓之的用药思想指导下应用于烦、惊、悸、怯和痉厥等病，大大开阔了甘麦大枣汤的应用视野，影响深远。此例心悸是指患者因惊吓，自觉心跳、心慌、悸动不安的症状。由心血不足、阴阳耗损等导致。患者体质有虚实之别，证有阴阳寒热之异。以"气虚、口唇发白"，虚证之据。故先治其标而后治其本乃效。

## 五、心脾两虚案

符某，女，33 岁。2018 年 6 月 8 日初诊。主诉：心悸、情绪不佳半年余，加剧 7 天。患者诉半年前无明显诱因下出现崩漏 40 余日，伴心悸，头晕失眠，心情紧张，胃纳差，后多次就诊于当地医院，予以对症支持治疗后症状好转，继而出现闭经。7 天前患者心悸、头晕失眠、情绪紧张等症状加重，遂就诊于我院门诊，观其面色无华，精神萎靡，虚里处衣衫筑筑震动，肢体微微颤抖，汗水绵绵自出。舌淡白，苔薄白，脉沉细。

**中医诊断：**郁证（心脾两虚型）。

**治法：**健脾养心，补益气血。

**方药：**归脾汤加味。党参 15g，白术 15g，茯神 15g，炙甘草 6g，龙眼肉 10g，酸枣仁 10g，木香 5g，远志 10g，当归 10g，黄芪 30g，龙骨 30g，牡蛎 30g，熟地黄 15g。7 剂，水煎服，每日 1 剂。

**2018 年 6 月 16 日二诊：**患者诉心悸、汗出等症状明显减轻。月经汛潮，惟量少，一天即净。脉舌如前。嘱原方续服，直至痊愈。

**【按语】** 传统的"归脾汤"源于宋代严用和的《严氏济生方》，书中详述了该方治疗健忘或失眠的机制，"夫健忘者，常常喜忘是也。盖脾主意与思，心亦主思，思虑过度，意舍不精，神宫不职，使人健忘，治之之法，当理心脾，使神意清宁，思则得之矣"，方中予人参、白术、黄芪、炙甘草、生姜、大枣健脾补气，茯神、酸枣仁、龙眼肉调养心血，还加入木香调畅气机。后至明代薛己加入当归、远志两味药，以增强养心安神的功效。

崩漏日久，阴血亏耗，血海空虚，故而经闭；心主神明，靠血奉养，血虚则心失所养而悸动不宁；汗为心之液。气虚不摄纳，故自汗绵绵。且夺汗者无血，更致阴血亏虚。纳呆寐差，皆心脾两虚证也。心悸一证，有虚实之异。虚性者，以气血两虚，或气阴两虚为多见。

## 六、心肾阳虚案

谭某，女，46 岁。2015 年 7 月 15 日初诊。主诉：情绪不佳，少言寡语 2 年。患者平素性格内向，多思善虑，怕冷。2 年前因家庭遭遇意外，丈夫离世后出现情绪低落，少言寡语，伴有胸胁胀满，喜太息，心烦心悸，经期前后不定期，夜寐差，纳呆，便溏。曾就诊于当地精神病医院，诊断为"抑郁症"，予以口服抗抑郁药后症状未见明显缓解，甚至有轻生倾向，遂就诊于我院门诊，寻求中医治疗。观其情绪低落，表情默默，抑郁不语，伴胸胁胀满，心烦心悸，昏昏欲睡，四末发凉，纳呆，便溏，夜尿 2～3 次/晚。舌淡，苔白，脉微细。

**中医诊断：**郁证（心肾阳虚型）。

**治法：**温肾助阳，宁心安神。

**方药：**四逆汤合甘麦大枣汤加减。干姜 5g，熟附子 15g，炙甘草 20g，大枣 15g，浮小麦 30g，菟丝子 12g，巴戟天 12g，肉苁蓉 15g。7 剂，水煎服，每日 1 剂。

**2015 年 7 月 25 日二诊：**患者诉情绪稍好转，心慌心悸症状已除，睡眠好转，夜尿次数减少，舌淡苔白，脉沉细。效不更方，守方 7 剂。

**【按语】** "心藏神""肾藏志"，临床上与精神活动相关的疾病，必与心肾关系密切，其本在心肾阳虚。本例所属"郁证"，主要因素体阳虚，痰湿内生，阻滞经络，加之缺乏锻炼，气血流通不畅，四肢肌肉失于濡养而成，故见乏力倦怠；四肢为诸阳之末，阳气不足，故四末发凉；痰湿困脾，失于运化，故便溏；气血不畅，心失所养，故眠差。结合患者"脉微细，但欲寐"等症，考虑其病机为少阴寒化，心肾阳虚，故用四逆汤温心肾之阳，用甘麦大枣汤养心安神，诸药共用，使心肾阳气重新振奋。附子为补益先天命门真火之第一要药，通行十二经，故予之温阳通络；干姜辛热，温中散寒，温阳守中，回阳通脉，与附子合用，相得益彰，能增强回阳救逆之功。炙甘草调和药性以防姜附燥烈伤阴；巴戟天、肉苁蓉、菟丝子温阳益气；浮小麦宁心安神，诸药合用共奏温肾助阳，宁心安神之功。

# 第二节　血　　证

## 一、咯血

### 1. 阴虚肺热案

林某，女，65岁。2011年9月8日初诊。主诉：咳嗽咳痰10余年，咳血痰5天。患者缘于10年前无明显诱因出现咳嗽，伴痰中带血、色淡红，每次咳血量约2mL，1天4～5次，自行口服云南白药后咳血缓解，诊断为"支气管扩张症"，未行进一步系统治疗。10年间症状仍易反复，5天前因受寒后咳嗽症状加重，伴咳吐鲜红色血痰，每次咳血量约3mL，一天约10次，休息及口服克咳片及云南白药后未见明显好转，伴头晕、面色潮红，精神欠佳，神疲乏力，纳寐差。既往肺结核病史。舌质红，苔黄腻，脉滑数。

**中医诊断：**咯血（阴虚肺热型）。

**治法：**健脾益气，滋阴润肺，宁络止血。

**方药：**百合宁血汤加减。百合30g，北沙参20g，党参20g，白术15g，生地黄20g，熟地黄20g，甘草5g，白芍15g，白茅根20g，藕节30g，法半夏10g，陈皮10g，黄芩10g。7剂，水煎服，每日1剂。

**2011年9月16日二诊：**咳嗽较前明显好转，偶有咳痰，咳白稀痰，痰中带血较前改善，每次约2mL，1天3～4次，现偶有痰中带血，精神好转，纳食增加。效不更方，在原方上加茯苓20g健脾利湿，继服14剂。

**2011年10月9日三诊：**患者基本不咳，未诉咯血，精神可，偶有头晕乏力之症，纳可，夜寐欠安，二便调。原方去白茅根、藕节，加黄芪30g、阿胶10g补气养血。服药后诸症明显改善，随诊1年症状控制良好。

**【按语】**　患者以咳血为主症，本病反复发作，病程日久，伤其气之根本，病位在肺，土为金之母，水为金之子，肺病日久易涉及脾、肾两脏。再则患者为老年女性，天癸已竭，脾胃虚弱，肺本受邪，土不生金，肺脾两虚，营卫之气不足，易受外邪所侵，从而使病情反复，且患者年老体衰，肾精亏损，母病及子，致使肾阴无力上滋肺阴，虚火独旺，上燔肺络，迫血妄行，溢于脉外，而发咳血。故辨为脾气亏虚，阴虚肺热之证。方用百合宁血汤加减，日常用药中，多用北沙参，因北沙参较南沙参而言，其甘淡性凉，清养肺胃之功较强，对肺胃阴虚有热患者较为适用，用熟地黄治疗咳血，乃采用金水相生之理，用熟地黄补肾益精，益肾纳气，熟地黄又有养血之功，可配合生地黄快速调整人体机能，当然，方中也加了陈皮以防熟地黄碍胃，还能健脾理气，入肺脾二经，引药直达病所。用药上步步为营，整体兼顾，取得较好疗效。

### 2. 痰热壅肺案

林某，女，55岁。2011年9月8日初诊。主诉：反复咳痰30年，咯血10年，加重1月余。咳嗽咳黄痰，晨起症状加重，咯血量少约7ml/日，色鲜红，咳甚时气喘，无恶寒发热，无心慌胸闷，无双下肢水肿，夜寐欠佳，胃纳一般，大小便正常。舌质红、苔黄腻，脉濡数。既往经支气管镜活检确诊为肺曲霉菌病。舌质红，苔黄腻，脉滑数。

**中医诊断：**咯血（痰热壅肺型）。

**治法：**清肺化痰，凉血止血。

**方药：**自拟方。蜜麻黄 10g，苦杏仁 15g，前胡 15g，浙贝母 15g，冬瓜子 10g，桔梗 10g，藕节 40g，芦根 30g，仙鹤草 30g，法半夏 10g，甘草 10g。7 剂，水煎服，每日 1 剂。

**2011 年 9 月 19 日二诊：**咳嗽较前稍减轻，服药后咳血量转少，舌脉同前，初诊方减蜜麻黄为 5g，加蜜桑白皮、蜜枇杷叶各 10g。14 剂，水煎服，每日 1 剂。

**2011 年 10 月 3 日三诊：**患者诉服药后未见咳血，微咳，舌质红、苔薄黄，脉数，效不更方，原方续服 21 剂。服药 3 周后电话随访，无咳嗽咳痰，未见咳血。嘱注意饮食，调畅情志。

**【按语】** 肺曲霉病发病以内因为主，外因次之，内因包括素体本虚、情志失调等，外因指季节变换，饮食不当。该患者诊为肺曲霉病伴咳血，辨为痰热壅肺型。方以三拗汤（麻黄、杏仁、甘草）打底以宣肺止咳，佐芦根、桔梗这一经典药对以清热，浙贝母、冬瓜子共奏清肺化痰之功，方中加用仙鹤草、藕节以凉血止血，桔梗为舟楫之药，可载药上行，配合法半夏在化痰之余调节气机升降，灵活用药，可见一斑。二诊时患者咳嗽减轻，咯血量较前减少，遂减麻黄用量，加用蜜桑白皮、蜜枇杷叶加强清肺止咳功效。

**3. 肺脾肾虚案**

张某，男，62 岁，2011 年 5 月 6 日初诊。主诉：反复咳嗽咳血 11 年，加重 10 天。患者 11 年前因受凉后出现咳嗽、咳痰、咳血，即入某市级医院治疗，经肺部 CT 及纤维支气管镜检查，确诊为支气管扩张症。以后每年咳血 1～2 次，均需住院治疗方能控制。平时微咳、痰多。10 天前咳嗽、咳血复作，经住院输液治疗后病情控制。现症见：微咳，痰多而黄稠，时而咳血痰，呼吸急促，动则尤甚，神疲乏力，面色晦暗，唇暗淡，胸闷，自汗，头昏，不思饮食，大便溏，后背发冷，时而耳鸣，口干苦，舌质暗淡，舌苔黄，脉沉细。

**中医诊断：**咯血（肺脾肾虚型）。

**治法：**健脾益气，补肺脾肾，清热化痰，宣肺止咳。

**方药：**自拟方。党参 30g，白术 15g，茯苓 30g，山药 30g，女贞子 30g，陈皮 15g，法半夏 15g，黄芩 20g，鱼腥草 30g，青黛 15g，诃子 15g，海浮石 15g，瓜蒌 30g，丹参 15g，三七粉 15g(冲服)，炒神曲 30g，甘草 6g。7 剂，水煎服，每日 1 剂。

**2011 年 5 月 21 日二诊：**无咳嗽、咳血，但仍痰多，气短，动则尤甚，神疲乏力，面色晦暗，唇暗淡，胸闷，短气，自汗，头昏，不思饮食，大便溏，后背冷，时而耳鸣，口干苦，舌质暗淡，舌苔黄，脉沉细。仍以原法治之。药用：一诊方去瓜蒌，加桑白皮 30g。7 剂，煎服法同上。

**2011 年 6 月 3 日三诊：**无自觉症状。病势已缓，改汤剂为膏方，以补益肺脾肾，增强机体抵抗力，防止病情复发，控制病情发展。

**【按语】** 该类患者往往可追溯到儿童时期曾患麻疹、支气管肺炎等疾病，以后常有反复发作的呼吸道感染病史，说明本病的发生，与正气的强弱、肺脾肾功能的盛衰密切相关。正气强盛，肺脾肾功能旺盛，就不会患病，即使患病临床表现也不明显。当正气不足，肺脾肾亏虚时，复感外邪，引动宿根而出现咳嗽、咳痰、咳血等症状。既病之后，随着年龄的增长，抵抗力每况愈下，肺脾肾日渐亏虚，致使本病反复发作，逐渐加重，经久不愈。因此，肺脾肾亏虚是本病发生的主要病机。正如《素问·遗篇刺法论》言："正气存内，邪不可干。"《素问·评热病论》曰："邪之所凑，其气必虚。"支气管扩张症属中医咳嗽、咳血范畴，主要表现为咳痰、咳血。大多认为本病是由火热熏灼引起，实火者治以清热泻火、凉血止血；虚火者治以滋阴清热、宁络止血。本病其本为肺脾肾虚，其标为痰热，痰热灼伤肺络，或气虚不能摄血而成咳血。故其治应以补益肺脾肾为主，杜绝生痰之源。该患者长期服用清热化痰止血剂，或采取抗菌、祛痰、止血等西医方法治疗，咳痰、咳血虽有减轻，但最终未能有效控制病情。本例采取补益肺脾肾治本的方法，增强机体抵抗力，防止感受外邪，杜绝生痰之源，从而使病情得到有效控制。

## 二、吐血

### 1. 胃气虚弱、湿热中阻案

患者，男，66岁。2017年12月13日初诊。主诉：胃癌术后呕血、纳呆3天。现症：脘腹痞满，呕恶不止，食水难入，口苦干涩，大便稀少；舌质淡白，苔黄腻，脉沉弱微滑。

**中医诊断**：吐血（胃气虚弱，湿热中阻型）。

**治法**：益气补虚，清热化湿，消痞止血。

**方药**：甘草泻心汤加减。甘草15g，姜半夏10g，黄芩10g，黄连5g，干姜10g，大枣12枚，人参6g（另煎兑服）。7剂，水煎服，少量频服。

**2017年12月26日二诊**：服药后呕血减轻，能少量进食。守前方加陈皮10g、神曲10g，7剂，续服。

**2018年1月6日三诊**：呕吐止，痞满轻，大便尚可。给予五味异功散，7剂，服法同上，巩固疗效。

**【按语】**　甘草泻心汤出自《伤寒论》第158条："伤寒中风，医反下之，其人下利，日数十行，谷不化，腹中雷鸣，心下痞硬而满，干呕，心烦不得安。医见心下痞，谓病不尽，复下之，其痞益甚，此非热结，但以胃中虚，客气上逆，故使硬也，甘草泻心汤主之。"仲景取其和胃补中、消痞止痢的功效，用以治疗寒热错杂于中，脾胃虚弱较甚，水谷不化，心下痞硬而满之证。《皇汉医学》中述："本方证本系胃肠俱益衰弱，内陷热毒乘而发也。"表明此方用于治疗素体胃虚内有热毒者。此患者是胃癌术后，胃气大伤，正气未复又开始化疗，化疗药物损伤中阳，湿热内生，客邪乘虚而入，阻于中焦无法运化，故而上逆呕血不止，符合甘草泻心汤的主症。方中甘草、人参、大枣甘温，益气补虚；半夏、干姜辛温，开结散寒；黄芩、黄连苦寒，降泻除热；陈皮、陈曲消积除痞，共显止呕之效。同时可避免大剂量西药的副作用，具有一定的临床应用价值。

### 2. 肝火犯胃案

李某，男，62岁。2016年7月16日初诊。主诉：胃脘部疼痛伴吐血2天。患者于2天前因大量饮酒及食辛辣食物后突发胃脘部灼烧样疼痛，旋即呕吐，先后呕吐8次，其中吐血5次，吐血量约500ml。观其面色红赤，烦躁不宁，胃脘部疼痛拒按，进食则痛剧，喜冷饮，大便2天未解，胃纳差，舌红，苔薄，脉弦有力。

**中医诊断**：吐血（肝火犯胃型）。

**治法**：清肝泻火，凉血止血。

**方药**：龙胆泻肝汤加减。龙胆草10g，炒黄芩12g，栀子12g，柴胡12g，生地黄15g，当归12g，车前草15g，生侧柏30g，生甘草6g，生大黄5g。2剂，煎液冷服，每日1剂。

**2016年7月19日二诊**：患者诉服2剂药后呕吐即止，解黑便1次，胃脘部灼烧感减轻，能少量进食。予原方加沙参15g，玉竹15g，白术15g，茯苓15g。3剂，水煎服，每日1剂。

**【按语】** 龙胆泻肝汤最早引自《太平惠民和剂局方》，为清泻肝胆湿热之证的经典方。本方是以大苦大寒之龙胆草为君，上泻肝胆实火，下利三焦湿热，臣以黄芩、栀子泻火；泽泻、木通、车前子除湿，使泻火与除湿两者兼顾；火旺者必阴虚，故佐以生地、当归养血益阴，使燥湿而不伤阴，同时用柴胡以疏肝利胆。纵观全方，泻中有补，利中有滋，降中寓升，祛邪不伤正，泻火不伐胃，配伍严谨，诚为清肝泻肝之良方。龙胆泻肝汤从脏腑辨证来讲，其病位在肝胆；从六经辨证来看，病在厥阴与少阳；从气血辨证来讲，其既入气分又入血分；从三焦辨证看，属湿热弥漫三焦偏于下焦为主，本例吐血辨证为肝火犯胃，故用龙胆泻肝汤加减清肝泻火，但临证应用本方时一般不主张大剂量或长期应用，吐血病人在血止之后，仍要注意生活、饮食、精神方面的调养，防止复发。

**3. 气虚血溢案**

陈某，女，33岁。2017年5月10日初诊。主诉：反复吐血3月余。患者于3月前因家里发生变故后出现吐血缠绵不止，时轻时重，血色暗淡，神疲乏力，心悸气短，面色苍白，舌质淡，苔白，脉细弱。

**中医诊断：** 吐血（气虚血溢型）。

**治法：** 益气健脾，摄血养心。

**方药：** 归脾汤加减。人参15g（另煎兑服），白术15g，茯苓15g，黄芪30g，龙眼肉10g，酸枣仁10g，木香5g，远志10g，当归10g，熟地黄15g，甘草6g。14剂，水煎服，每日1剂。

**2017年5月26日二诊：** 患者诉服药后吐血、心悸等症状好转，嘱原方继进。

**【按语】** 气与血两者关系非常密切，在病理上，若气虚不足以统摄血液，血液上溢而为吐血。吐血一症有虚实之分，实证与嗜食醇酒厚味、情志过极、外感阳邪关系密切，虚证则与劳倦过度、久病损伤有关。忧思太过，耗伤心脾，脾虚则气血生化无源，中气亏虚不能固摄营血，血溢脉外，引起吐血，则往往虚实夹杂或责之为虚。张介宾《景岳全书·杂证谟·血证》指出："忧思过度，损伤心脾，以致吐血、咯血者……是皆中气亏损不能收摄所致。"引起吐血的病因虽复杂，其病机主要关乎火热偏盛致迫血妄行和气虚失摄致血溢脉外；病初多实，反复吐血久病可伤阴耗气则多虚，虚实夹杂则病情缠绵反复。吐血多属危重证，若出血量多，易致气随血脱；若出现面色苍白、汗出肢冷、脉微欲绝等症，亟当用独参汤等益气固脱，并结合西医方法积极救治。

## 三、便血

**1. 肠道湿热案**

詹某，男，20岁。2017年10月9日初诊。主诉：便血3天。患者于3天前酗酒后出现大便出血，先大便后出血，伴有夜间皮肤瘙痒，全身畏寒，夜寐不佳，夜尿每晚2次，且小便时有困难，胃纳尚可。诉有内痔病史3年。舌质红，苔黄腻，脉濡数。

**中医诊断：** 便血（肠道湿阻型）。

**治法：** 清热化湿，凉血止血。

**方药：** 地榆散合槐角散加减。地榆15g，槐角10g，槐花15g，黄芩10g，黄连10g，栀子15g，猪苓15g，泽泻10g，生地黄15g，牡丹皮15g，当归15g，防风20g。7剂，水煎服，每日1剂。

**2017 年 10 月 17 日二诊：** 患者自诉便血已无，但仍有胃脘部不适，故予以平胃散加减，苍术 15g，厚朴 20g，茯苓 15g，人参 10g（另煎兑服），陈皮 15g，甘草 5g，生姜 10g。7 剂，水煎服，每日 1 剂。

**【按语】** 便血系胃、肠脉络受损，出现血液随大便而下，或大便呈柏油样为主要临床表现的病症。《济生方·下痢》："大便下血，血清而色鲜者，肠风也；浊而色黯者，脏毒也。"肠风血清而色鲜，多在粪前，自大肠气分而来的便血。临床所见多为实证，因风热客于肠胃或湿热蕴积肠胃，久而损伤阴络，致大便时出血，《景岳全书》云："大便下血，多由肠胃之火。便血与痔血，饮酒、嗜辣之人易患之。"治疗常以清化湿热，凉血止血，用槐花散、地榆散化裁。本例患者嗜酒，胃肠蕴积湿热，下迫大肠，损伤阴络而见便血。治以地榆散合槐角散化裁清热燥湿。

**2. 脾胃虚寒案**

马某，女，80 岁，广东清远人。2010 年 7 月 10 日初诊。主诉：便血 2 天。患者既往有痔疮病史，近 10 年时有便血，量不多，未予重视，近一周因大量食用西瓜后再发便血，大便稀溏，便后出血，血色淡红，量较多，一次 30ml 左右，一天便血 3～4 次，遂来我院急诊就诊，急诊予以止血等对症治疗尚未好转，故请中医科会诊。现症见：面色苍白，四肢厥冷，少气懒言，疲倦乏力，大量便血，无粪质，血色淡红，时有心悸，卧床不起，时有胡言乱语。脉沉细无力而数。

**中医诊断：** 便血（脾胃虚寒型）。

**治法：** 补气固脱，温脾摄血。

**方药：** 黄土汤加减。灶心土 150g(包煎)，炙附片 60g(久煎)，生地黄 15g，白术 15g，阿胶(烊化兑服)15g，炒蒲黄 15g，仙鹤草 15g，黄芪 50g，五倍子 15g，黄芩 15g，枸杞 10g，甘草 10g。当即急煎 1 剂，嘱其频频喂服，每次约 150ml。

**二诊：** 3 小时后患者四肢转温，病情好转，可自行服药，再次如厕，便血约 50ml，比前大有减少，色暗红，仍神差懒言，但自觉心悸好转，服热粥一小碗后安静入睡。嘱家属第二天再给患者服一剂。

**三诊：** 第 2 天再煎药一剂频频服下，患者大便 1 次，便中有血少许，舌淡红苔少，脉细，方药显效，前方加焦山楂 10g，炒神曲 10g 以健脾，继续服用 3 剂。

**四诊：** 服药后仍气短自汗，心累短气，前方舍弃，方用补中益气汤合八珍汤加减，以补益气血，健脾升阳。黄芪 50g，党参 15g，当归身 5g，陈皮 10g，升麻 10g，柴胡 10g，炒白术 15g，熟地黄 12g，茯苓 15g，白及 25g，肉桂 5g，焦山楂 15g，甘草 6g。连服 14 剂。

一周后电话随访，诸症好转，未再便血。

**【按语】** 仲景在《金匮要略·惊悸吐衄下血胸满瘀血病脉证治》篇中说："下血，先便后血，此远血也，黄土汤主之；下血，先血后便，此近血也，赤小豆当归散主之。"便血是大便先下血后来，为距肛门远，为远血；血先下，大便后来，为距肛门近，为近血。本例患者为远血，血色淡红，多指由中焦脾气虚寒，统摄无权所致，证见面色萎黄，或心累气短，手足欠温，大便稀溏，舌淡，苔少，脉沉细或虚缓等阳虚之证。故治以黄土汤，温脾摄血。方中灶心土（又称伏龙肝）以温中涩肠止血为君药，配以附子、白术温阳健脾而摄血，黄芪补气以摄血，生地黄、阿胶滋阴凉血养血以止血，仙鹤草、炒蒲黄祛瘀止血为臣药。黄芩反佐，防附子温燥太过而动血，甘草甘缓以和中，体现了寒热并用，温润兼施的配伍法则。三诊后，因患者脾胃虚弱，担心久用地黄、阿胶滋腻碍胃，故用补中益气汤合八珍汤以补益气血，健脾升阳，以资善后。

## 四、尿血

### 1. 下焦热盛案

陈某，39岁，男。2016年7月3日初诊。主诉：尿血6天。患者于6天前无明显诱因下出现小便灼热，色鲜红，伴有心烦口渴，面赤口疮，夜寐不宁，胃纳可，大便正常，舌质红，脉数。

**中医诊断：**尿血（下焦热盛型）。

**治法：**清热利湿，凉血止血。

**方药：**小蓟饮子加减。小蓟15g，生地黄15g，滑石15g，通草10g，当归15g，炒栀子15g，淡竹叶20g，牡丹皮15g，侧柏叶15g，蒲黄15g，甘草10g。10剂，水煎服，每日1剂。

**【按语】** 小蓟味甘凉，入心肝二经，具有凉血止血之功，尤长于治疗尿血，并有良好的利尿作用，能清利膀胱湿热，故为君药。生地黄能生血补血、凉心火、退血热，血溢离经则生瘀血，故辅以蒲黄消散瘀血、藕节和血脉，又辅以当归滋阴养血，以防阴血耗伤之患，共为臣药助小蓟凉血止血、化瘀养阴，既加强塞流澄源之效，使血止而不留瘀，又能使心血得生，并有引血归经之功。佐以炒栀子清三焦郁火而凉血，滑石、竹叶清心利小肠而清利湿热、利尿通淋，通草导心热下行而由小便出，使以甘草缓急止痛调和诸药。以上各药合理配伍，共奏凉血止血，清热、利尿、通淋之功。上述症状亦可采取泻法针刺行间、劳宫、中极、曲泉、血海、阳陵泉、三阴交等穴。或者用中药茜草、小蓟、生地黄做成穴位贴，贴在以上穴位。

### 2. 阴虚火旺案

谢某，56岁，男。2018年3月18日初诊。主诉：尿血2周余。患者于2周前无明显诱因下出现尿中时有带血，色鲜红，伴有神疲乏力，头晕耳鸣，腰膝酸软，颧红潮热，胃纳尚可，大便调，舌质红，脉细数。

**中医诊断：**尿血（阴虚火旺型）。

**治法：**滋阴降火，凉血止血。

**方药：**知柏地黄丸加减。知母15g，熟地黄20g，当归15g，山茱萸15g，牡丹皮15g，泽泻20g，茯苓15g，小蓟15g，黄芪15g，黄柏10g。20剂，水煎服，每日1剂。

**【按语】** 知柏地黄丸由知母、黄柏、熟地黄、山茱萸、牡丹皮、山药、茯苓、泽泻组成，是由六味地黄丸加知母、黄柏而成，常用于治疗阴虚火旺证如潮热盗汗、口干咽痛、耳鸣遗精、小便短赤等症。知柏地黄丸处方最早源于明代著名医学家张景岳所著《景岳全书》，原名为滋阴八味丸，到清代董西园编著《医级》卷十二中更名为知柏地黄丸。其中六味地黄丸滋补肾阴，再配以知母清上焦烦热、配以黄柏泻中下焦之火，在滋肾阴的基础上增加清利三焦之火、泻三焦湿热的作用。本例亦可采取补法针刺太溪、三阴交、肾俞、关元、阴陵泉等穴。用中药茜草、小蓟、生地黄做成穴位贴，贴在以上穴位。

### 3. 脾不统血案

卢某，66岁，女。2017年12月5日初诊。主诉：反复尿血1月余。患者于1个月前无明显诱因下出现尿血，色鲜红，症状反复，伴有齿衄，体倦乏力，气短声低，面色不华，胃纳差，睡眠尚可，舌质淡，脉细弱。

**中医诊断：**尿血（脾不统血型）。

治法：补中健脾，益气摄血。

方药：归脾汤加减。党参 15g，白术 15g，茯苓 15g，黄芪 30g，龙眼肉 10g，小蓟 15g，陈皮 15g，远志 10g，当归 10g，熟地黄 15g，甘草 6g。7 剂，水煎服，每日 1 剂。

【按语】 尿血，为中医血证之一。凡尿液中混有血液，甚或伴随血块的病证，称为尿血。现代医学所称之尿路感染、肾结核、肾小球肾炎、泌尿系肿瘤以及其他全身性疾病都可出现血尿。血由水谷之精气化生。其生化统于脾，藏于肝，总统于心，输布于肺，化精于肾，脉为血之府，气为血之帅，气能摄血。《景岳全书·杂证谟·血证》曰："血本阴精，不宜动也，而动则为病。血主营气，不宜损也，而损则为病。盖动者多由于火，火盛则逼血妄行；损者多由于气，气伤则血无以存。"总结了血证的病因病机为"火热、气伤"。本例为脾气虚弱，脾不统血而致尿血，治以归脾汤加减。临床上亦可采取补法针刺脾俞、肾俞、膻中、足三里、气海、三阴交等穴。用中药黄芪、当归、白术做成穴位贴，贴在以上穴位。

**4. 肾气不固案**

曾某，75 岁，男。2019 年 6 月 10 日初诊。主诉：反复尿血 5 月余。患者于 5 个月前无明显诱因下出现尿血，血色淡红，症状反复，伴头晕耳鸣，神疲乏力，腰脊酸软疼痛，胃纳尚可，舌质淡，脉沉弱。

中医诊断：尿血（肾气不固型）。

治法：补益肾气，固摄止血。

方药：无比山药丸加减。茯苓 20g，白术 15g，熟地黄 15g，当归 20g，小蓟 15g，牛膝 20g，山茱萸 15g，杜仲 15g，山药 20g，牡蛎 10g，五味子 15g。7 剂，水煎服，每日 1 剂。

【按语】 本例的治法为补益肾气，固摄止血。肾中元气为人体气之根本，通过补肾气固根本，增强气摄血之功，从而减少尿血的复发次数，临床上亦可用补法针刺肾俞、关元、命门、三阴交等穴，有较好效果。用中药山药、菟丝子、巴戟天做成穴位贴，贴在以上穴位。血尿作为许多肾脏病的早期表现，既要积极治疗血尿，又要防治血尿转变为更严重的肾脏疾病。对于尿血患者，可能发生水肿、关格、尿浊、癃闭等变证，要积极治疗防变，除了药物治疗外，平常饮食起居也很重要，定期体检、合理饮食、适当锻炼增强体质，可有效避免尿血发生。

# 第三节 痰 饮

## 一、痰饮

**1. 脾阳虚弱案**

黄某，女，45 岁。2015 年 10 月 11 日初诊。主诉：胸胁胀满 3 天。患者自诉 3 天前因喝了一瓶冰可乐，当晚胸胁胀满，心下痞闷，心悸，胃中有水声，腹部怕冷，呕吐清水痰涎，口渴不欲饮水，头晕目眩，心悸气短，食少，大便溏，舌苔白滑，脉弦细而滑。

中医诊断：痰饮（脾阳虚弱型）。

治法：益气健脾，温化寒饮。

方药：苓桂术甘汤合小半夏加茯苓汤加减。茯苓 15g，桂枝 10g，白术 15g，半夏 10g，陈皮 15g，生姜 10g，甘草 10g。7 剂，水煎服，每日 1 剂。

**【按语】** 苓桂术甘汤在《伤寒杂》中总共出现3次。《伤寒论·辨太阳病脉证并治中第六》第67条："伤寒若吐若下后，心下逆满，气上冲胸，起则头眩，脉沉紧，发汗则动经，身为振振摇者，茯苓桂枝白术甘草汤主之"。《金匮要略·痰饮咳嗽病脉证并治第十二》第16、17条："心下有痰饮，胸胁支满，目眩，苓桂术甘汤主之"，"夫短气有微饮，当从小便去之，苓桂术甘汤主之"。此方的病机是阳气亏虚，水气上冲。脾土居中如堤坝，脾阳亏虚，脾土不能制水于下，则水无所制，易上冲为患。肾位于下焦，主宰水气，司二阴开阖，若肾阳不足，气化无权，不能主水于下，水道出入失利，则亦导致水气上冲和水湿痰饮病。

**2. 饮留胃肠案**

患者郑某，女，42岁，已婚，广州人。2004年3月2日初诊。主诉：发热伴胸腔积液1周。现病史：患者缘于1周前无明显诱因出现发热、胸痛，体温最高达40℃，胸疼以右侧为甚，吸气时加重，患者精神差，恶寒时作，身灼热少汗，面色晦暗不泽，口唇红，且干裂起皮，不咳嗽，无胸痛，腹部压痛明显，舌质绛紫，黑苔满布而干，脉滑数。

**中医诊断**：痰饮（饮留胃肠型）。

**治法**：攻下逐饮。

**方药**：防风通圣汤加减。防风20g，川芎15g，薄荷15g，栀子15g，白术10g，当归15g，生石膏20g（先煎），荆芥15g，大黄10g（后下），黄芩10g，葛根15g，甘草10g，芒硝10g（冲服）。3剂，水煎服，每日1剂。

**【按语】** 痰饮之病，主要为肺、脾、肾三脏气化功能失常所致，若施治得法，一般预后尚佳。若饮邪内伏或久留体内，其病势多缠绵难愈，且易因感外邪或饮食不当而诱发。防风通圣散适用于表里俱实之证，基本病机应为风邪外盛、内有蕴热。国医大师陆广莘将防风通圣散当成居家必备良药，每遇感冒、腹泻、皮肤过敏等，便服用防风通圣丸。坊间亦有"有病无病，防风通圣"之言，可见防风通圣散具有很高的保健功效。

# 二、悬饮

**1. 邪犯胸肺案**

林某，男，35岁。2016年8月9日初诊。主诉：胸痛气急3天。患者于3天前无明显诱因下出现胸闷、胸痛，一会寒一会热，身热起伏，时而汗少，时而汗多，咳嗽，痰少，呼吸、转侧则疼痛加重，心下痞硬；舌苔薄白或黄，脉弦数。

**中医诊断**：悬饮（邪犯胸肺型）。

**治法**：合解宣利。

**方药**：柴枳半夏汤加减。柴胡20g，枳壳15g，法半夏15g，生姜10g，黄芩10g，郁金15g，杏仁15g，陈皮10g，白术30g，甘草10g。5剂，水煎服，每日1剂。

**【按语】** 经云：风寒湿三气杂至，合而为痹，然痹证日久，内传于心。故治病求本，审其病因，必先伏其所主而制其所因，而非一味地用止血止痛之品之所能。柴枳半夏汤包含多味中药材，柴胡疏邪透发，有助于疏利肝胆气机；白术、陈皮有助于理气和胃、扶正健脾；郁金、枳壳善消胀除痞、行气宽中，与柴胡可以一起调畅中焦运化之气机；半夏功效主要是降逆止呕，共奏和胃降逆、合解宣利的之功。

## 2. 饮停胸胁案

沈某，女，76 岁。2017 年 11 月 19 日初诊。主诉：胸胁疼痛 2 周。患者于 3 天前无明显诱因下出现胸胁疼痛难忍，咳唾引痛，呼吸困难伴咳逆气喘，息促不能平卧，肋间胀满，口干，饮水偏多，喜热饮，汗偏多，无恶寒、发热等表证，舌淡胖大，苔黄腻，脉滑实。

**中医诊断**：悬饮（饮停胸胁型）。

**治法**：泻肺祛饮。

**方药**：十枣汤加减。芫花 2g，甘遂 2g，大戟 2g，大枣 10 枚。嘱患者用 10 枚大枣煎汤送服其余 3 味药物粉末，隔日早晨顿服。

2017 年 11 月 23 日患者打电话反馈当日服药后 1 小时峻下大便 8～10 次，咳喘明显好转，胸腔压迫感消失，可正常行走。

**2017 年 11 月 25 日二诊**：患者咳喘好转大半，喉咙有痰、黏着感，难以咳出。辨为痰饮内闭证，予桔梗汤治疗。处方：桔梗 30 g，甘草 20 g，4 剂。每日 1 剂，水煎，每日 3 次。就诊当日患者打电话反馈药后呕吐 3 次，为黄色脓痰，嘱其第 2 日再服 1 剂。第 2 日电话回复，吐 3～5 次，已无咳喘，嘱其停药，下次感冒再治。

**【按语】**　本例患者咳喘多年，受风寒易反复发作，体胖、体实，为痰饮聚于内的表现；口干，饮水偏多，喜热饮，汗偏多，饮停中又有燥热。患者湿重，燥热亦重，六经体质辨为阳明燥金之人。胸中所在，阳气所布，痰饮为阴邪，停于内，碍阳气布散，壅遏肺气，故见胸中有压迫感；肺气上逆，故见咳喘，严重则无法行走，动则喘甚。燥合化湿后冲撞于肺，将较轻清的一部分通过汗液排出，故汗多，而浊者仍郁滞在胸胁脉络。舌淡胖大、苔黄腻、脉滑实，乃水痰结聚之证。脉证相符，表证已解。十枣汤出自《伤寒杂病论》，由甘遂、芫花、大戟、大枣组成，具有攻逐水饮之效，主治水饮停于胸胁、形气俱实、正气未虚之证，遵仲景表解可攻之旨，予十枣汤攻逐痰饮。峻下数次，痰饮排出大半，故咳喘明显好转，胸腔压迫感消失。二诊时患者喉咙有痰、黏着感，难以咳出，乃脉络随峻下过程收紧郁滞，大量痰虽已速去，但脉络中的黏痰不能尽去，为痰饮内闭之象，故予桔梗汤开提肺气、宣肺祛痰。桔梗用量大时会致吐，而患者体实，故桔梗用量可再加大。黄色脓痰吐出量大，故咳喘平。留饮停于体内，如没有外邪引动，则留而不动，伏而不行。外感时，人体正气抵御外邪，痰饮松动，正是治疗时机，故嘱患者下次感冒再治。

## 3. 络气不和案

张某，女，30 岁，工人。2018 年 6 月 12 日初诊。主诉：右侧胸痛 2 周。近 2 周自觉右侧胸痛，近 1 周咳嗽，为白色泡沫样痰，量不多，未咳血，发热已五天，初起时畏寒。身壮热，朝轻暮重，不为汗解，恶风之象未罢。舌苔薄腻，根较厚，脉濡滑且数。

**中医诊断**：悬饮（络气不和型）。

**治法**：理气和络。

**方药**：香附旋覆花汤加减。香附 15g，陈皮 15g，旋覆花 10g，法半夏 15g，茯苓 15g，白术 10g，薏苡仁 20g，枳壳 20g，桃仁 10g，紫苏子 10g。5 剂，水煎服，每日 1 剂。

**【按语】**　香附旋覆花汤为清代吴中名医吴鞠通创制，本是治疗温病的方子，见于《温病条辨·下焦篇》41 条："伏暑、湿温胁痛，或咳或不咳，无寒但潮热，或竟寒热如疟状，不可误认柴胡证，香附旋覆花汤主之。" 方中旋覆花善消痰下气、软坚行水，与疏肝解郁止痛之香附配伍，疏通肝络且消痰化饮，减轻胸痛之势；苏子降气消痰，平喘润肠，对于痰湿阻滞，肺气郁积之证尤显效。目前大量临床试验研究发现，通腑法可以使肺泡内巨噬细胞增多，提高机体免疫功能。《灵枢·本输》云："肺合大肠"。肺与大肠相表里，气化相通，大肠之气通降，肺气才能维持其宣降之性。肺病治肠或肺肠同治，常能达到事半功倍的效果。苏子之功颇有"一石二鸟"之意。《世补斋医书》曾云："茯苓一味，治痰主药，痰之本，水也，茯苓可以行水。痰之动，湿也，茯苓又可行湿润。"茯苓健脾渗湿，对于脾虚不能运化水湿，停聚化生痰饮所致胸闷，具有显著的治疗作用。薏苡仁、陈皮均有健脾祛湿之效；陈皮、半夏皆具燥湿化痰之功。《诸病源候论》曰："诸痰者，此由血脉壅塞，饮水积聚而不消散，故成痰也。"指出痰多由血脉壅塞为瘀而成，进而痰瘀互结。此方虽无明显的化瘀药物，但本例基于"痰瘀同源"理论，痰化则瘀消。正如且唐容川在《血证论》中道："血积日久，亦能化为痰水。"可知痰瘀同病同源，互为因果，互相转化，即痰化，瘀也可去大半。但总体来讲化瘀力稍弱，临床运用可添加几味化瘀药物。

**4. 阴虚内热案**

夏某，男，41 岁。2019 年 3 月 17 日初诊。主诉：咳嗽伴胸痛 1 周。患者于 1 周前无明显诱因下出现咳嗽胸痛，少气乏力，痰中偶带血丝，血色淡红、午后潮热，热势一般不剧，面色㿠白，颧红，舌嫩红，边有齿痕，苔薄白，脉细弱而数。

**中医诊断**：悬饮（阴虚内热型）。

**治法**：滋阴清热。

**方药**：保真汤加减。黄芪 15g，人参 10g（另煎兑服），白术 15g，茯苓 15g，当归 15g，麦冬 15g，天冬 15g，川芎 10g，黄连 10g，黄柏 10g，枸杞子 10g，法半夏 15g，陈皮 15g，五味子 10g，地骨皮 15g，炙甘草 10g。10 剂，水煎服，每日 1 剂。

**【按语】** 对于本病的辨证，当前有按病理属性，从阴阳分型，有按脏腑病机从肺脾肾分型，有按病情轻重，从初、中、末病期分型，一般多按病理属性，结合脏腑病机进行分证，区别阴虚、阴虚火旺、气虚的不同掌握肺与脾、肾的关系，临床总以肺阴亏损为多见。保真汤出自《十药神书》，可起益气养阴，兼清虚热之功效。若伴心慌心悸，加用茯神、远志、柏子仁、酸枣仁；若伴燥热，加用滑石、石膏、青蒿、鳖甲。

# 三、溢饮

**表寒里饮案**

区某，男，48 岁。2017 年 7 月 23 日初诊。主诉：胸闷 1 周。患者于 1 周前无明显诱因下出现胸闷，伴身体沉重而疼痛，怕冷，夜晚咳嗽无法入睡，痰多白沫，双下肢水肿，胸闷，干呕，小便困难，苔白，脉弦紧。

**中医诊断**：溢饮（表寒里饮型）。

**治法**：发表化饮。

**方药**：小青龙汤加减。麻黄 5g，芍药 10g，细辛 3g，炙甘草 10g，干姜 10g，桂枝 10g，五味子 15g，半夏 10g，茯苓 10g，猪苓 10g，泽泻 10g。7 剂，水煎服，每日 1 剂。

**【按语】** 饮为阴邪，遇寒则聚，得温则化。如明末清初医家喻昌之喻："如离照当空，则阴霾自散。"水饮壅盛，当采用汗、利、攻逐等治标之法。小青龙汤证为素有内饮，复感风寒，外寒引动内饮所致。本例患者风寒束表，皮毛闭塞，故身体沉重、疼痛；外寒引动内饮，致寒饮犯肺，肺失宣降，故夜晚咳嗽无法入睡，痰多白沫；水饮溢于肌肤，则双下肢水肿；舌苔白滑，脉浮弦紧为外寒里饮之证，治宜解表与化饮相配合，使外邪得解，内饮得化。方中麻黄、桂枝相须为用，发汗解表，且麻黄能宣肺平喘咳，桂枝能温阳化内饮，共为君药；干姜、细辛为辛温之品，既温肺以化内饮，又辛散助解外寒，为臣药。辛温发散，易耗伤肺气且伤津，故用五味子敛肺止咳，芍药益阴血而敛津液，二药与辛散之品相配，既增强止咳平喘之功，又防麻桂辛散太过，散收相配，相制相成；半夏燥湿化痰，和胃降逆，共为佐药。方中干姜长于温暖脾肺而化饮，细辛长予解表温肺而化饮，五味子长于收敛肺气而止咳，凡寒饮犯肺之咳喘，三药合用，无有不验，是温肺化饮的常用组合，茯苓、猪苓、泽泻利水渗湿，处方配伍严谨，共奏发表散寒，化饮平喘，又能敛肺兼顾正气之功。

## 四、支饮

### 寒饮伏肺案

符某，女，34岁，2017年5月19日初诊。主诉：反复咳嗽、气喘9年，加重1月。患者于2008年开始出现气喘，伴轻微咳嗽，咳白黏痰，量少，门诊诊断为"支气管哮喘"，予抗炎、解痉等治疗可缓解，但病情反复。上个月因受凉后再次出现气促伴咳嗽、咳白黏痰，量少，轻微咽痒、鼻痒，无发热恶寒，纳眠差，大便干结，小便正常，舌质淡，苔白滑，脉弦滑。

**中医诊断**：支饮（寒饮伏肺型）。

**治法**：温肺化饮。

**方药**：小青龙汤加减。麻黄5g，芍药10g，薄荷15g，杏仁10g，细辛3g，炙甘草10g，干姜10g，桂枝10g，五味子15g，半夏10g，茯苓10g，猪苓10g，泽泻10g。7剂，水煎服，每日1剂。

**【按语】**　本例患者因外受风寒而闭肺，肺之宣发肃降失调，水液代谢失常，化而为痰饮，聚合于肺，为外寒内饮之证，是典型的支饮，以温阳散寒化饮为主。小青龙汤是治疗外寒内饮型肺系疾病的常用方，张仲景常用来治疗"伤寒表不解、心下有水气"和"咳逆倚息不得卧"等支饮为患，症见咳喘(痰多而清稀)干呕、口渴或不渴，或有下利、噎、小便不利、少腹满、发热、恶寒、无汗、脉浮紧。病因病机多为风寒外束、内有寒饮，以里证为主。治宜辛温解表、温化水饮，正合《金匮要略》中"病痰饮者，当以温药和之"。方中麻黄发汗，平喘，利水；桂枝发汗解表；干姜、细辛、半夏温化寒饮，降逆平喘；五味子敛肺止咳；芍药益阴和营；甘草调和诸药。全方共奏辛温解表、温化水饮之效。小青龙汤重在涤痰，凡证属于寒邪闭表为重或兼有内蓄之痰饮者，均可使用小青龙汤，无须纠结于风寒郁闭于表证的寒饮里证。此外，心包炎、心包积液、急性肾炎、肾病综合征等中医归属悬饮、支饮等病证者也可选用。

# 第四节　消　渴

## 一、肺热津伤案

陈某，男，45岁。2017年5月9日初诊。主诉：口渴多饮2周余。患者有多年糖尿病史，

2 周前患者出现口渴多饮，口舌干燥，尿频量多，烦热多汗，舌边尖红，苔薄黄，脉洪数。

**中医诊断**：消渴（肺热津伤型）。

**治法**：清热润肺，生津止渴。

**方药**：消渴方加减。黄连 10g，黄芩 10g，生地黄 15g，葛根 20g，麦冬 15g，知母 15g，甘草 10g，玉竹 15g，沙参 15g。7 剂，水煎服，每日 1 剂。

【按语】　肺为水之上源，敷布津液，燥热伤肺，则津液不能敷布而直趋下行，随小便排出体外，故小便频数量多；肺不布津则口渴多饮。消渴方主要用于治疗消渴症，若胃火盛而能食易饥者，加生石膏、黄芩；小便频数，或如膏者，加五味子、知母、黄柏、玄参。若泄泻，先用白术、白芍药炒为末，调服，后服此药，阴虚津伤较重者，加天门冬、麦门冬、石斛；盗汗者，加地骨皮、胡黄连、牡蛎、浮小麦；咳血、吐血者，加侧柏叶、白及；若以烦渴引饮为主，多食易饥不甚者，可去黄连加瓜蒌。糖尿病确诊后，患者易出现紧张、焦虑、悲观、恐惧等情绪，医生及家属应劝慰开导，解除其思想顾虑，使患者保持情志平和。

## 二、胃热炽盛案

杨某，女，42 岁。2018 年 6 月 20 日初诊。主诉：口舌干燥半年余。患者素喜冷饮，过饮渴不解，嗜肥甘，形丰腴。刻下：唇燥口干，口苦泛酸，纳亢腹满嘈杂，夜寐梦扰，更衣秘结，数日一行，经延不至，潮时色黑，少腹拘紧。舌胖色红苔黄腻，脉滑数。

**中医诊断**：消渴（胃热炽盛型）。

**治法**：清泻胃火，养阴增液。

**方药**：黄连温胆汤加减。黄连 6g，枳实 12g，陈皮 6g，姜半夏 10g，茯苓 15g，厚朴 12g，茵陈 12g，天花粉 15g，黄芩 12g，黄柏 12g，焦山栀 12g，郁金 12g。7 剂，水煎服，每日 1 剂。

**2018 年 6 月 30 日二诊**：自觉口渴口苦难寻，蒸热转少，大便畅通，夜能安寐，经已来潮。

【按语】　黄连温胆汤见于清·陆廷珍所著的《六因条辨》，由温胆汤加黄连组成，具有化痰清热、清胆和胃的功效。清·陈修园《医学三字经》谈及："盖胃为水谷之气，不能如雾上蒸于肺而输诸脏，只是留积于胃中，随热气而化为痰。"不良的饮食生活习惯及气候环境，饮食肥甘厚味、饮酒吸烟、熬夜、压力过大或暑湿伤及中焦脾胃，外湿与内湿胶着缠绵，蕴湿生热，久而成痰，痰热互结所致脾瘅。膏粱厚味久积中焦，阳明胃火燔灼，热炽熬津；太阴困湿留恋，上滋不能，是故引饮渴不解。久热挟痰从瘀，上扰神明，下踞血室。满而不泄，更衣难行。法从苦寒清解，泻热通腑。方黄连温胆汤分消湿热，流通中焦，苦温并奏。

## 三、气阴两虚案

王某，男，69 岁，2018 年 10 月 16 日初诊。主诉：口干多饮 2 年，加重 10 天。患者于 2 年前无明显诱因出现口干、多饮、小便频数、乏力、体重稍减轻，于广州市某医院门诊就诊，查随机血糖为 14.2mmol/L，诊断为 2 型糖尿病，平素予二甲双胍片 500mg 口服，控制血糖。近 10 天来，患者自觉口干、多饮症状加重，小便频数，色黄，大便干，2～3 日一行，舌质嫩红，苔薄，色微黄，少津，脉细而数。

**中医诊断**：消渴病（气阴两虚型）。

**治法**：益气养阴，润燥生津止渴。

**方药**：玉液汤加减。黄芪 40g，葛根 20g，地骨皮 15g，桑叶 30g，生地 15g，玄参 15g，丹参 15g，天花粉 20g，麦冬 20g，玉竹 15g，天冬 10g，知母 15g，山茱萸 10g，黄连 10g。14 剂，水煎服，每日 1 剂。

**2018 年 11 月 3 日二诊**：患者服药 14 剂后，口干多饮症状明显缓解，小便次数较前减少，睡眠状况也明显改善，嘱患者按原方再服 14 剂，诸症缓解，二便调，夜寐可。遂嘱患者平日继续服用二甲双胍片维持血糖。

【按语】　患者平素食饮失于节制，身体失于调摄，故以养阴补阴为本，起居失常，则更易损耗人体正气，劳伤、欲念不遂，气郁久而化火，损耗人体阴精；饮食无规律，饥饱失常，嗜食肥甘厚味，嗜于饮酒，导致脾胃运化失常、气机升降不利，郁而化热灼伤津液，发为口干、多饮之症；脾失健运，清气不升，则随尿液排出，表现为小便频数，形体消瘦。该病证虚实夹杂，病机为阴虚为本、燥热为标，治法当以益气养阴、润燥生津为主，标本兼顾，故选用张锡纯《医学衷中参西录》中玉液汤加减治疗。方中黄芪、葛根、地骨皮为君，升元气降阴火，生地黄、麦冬、天冬、玉竹、天花粉、玄参补肺、胃、肾阴精，君臣相配，自有云行雨施之妙。桑叶清宣肺热、润肺生津；黄连、知母清热泻火润燥，更能反佐黄芪温燥之性，使黄芪补气升阳而无燥热之虞，共为佐药。山茱萸涩精补肝肾，代原方中五味子，能封固肾关，不使水饮急于下趋；丹参活血通络，消渴病日久则易产生血脉瘀阻之变，二药共为使药。全方标本兼顾，升元气、降阴火，使元气充实，脾气健运，配合生活调养，故见良效。

## 四、肾阴亏虚案

患者陈某，男，66 岁，2017 年 3 月 27 日初诊。患者因血糖控制欠佳，伴有四肢麻木不仁、刺痛、皮肤干燥及双下肢乏力就诊。患者在 13 年前因多食易饥伴体重下降，于当地某医院检查发现血糖升高，空腹血糖 12.9mmol/L，诊断为糖尿病，给予二甲双胍控制血糖，平素未规律监测血糖。2015 年因手背麻木伴有刺痛感及全身乏力入某三甲医院住院治疗，完善相关检查后诊断为 2 型糖尿病，糖尿病周围神经病变，改用长效胰岛素控制血糖。患者诉用药后刺痛感有所好转，手背麻木感一直未见好转。2017 年 1 月因血糖控制欠佳，四肢麻木不仁及刺痛感加重，伴有视物模糊，倦怠乏力等症状再次入院治疗，但是疗效欠佳，故来本院门诊就诊。症见：自觉四肢刺痛，伴有身痒，双下肢乏力，视物模糊，纳眠差，大便时结时溏，口渴多饮、易饥，舌淡红，少苔，脉细数。

**中医诊断**：消渴（肾阴亏虚型）。

**治法**：滋补肾阴，调和营卫。

**方药**：六味地黄丸加减。熟地黄 20g，山药 15g，山萸肉 15g，丹皮 10g，茯苓 20g，泽泻 20g，酒大黄 6g（后下），丹参 10g，黄芪 10g，桂枝 10g，芍药 30g，炙甘草 10g，大枣 10g，陈皮 10g，砂仁 10g。14 剂，水煎，早晚温服，每日 1 剂。

**2017 年 4 月 25 日二诊**：患者肢体麻木感基本消失，口渴多饮、易饥、身痒好转，四肢偶有刺痛，多于夜间发作，仍感倦怠乏力，舌红苔白，关脉、尺脉沉细有力，血糖控制可。嘱患者自行购买六味地黄丸加强治疗，并给予肾气丸睡前服以善其后，坚持基础血糖控制，门诊随访。

【按语】　本例患者虽已久病入络，但根据舌脉象及其临床症状辨证，认为其四肢感觉异常、口渴及身痒等症状之根本并不是痰浊瘀血等实邪阻痹络脉，乃肾阴精不足，营卫乏源，肌肤失荣，故初诊以六味地黄丸加减，以补肾阴，内修脏腑不足，加以桂枝汤疏调营卫，使营卫行之于表，肌表得养，麻木不仁及身痒等症自消。脏腑亏损、营卫不足之人强以温燥之药化痰湿，如半夏、白芥子，以乳香、莪术、延胡索、蜈蚣等活血化瘀通络止痛之药治疗，只能徒耗其气，能做权宜之计稍许缓解麻木等症状，但不足以消其根，故立法在于补其虚、疗其本。中医药通过调动机体自身营卫之气以护体，正气足邪气自无力相犯。同时佐用砂仁、陈皮温健中焦，恐中焦脾胃不足，需顾护脾胃，脾气健方能使营卫之气化生有力，发挥其升清气降浊气之功。整个治疗过程嘱患者控制基础血糖以外，并未加用改善微循环等药物，改善代谢紊乱而消渴痹证得以改善在于辨证准确，立足其基本病机，故收效颇佳。

## 五、阴阳两虚案

李某，男，66 岁。2018 年 3 月 16 日初诊。主诉：尿频伴混浊如膏半年。患者自诉长期小便频数，混浊如膏，腰膝酸软，观其面容憔悴，耳轮干枯，四肢欠温，畏寒肢冷；舌苔淡白而干，脉沉细无力。

**中医诊断：**消渴（阴阳两虚型）。

**治法：**滋阴温阳，补肾固涩。

**方药：**金匮肾气丸。5 瓶。

**【按语】**　肾气丸出自东汉张仲景之《金匮要略》，其主治有脚气、虚劳、痰饮、消渴、转胞 5 种病证，都与小便失常有关，究其病机均为肾气虚弱，膀胱气化不利，开阖失司，小便蓄泄无常。以上 5 种证候虽不同，但其病机相同，故以肾气丸温化肾气而收"异病同治"之效。该方配伍严谨，是温补肾气的经典方，方以桂枝、附子为君药温经暖肾，总督诸阳，振奋阳气，以助膀胱气化；用干地黄、薯蓣、山茱萸来滋养肾肝脾而益精血为臣药。对其配伍意义，清代吴谦《医宗金鉴·删补名医方论》卷二："八味地黄丸"条下引柯琴所言："此肾气丸纳桂附于滋阴剂中十倍之一，意不在补火，而在微微生火，即生肾气也。故不曰温肾，而名肾气。"正如张介宾说："善补阳者，必于阴中求阳，则阳得阴助，而生化无穷。"（《类经》）如此相配则阴阳相生，刚柔相济，使肾之元气生化无穷。再以茯苓、泽泻合用淡渗利湿。肾气丸中的丹皮，活血散瘀并清泻肾中伏火。由于本方寓温补肾气、湿瘀同治之法于一体，故在下消中较多运用。适当运动是防治消渴病的有效措施之一，应"以不疲劳为度"，根据病情选择散步、导引、游泳、舞蹈等健身方式。消渴病的发生发展与心境愁郁相关，因而"节喜怒""减思虑"，保持情志调畅，有利于病情的控制和康复。

# 第五节　盗汗、自汗

## 一、肺卫不固案

王某，女，55 岁，教师。2017 年 7 月 21 日初诊。主诉：自汗出 2 月余。患者于 2 个月前无明显诱因出现周身汗出，阵发性发作，体力劳动后尤其明显，伴气短、乏力，近期反复感冒。刻下：活动后汗出，呼吸稍促，舌体胖嫩，边有齿痕，舌质淡红，苔薄白，脉濡缓。

**中医诊断**：自汗（肺卫不固型）。

**治法**：益气固表，调和营卫。

**方药**：玉屏风散加减。黄芪 20g，防风 15g，白术 15g，人参 10g（另煎兑服），五味子 10g，牡蛎 15g，白芍 15g，生甘草 10g。14 剂，水煎服，每日 1 剂。

【按语】 《临证指南医案》谓："阳虚自汗，治当补气以卫外，阴虚盗汗，治当补阴以营内。"《黄帝内经》云："正气存内，邪不可干，邪之所凑，其气必虚。"肺主一身之气，脾为后天之本。脾虚气弱，中虚卫阳不振，则卫表不固，腠理不密，易感风邪，故御邪必先防卫固表。玉屏风散方源《究原方》（现已失传），现存最早见于《丹溪心法》卷三自汗门附方，黄芪、白术、防风 3 味药共奏益气固表、止汗御风之功，有如屏障，珍贵如玉，且为散剂，故名"玉屏风散"，是治疗气虚自汗、易感风邪的经典方剂。现代医家多用于治疗过敏性炎、上呼吸道感染等肺系疾病属表虚不固而外感风邪者。

## 二、阴虚火旺案

武某，女，30 岁，程序员，2017 年 3 月 21 日初诊。主诉：产后夜间盗汗半年，加重 1 周。患者半年前产后出现夜间盗汗，白天活动后无明显汗出。一周前盗汗症状加重，常常醒来自觉汗湿衣被，并伴有手心、脚心汗出，晨起疲劳感明显。刻下：手脚心自汗，夜间盗汗，夜寐梦多，食纳一般，舌质偏暗，苔薄黄，脉弦数。

**中医诊断**：盗汗（阴虚火旺型）。

**治法**：滋阴降火。

**方药**：当归六黄汤加减。当归 15g，生地黄 5g，熟地黄 15g，黄芩 10g，黄连 10g，黄柏 10g，黄芪 30g，炙甘草 10g，浮小麦 40g，茯神 20g。7 剂，水煎服，每日 1 剂。

**2017 年 4 月 5 日二诊**：患者服药后夜间无明显盗汗，晨起后疲劳感消失，继续服当归六黄汤加减。后随访患者手心脚心自汗亦明显好转。

【按语】 《明医指掌·自汗盗汗心汗证》中记载："盗汗者，睡而出，觉而收，如寇盗然，故以明之。"，当归六黄汤是李东垣创制的名方，此方有"治盗汗之圣药"的美誉，临床上用于治疗阴虚火旺型盗汗，为后世医家广泛应用。《兰室秘藏》记载："当归、生地黄、熟地黄、黄柏、黄芩、黄连各等分，黄芪加一倍，上为粗末，每服五钱，水二盏，煎至一盏，食前服，小儿减半服。"本例患者为产后失血导致阴虚火旺，用生地黄、熟地黄以滋养肝肾之阴精，黄芩、黄连、黄柏清热坚阴；当归之温，使阴柔苦寒之药不致凝滞，倍用黄芪甘温中固表，浮小麦固表止汗，益气除热，茯神宁心安神。全方苦坚合用以敛浮阳，阴血恢复，阳热潜藏，汗止而诸证渐除。

## 三、肝郁血虚案

患者，女，50 岁，2016 年 4 月 7 日初诊。主诉：潮热盗汗半年余。患者半年前停经后出现潮热盗汗，情绪急躁，虚烦神疲，口干多饮，心悸失眠，舌淡红少津，脉弦细。

**中医诊断**：盗汗（肝郁血虚型）。

**治法**：疏肝解郁，养血敛汗。

**方药**：柴胡疏肝散合天王补心丹加减。柴胡 15g，陈皮 15g，川芎 10g，香附 10g，芍药 15g，黄芪 15g，当归 15g，麦冬 10g，茯苓 15g，丹参 15g，生地黄 15g，五味子 10g。7 剂，水煎服，每日 1 剂。

**【按语】** 汗证分自汗、盗汗，"自汗者多属阳虚，盗汗者多属阴虚"，但不能盲从阴虚或者阳虚论，主要还是辨证论治。盗汗，是中医内科临床经常见到的病症，可以是独立的疾病，也可以是某些疾病的症状。寐中汗出，醒来自止者，称为盗汗，亦称为寝汗。早在汉朝，张仲景在《金匮要略·水气病脉证并治》中提出："食已汗出，又身常暮盗汗出者，此劳气也"，认为盗汗由虚劳所致。现代中医认为盗汗多因阴虚导致，还可由血虚、风劳、瘀血、湿热、里热、营卫不和、阳盛阴虚、阳虚气虚、心肾两虚、气阴两虚、时疫等各种不同因素引起。本例患者恰逢五旬，肾阴已衰，阴虚不能敛阳，虚阳外浮，阳亢于上则潮热；肝气不舒，郁久化热，热邪逼津外泻，则汗出明显。证属肝郁血虚证，故以柴胡疏肝散疏肝解郁，合天王补心丹滋阴清热、安神敛汗。

## 四、邪热郁蒸案

王某，男，42 岁。2010 年 9 月 18 日初诊。主诉：自汗出 1 月余。患者嗜好烟酒 20 余年，好食海鲜、辛辣厚味。1 个月前因工作劳累，作息无序，烟酒过度，而致日间汗出，通身如浴，动则尤甚，伴头重脘痞，神疲乏力，心烦，大便溏而不爽，小便色黄，舌红、苔黄厚腻，脉濡数。

**中医诊断**：自汗（邪热郁蒸型）。

**治法**：清热利湿，宣畅气机。

**方药**：三仁汤加减。杏仁 15g，白蔻仁 15g，薏苡仁 20g，滑石 15g，通草 10g，黄芪 10g，五味子 15g，牡蛎 10g，白术 15g，麦冬 10g，芍药 15g，炙甘草 10g。7 剂，水煎服，每日 1 剂。

**【按语】** 《景岳全书·汗证》云："湿气乘脾者，亦能作汗。……若热湿胜者，但去其火而湿自清，宜用前阳证之法……"现代人生活水平提高，饮食多肥甘厚味，生冷海鲜，辛辣炙煿，损伤脾胃，脾胃不能正常运化，湿邪阻碍气机，不能升清降浊致使水液输布失常而汗出。吴瑭《温病条辨·上焦》第 43 条："头痛恶寒，舌白不渴，脉弦细而濡，面色淡黄，胸闷不饥，午后身热，状若阴虚，病难速已，名曰湿温……三仁汤主之。"方中杏仁宣利上焦肺气，气行则湿化；正如吴瑭言其"盖肺主一身之气，气化则湿亦化也"。《汤头歌诀正续集·续集》又言杏仁开肺气，使湿不与热相搏，则势孤矣。白蔻仁芳香化湿，行气宽中，畅中焦之脾气，《本草求真》云其"辛温香窜，流行三焦，温暖脾胃"。薏苡仁甘淡性寒，使湿热从下焦而去，《本草新编》云其"最善利水，不至损耗真阴之气"。三仁合用，三焦分消，正如吴坤安《伤寒指掌》中所述，此方"不外上开肺气，下通膀胱，中理脾阳"。滑石、通草甘寒淡渗，加强三仁清热利湿之功。本方重在恢复三焦气化功能，三焦畅通，诸症自除；黄芪、白术健脾益气，五味子、芍药酸甘化阴，炙甘草益气和血，牡蛎敛阴潜阳，同时止汗。中医治疗疾病遵从辨证论治原则，本方在清热利湿的同时，加强益气养阴止汗效果，气机自畅，自汗自止。

# 第六节 内伤发热

## 一、气虚发热案

牛某，女，45岁。2014年5月15日初诊。主诉：间断性发热、乏力、头晕1年余，加重5天。症见：语声低微，面色潮红，乏力，头晕，心悸气短，活动后加重，形体消瘦，纳差，寐差，大便秘结，小便正常，舌质淡、苔薄，脉细弱。

**中医诊断**：内伤发热（气虚发热型）。

**治法**：益气健脾，甘温除热。

**方药**：补中益气汤加减。生晒参15g，黄芪15g，当归15g，升麻10g，陈皮15g，柴胡15g，生甘草10g，葛根15g，芍药15g，厚朴10g，酸枣仁10g，夜交藤15g。7剂，水煎服，每日1剂。嘱患者防外感。

**2014年5月22日二诊**：患者体温略有下降，最高时为37.6℃，乏力头晕、心悸气短等症减轻，大便秘结，小便正常，舌质淡、苔薄，脉细弱。原方减酸枣仁、夜交藤，水煎服，继服7剂。

【按语】 补中益气汤出自《内外伤辨惑论》，为甘温除热的代表方剂。方由黄芪、人参、白术、茯苓、炙甘草、陈皮、当归、升麻、柴胡组成。主治脾胃内伤不足，气虚无力升浮或下陷，虚火内生。本方立意遵循《黄帝内经》"劳者温之，损者益之"。《内外伤辨惑论》言："夫脾胃虚者，因饮食劳倦，心火亢甚，而乘其土位，其次肺气受邪，须用黄芪最多，人参、甘草次之。"补中益气汤对应疾病病位应为脾胃和心肺，与健脾基础方四君子汤比较，补中益气汤中升麻、柴胡是关键，一是"用升麻、柴胡气之轻而味之薄者，引胃气以上腾，复其本位，便能升浮，以行生长之令矣"；二是升麻、柴胡可疏肝、清肝；三是升麻、柴胡药性偏寒、偏散，具有清热解毒、祛邪解表之功。《内外伤辨惑论》言："以手扪之而肌表热者，表证也。只服补中益气汤一二服，得微汗则已。非正发汗，乃阴阳气和，自然汗出也。"表明其可治疗内伤基础上的发热病。气虚发热的主要病机为气虚、虚火内生兼合脾胃气机升降失常，治疗上只有兼顾补气和调畅中焦气机才能达到治疗效果。

## 二、血虚发热案

徐某，女，62岁。2013年7月5日初诊。主诉：反复发热4月余。症见：低热，面色无华，唇甲色淡，乏力，活动后心悸气短，头晕，关节疼痛，失眠多梦，饮食和二便尚可，舌质淡、苔白，脉细弱。

**中医诊断**：内伤发热（血虚发热型）。

**治法**：养血益气，佐清虚热。

**方药**：归脾汤加减。白术15g，生晒参15g，当归15g，酸枣仁10g，白芍15g，黄芪10g，熟地黄15g，龙眼肉10g，炙甘草10g，茯苓15g，远志15g。7剂，水煎服，每日1剂。嘱患者注意生活调护，以防外邪乘虚而入。

**2013年7月12日二诊**：患者发热，最高体温为37.8℃，乏力、心悸气短、失眠多梦症状略有好转，饮食和二便尚可，舌质淡、苔白，脉细弱。继服上方7剂。

【按语】 内伤发热是以内伤、脏腑功能失调，气血阴阳失衡为基本病机，以发热为主要临床表现的病症，早在《内经》中便有内伤发热记载，其中以对阴虚内热的论述较详，《黄帝内经素问·调经论》曰："阴虚则内热"，并谓其病机是"有所劳倦，形气衰少，谷气不盛，上焦不行，下脘不通，胃气热，热气熏胸中，故内热"，病名最早在明代秦景明《症因脉治·内伤发热》中提出"夜则安静，昼则烦热，唇焦口渴，饮水多汗，此气分发热之症也，此内伤实热之因也。若本元不足，形怯神离，夜凉日热，此内伤虚热之因也"。病因不外乎气、血、阴、阳、肝、湿、瘀等，总与气血阴阳失衡、脏腑功能失调有关。临证宜首辨阴阳，再分虚实，辨明气血，归属脏腑，血虚发热出自李东垣《内外伤辨惑论》："血虚发热，证像白虎，惟脉不长实为辨耳，误服白虎汤必死。此病得之饥困劳役。"发热是症状，血虚是内在机制，主要病机为营血亏虚，阴血衰则阳气偏胜（血本属阴），则见发热。

## 三、阴虚发热案

李某，女，53 岁，安徽黄山人。2016 年 5 月 5 日初诊。患者 2006 年 9 月行胃癌根治术，术后化疗 4 次。2015 年因"不完全性肠梗阻"行手术治疗，术后 1 周开始发热，最高 39.2℃，就诊时见午后身热，晨起汗出热退，形体消瘦，面黄少华，胃纳可，大便日行 2～3 次，不成形，小便无异常，口干欲饮，舌苔淡黄花剥、质暗红，脉细。

**中医诊断**：内伤发热（阴虚发热型）。

**治法**：滋阴清热。

**方药**：清骨散合补中益气汤、当归补血汤加减。银柴胡 15g，生地黄 15g，丹参 10g，防风 15g，熟地黄 15g，茯苓 10g，酸枣仁 10g，川芎 10g，当归 15g，薄荷 10g，生甘草 10g，黄芪 15g。14 剂，水煎服，每日 1 剂。

【按语】 患者为中年女性，肿瘤术后，长期反复发热，当属"内伤发热"。辨证为阴虚发热。治疗发热首先要辨别内伤与外感，再根据证候，结合病史、体质，辨证施治，抓主症，观察舌脉，四诊合参，有利于提高疗效。内伤发热病程较长，病情复杂，各证型互相转化或兼夹，气郁发热逐渐可伤阴耗津，转为阴虚发热；阴虚发热日久，病损及阳，阳气衰，则发展为阳虚发热等，故临证时必须根据病程发展所处阶段，具体分析，切忌一个方子治到底。

## 四、阳虚发热案

患者丛某，女，76 岁，2015 年 11 月 9 日初诊。主诉：反复性燥热 3 月余。患者于 3 月前因不慎滑倒后，行"右股骨粗隆间骨折"术后，自觉间歇性皮肤燥热，以背部及四肢外侧为主，无汗出，午夜燥热尤甚，夜卧不宁，伴有心慌、心悸，心情烦躁，食纳少，舌质暗红、少苔，左寸关旺、两尺脉沉。

**中医诊断**：内伤发热（阳虚发热型）。

**治法**：温肾益气，敛阳除热。

**方药**：补中益气汤加减。黄芪 20g，白术 15g，陈皮 15g，生晒参 15g，柴胡 15g，升麻 10g，桂枝 10g，当归 15g，知母 15g，炙甘草 10g。7 剂，水煎服，每日 1 剂。

【按语】 《诸病源候论·虚劳热候》说："虚劳而热者，是阴气不足，阳气有余，故内外生于热，非邪气从外来乘也。"阴阳失衡，水火未济，可见虚阳外越；病久不愈，耗伤气阴，可兼气虚的表现，表现为午后或夜间发热，手足心热，心烦少寐，口干舌燥；或发热，多于劳累后发作，气短懒言、神疲乏力等。李东垣认为劳倦内伤脾胃之气，气机升降失常，清阳不升则阳气失于宣散，浊阴不降则郁而生热，营卫失荣而生内热，创立治疗内伤发热"甘温除热法"，代表方剂为补中益气汤。本例患者从临床症状上看不到任何实热征象，考虑患者老年体衰，病程日久多为虚证，面色少华、倦怠乏力、形体消瘦、尺脉沉皆为虚证的表现。治疗上必须重视扶持脾胃，补益元气，才能阳生阴长，阴阳相维则热自退。

## 五、血瘀发热案

王某，女，44 岁。2014 年 10 月 20 日初诊。主诉：间断性发热 2 月余。宫颈癌病史，症见：面色晦暗，形体适中，语声正常，低热，乏力，口渴不欲饮，时有小腹部疼痛，纳差，月经先期，量多，睡眠和二便尚可，舌质紫暗、苔白，脉细涩。

**中医诊断：** 内伤发热（瘀血发热型）。

**治法：** 活血化瘀，凉血清热。

**方药：** 血府逐瘀汤加减。当归 15g，生地黄 15g，桃仁 15g，红花 10g，枳壳 10g，白芍 10g，柴胡 15g，川芎 15g，牛膝 10g，知母 10g，生甘草 10g。7 剂，水煎服，每日 1 剂。

**2014 年 10 月 30 日二诊：** 患者无发热，小腹疼痛症状好转，仍觉乏力、纳差。继服上方 7 剂，水煎服，每日 1 剂。

**【按语】** 疾病迁延不愈，引起脏腑经络气血瘀滞，瘀血既是杂病所形成的产物，又是导致多种病症的病理因素。《灵枢•痈疽》言："营卫稽留于经脉之中，则血泣而不行，不行则卫气从之而不通，壅遏而不得行，故热。"外伤、劳倦、出血等原因导致瘀血，或肝气郁结日久，气郁不行，则血行瘀滞，阻滞经络，气血壅遏而发热。发热以午后或夜间为甚，或自觉身体某些局部发热，口干不欲饮，躯干或四肢有固定痛处或有肿块，或见肌肤甲错，舌质紫黯或有瘀点、瘀斑，脉涩。瘀血内滞日久致气虚，气虚则愈致瘀，常兼见气短懒言，神疲无力。瘀血与血虚有一定的关系，瘀血不去，新血不生，引起血瘀兼血虚发热，正如《医门法律•虚劳论》中提到："血瘀则新血不生，并素有之血，亦瘀积不行，血瘀则荣虚，荣虚则发热。"在治疗血瘀发热时，活血化瘀为主，兼益气养血，方用血府逐瘀汤，热甚者加白薇、丹皮以清热凉血，血虚较甚者加白芍、熟地黄、阿胶以补血健脾。患者月经先期、量多，病程日久导致气血两虚，血液运行不畅，血脉瘀阻，壅遏不通，故见发热。瘀血发热的治疗以活血化瘀、凉血清热为法，不可妄投苦寒，以免伤正。

## 六、湿郁发热案

蔡某某，男，72 岁，溧水人。2013 年 8 月 1 日就诊。主诉：术后反复发热 4 年。患者 2009 年于当地医院行胆结石切除手术后常易恶寒发热。就诊时患者身热微寒，右胁疼痛不适，乏力腿软，胃纳尚可，大便日行 1 次，成形，小便正常，舌苔薄黄、质暗红，脉细弦。

**中医诊断：** 内伤发热（湿郁热发型）。

**治法：** 宣化畅中，清热利湿。

**方药：** 自拟方。醋柴胡 6g，广郁金 10g，片姜黄 10g，制香附 10g，茵陈 12g，青蒿 12g，金钱草 12g，海金沙（包煎）12g，赤白芍（各）10g，丹皮参（各）10g，炙鸡内金 10g，焦楂曲（各）10g。14 剂，水煎服，每日 1 剂。

**2013 年 8 月 15 日二诊：**患者诉服药后热退，但右胁仍感隐痛不适，按之加剧，原方加川楝子 10g、炒延胡 12g。14 剂，水煎服，每日 1 剂。

【按语】 湿性黏滞，重浊趋下，易损阳气，常起病缓、病程长、难速愈；湿为阴邪，热为阳邪，两者相合，缠绵难解，形成湿包热外，热处湿中，郁遏蒸腾的病理机转。由于湿邪郁阻，卫气不宣，热为湿遏，气机不畅，湿邪不化，常表现为发低热，上午热轻，午后热势渐增，伴心胸烦闷，脘腹痞闷，纳呆厌食，渴不欲饮，呕恶口苦，大便溏泄不爽等症状。湿邪留恋气分，湿遏热伏，须先化湿，湿去热自退，湿不化，热亦难清。患者为老年男性，行胆结石切除术后，反复出现右胁不适、发热，考虑为慢性胆道感染，属于中医"胁痛""内伤发热"范畴。青蒿虽属清虚热药，但实热者亦可使用，柴胡、青蒿同用，治疗肝郁有热每获良效。病程中兼有外感，以邪实为主，故转以清宣。

# 第七节 肥　胖

肥胖是指体内膏脂堆积过多，体重增加，体形发胖，或伴有头晕乏力等症状的疾病。病因有饮食失节、缺乏运动年老体弱、先天禀赋不足。基本病机总属阳气虚衰，痰湿偏盛。病位主要在脾胃，与肾关系密切，亦涉及心肺肝。病理因素以痰湿为主，与水饮、气滞、血瘀、郁热密切相关。病理性质有虚实之分，常表现为本虚标实。治疗要辨标本虚实，脏腑病位。补虚常用健脾益气、温阳补肾补肺养心；泻实常用祛湿化痰.结合清热、行气、利水、消导、通腑、化瘀。

## 一、胃热火郁案

谭某，26 岁，女。体重 80kg，身高 160cm。2015 年 3 月 3 日来诊，主诉：肥胖 3 年。平素不注意控制饮食，缺乏运动。希望通过针刺减肥控制体重。见面色红润，问其病史，平时容易饥饿，刚吃完不久就觉得肚子饥饿，但总感觉肚子胀胀的却又想吃东西，中午总感觉心烦头昏，早上起床自觉口干口苦，喜欢喝冷饮，大便顺畅，容易便秘。舌红，苔黄腻，脉弦滑数。

**中医诊断：**肥胖（胃热火郁型）。

**治法：**清泄胃火。

**治疗：**拟针刺加埋线治疗。取穴腹针、手足阳明经、局部选穴。并拟小承气汤合保和丸。厚朴 20g，枳实 20g，大黄 9g，山楂 10g，陈皮 6g，莱菔子 15g，茯苓 20g，半夏 10g，连翘 10g。针刺隔天一次，埋线一周一次。一周后复诊，大便较前通畅，仍易饥饿。坚持守方一个月，中药每 2 天一剂。1 月后，患者体重 76kg。患者见有疗效，依从性增加，嘱其加强运动，调理饮食，配合针刺埋线及中药调理。可较好控制体重。

【按语】 肥胖是一种多基因遗传的代谢性疾病，与多种疾病相关，可增加糖尿病、高血压、痛风、脂肪性肝病、多囊卵巢综合征等疾病的患病风险，影响远期寿命。我国成年人( ≥18 岁) 超重率为 34.3%，肥胖率为 16.4%，国民肥胖管理形势不容乐观。中医药治疗肥胖有着独特优势，不仅可以减轻体重，对改善代谢（降血糖、降血脂、降尿酸），改善胰岛素抵抗，治疗肥胖相关并发症如代谢性脂肪性肝病等方面也有着良好疗效。本例患者胃热火郁，则多食而消谷善饥；过多精微内聚；变为膏脂则肥胖；食多则脾运不及，积热内停，故脘腹胀满，便秘或大便不爽；火热上扰，面色红润，心烦头昏；火热伤津，则口干口苦，口渴引饮。肥胖多因饮食过量缺乏运动导致，需从饮食运动进行调理方可控制。结合日常中药辨证调整。

## 二、痰湿内盛证

刘某，30 岁，男。体重 76kg，身高 163cm。2016 年 7 月 13 日来诊，主诉：疲倦乏力 2 年。平素不注意控制饮食，嗜食甜品，缺乏运动。希望通过针刺减肥控制体重。见形体肥胖，问其病史，觉身体沉重，疲倦，容易犯困，最近总觉得胸口闷，口干而不欲饮，大便多日不排，舌质淡胖大，苔白腻，脉滑。

**中医诊断：**肥胖（痰湿内盛型）。

**治法：**行气健脾，化痰利湿。

**治疗：**拟针刺加埋线治疗。取穴腹针、手足阳明经、局部选穴。并拟中药导痰汤。半夏 15g，橘红 10g，茯苓 30g，枳实 20g，天南星 10g，甘草 10g。7 剂，水煎服，每日一剂。针刺隔天一次，埋线一周一次。

**2016 年 8 月 20 日二诊：**1 个月后，患者体重 70kg。患者见有疗效，依从性增加，嘱其加强运动，调理饮食，配合针刺埋线及中药调理。可较好控制体重。

**【按语】** 脾主运化水湿，脾虚则水湿不运而困于脾，又反而影响脾之运化。脾为湿困，则更进一步阻碍了脾之转输运化功能，如湿邪日增而脾气益虚，最终的病机特征是虚实夹杂。脾虚日久，水饮停聚则化为痰，如《丹溪心法》言："肥人多痰多湿。"临证时，应根据湿、痰与脾之间的相互关系，分清脾虚与痰湿的轻重、主次，才能正确辨证选方。本例患者痰湿内盛，留于体内，阻滞气机，则形体肥胖而体重；湿性重着，湿困肌肉，则肢困懒动；痰湿阻于三焦，则头晕、胸满脘痞、大便异常；湿邪内盛，津液输布失常，不能养窍，则口干而不喜饮。控制体重多从运动加饮食调理，并增加患者依从性亦是关键。配合针刺埋线可加强效果。

## 三、脾虚湿盛证

陈某，18 岁，男。体重 70kg，身高 156cm。2016 年 8 月 13 日来诊，主诉：疲倦乏力 1 年余，平素不注意控制饮食，嗜食雪糕冷饮，见好吃的便暴饮暴食，缺乏运动。家人陪同来诊，希望通过针刺减肥控制体重。见肥胖臃肿，神疲乏力，问病史，自诉身体沉重，易困不想走动，近日觉胸口闷胀，肚子胀满感，四肢会有水肿，晨轻暮重，劳累后明显，饮食较前偏少，小便不利，便秘，舌淡胖边有齿印，苔薄白腻，脉濡细。

**中医诊断：**肥胖（脾虚湿盛型）。

**治法：**健脾行气，化痰利湿。

**治疗：**拟针刺加埋线治疗。取穴腹针、手足阳明经、局部选穴。并拟中药参苓白术散。炒白扁豆 30g，白术 20g，茯苓 20g，甘草 10g，桔梗 15g，莲子 15g，党参 20g，砂仁 10g（打碎后下），山药 30g，薏苡仁 30g。7 剂，水煎服，每日一剂。针刺隔天一次，埋线一周一次。

**2016 年 8 月 25 日二诊：**大便较前通畅，四肢水肿感较前缓解。坚持守方一个月，中药每天一剂随证加减。

**2016 年 9 月 10 日三诊：**体重 65kg，自诉偶有口干口苦，指出此时热势较盛，遂加入芦根清热生津。

**【按语】** 该患者因学习压力较大，加之平素嗜食肥甘，胃强脾弱，以致中焦痰湿困阻，脾为湿困，脾失健运，精微输布失常，郁而为痰，发为形体肥胖。又痰湿困阻阳气，则身重不爽，倦态乏力。三诊时患者诉偶有口干口苦，结合之前症状，指出此时热势较盛，遂加入芦根清热生津。同时嘱患者注意调畅情志，注重饮食均衡，加强体育锻炼，调整生活作息，以收良效。

## 四、脾肾阳虚证

何某，17岁，男。体重65kg，身高160cm。2016年11月13日来诊，主诉：神疲乏力3月余。平素不注意控制饮食，嗜食雪糕冷饮，缺乏运动。家人陪同来诊，希望通过针刺减肥控制体重并调理身体。见形体肥胖，颜面虚浮，面色㿠白，自诉近日神疲乏力，腹胀，易腹泻，偶尔走动便出汗，运动则更甚，怕冷，穿多少衣服都不行。摸其手脚冰冷，下肢微水肿，问诊得知其小便色清长，舌淡胖，苔薄白，脉沉细。

**中医诊断：** 肥胖（脾肾阳虚型）。

**治法：** 温补脾肾，化气利水。

**方药：** 真武汤合苓桂术甘汤加减。茯苓40g，芍药40g，生姜20g，制附子20g（先煎），白术30g，桂枝10g。21剂，水煎服，每日一剂。

2016年12月3日电话随访，患者诉体重较前减轻5kg，已无腹泻，继续守方。

**【按语】** 肥胖的病因不外乎暴饮暴食、嗜食肥甘、缺少运动、久卧久坐、禀赋体质异常等。然其病机关键在于脾、肾虚损。脾脏虚弱，无法正常输布水谷精微和津液，化为膏浊；肾阳虚衰，失于气化与温煦，久而内生痰浊，均可导致肥胖。此外，脾肾亏虚还可致气滞、血瘀、郁热内生，最终形成痰湿、气滞、血瘀、内热兼夹之症候。本例患者脾肾阳虚，气化不行，水饮内停，则颜面虚浮，面色㿠白，下肢水肿，小便清长；脾虚失运，气血亏虚，水湿不化，则神疲乏力，腹胀便溏；阳气亏虚，卫表失固，腠理开泄，则自汗，动则更甚；阳虚失于温煦，则畏寒肢冷。中药温阳化气行水后，体重减轻较快，但脾运化功能恢复，体重易反弹，需加强运动巩固药效。

## 五、气郁血瘀证

何某，37岁，女。体重65kg，身高160cm。主诉：疲倦乏力2月余，平素控制饮食一般，缺乏运动。2017年3月13日来诊，希望通过针刺减肥控制体重并调理身体。见肥胖，面晦唇黯，肢端色泽不鲜，自诉身体有沉重感，不想动，总喜欢唉声叹气，感觉胸口闷，胁满，失眠，月经不调，有时提前，有时推迟，经血色黯。舌质黯有瘀点，舌苔薄，脉涩。

**中医诊断：** 肥胖（气郁血瘀型）。

**治法：** 理气解郁，活血化瘀。

**治疗：** 拟针刺加埋线治疗。取穴腹针、手足阳明经、手足少阳经、局部选穴。并拟中药血府逐瘀汤加减。当归20g，赤芍15g，桃仁10g，红花10g，川芎20g，生地黄20g，牛膝20g，枳壳30g，桔梗20g，柴胡10g，甘草10g。7剂，水煎服，每日1剂。针刺隔天一次，埋线一周一次。

**2017年3月24日二诊**：胸口闷胀感减轻，睡觉较前改善。坚持守方一月，中药每天一剂随证加减。

1月后，患者体重63kg。嘱其加强运动，调理饮食，配合针刺埋线及中药调理，可较好控制体重。

【按语】 脾胃为气机升降之枢纽，脾虚导致气机升降失调，从而使肝失疏泄，气郁于内，而肝气乘脾又会加重脾虚。气虚导致血运不健而成瘀，血瘀则继续加重气郁，从而使机体代谢障碍，膏浊内生，加重肥胖；或痰浊内停日久，阻滞气血运行，日久成瘀，瘀血内结。痰湿蕴久化热，或气郁化火，可产生内热。本例患者气郁血瘀，膏脂内聚，故见肥胖身重，面晦唇黯，肢端色泽不鲜，喜太息，胸闷胁满；心神失养，失眠；肝肾精血不足，瘀浊内阻，故见月经不调。此类患者需加强中药调理，体质调整是其根本。

# 第八章 肢体经络疾病

## 第一节 腰 痛

腰痛又称"腰脊痛"，是指因外感内伤或挫伤导致腰部气血运行不畅或失于濡养，引起腰脊或脊旁部位疼痛为主要症状的一种病证。急性腰痛，病程较短，轻微活动即可引起一侧或两侧腰部疼痛加重，脊柱两旁常有明显的按压痛。慢性腰痛，病程较长，缠绵难愈，腰部多隐痛或酸痛，常因体位不当、劳累过度、天气变化等因素而加重。腰痛一证在古代文献中早有论述。《素问·脉要精微论》载："腰者，肾之府，转摇不能，肾将惫矣。"首先提出了肾与腰部疾病的密切关系。《素问·刺腰痛》根据经络循行，阐述了足三阴、足三阳以及奇经八脉为病所出现的腰痛病证，并介绍了相应的针灸治疗。《金匮要略·五脏风寒积聚病脉证并治》言："肾著之病，其人身体重，腰中冷，如坐水中……腰以下冷痛，腹重如带五千钱，甘姜苓术汤主之。"论述了寒湿腰痛的发病、症状与治法。《诸病源候论·腰背病诸候》认为，腰痛是由于"肾经虚，风冷乘之"，"劳损于肾，动伤经络，又为风冷所侵，血气击搏，故腰痛也"。在发病方面强调肾虚，风寒留着，劳役伤肾，坠堕伤腰及寝卧湿地等因素，并以突然发作者，称卒腰痛，反复发作，经久不愈者称久腰痛。

### 一、寒湿腰痛案

叶某，女，62岁，腰痛6年，加重1个月前来就诊。患者诉腰痛，阴雨天加重，卧床休息可以缓解，疼痛可以忍受，伴腰酸，乏力，舌苔薄白，脉沉细。辅助诊断CT提示$L_{4\sim5}$椎间盘突出，伴有骨质疏松症。

**中医诊断**：腰痛（寒湿型）。

**治法**：祛风散寒，除湿止痛，并补益肝肾。

**方药**：独活寄生汤加减。独活15g，桑寄生18g，秦艽9g，防风6g，细辛5g，当归18g，川芎9g，熟地黄18g，白芍18g，肉桂12g，茯苓9g，杜仲30g，怀牛膝18g，人参6g（另煎兑服），甘草6g，白花蛇10g，地龙15g，熟附子5g。7剂，水煎服，每日1剂，早晚分服。

服药1周后患者自诉腰痛症状减轻。继服7剂，腰部疼痛症状基本消失，活动自如，改服水丸（细辛改为3g，去熟附子），戴护腰，随访1年半，腰痛症状未复发。

**【按语】** 独活寄生汤原为治疗"夫腰背痛者，皆犹肾气虚弱，卧冷湿之地当风所得也，不时速治，喜流入脚膝，为偏枯冷痹缓弱疼痛，或腰痛挛脚重痹"而设，方中重用独活为君，辛苦微温，善治伏风，除久痹，且性善下行，以祛下焦与筋骨间的风寒湿邪。臣以细辛、防风、秦艽、肉桂，细辛入少阴肾经，长于搜剔阴经之风寒湿邪，又除经络留湿；秦艽祛风湿，舒筋络而利关节；当归、川芎、熟地黄、白芍养血和血，人参、茯苓、甘草健脾益气，怀牛膝辅助杜仲补益肝肾，筋脉得养，疼痛自止。熟附子、地龙、白花蛇寒温并用加强祛寒湿功效又制附子、地龙的辛燥之性。

## 二、湿热腰痛案

患者，女，56岁，农民。患者自诉腰痛半年有余，经影像学检查提示为腰椎骨质增生。最近腰痛加剧，晨起最痛，活动后疼痛减轻，痛处伴有热感，大便干结，小便可。热天和雨天疼痛加重，舌红，舌体偏胖苔黄腻。

**中医诊断：** 腰痛（湿热型）。

**治法：** 清利湿热兼调补肝肾。

**方药：** 四妙散加味。苍术20g，黄柏15g，薏苡仁30g，牛膝15g，防己15g，木瓜20g，桑寄生20g，秦艽15g，骨碎补20g，苏木15g。7剂，水煎服，每日1剂，早晚分服。

**【按语】** 本案乃湿热壅于腰部，经气不利所致。方中苍术性温、燥湿，黄柏苦寒专清下焦之热，合薏苡仁清利湿热。再以牛膝通利筋脉，并能引药下行直到病所，同时又能强壮腰膝，四药合用为四妙散。加味木瓜舒筋活络，通利腰府；增补防己、秦艽、苏木通经止痛，并以桑寄生、骨碎补调补肝肾而活血止痛。

1周后复诊，患者自觉腰痛大减，热感已除，活动转侧基本恢复。

## 三、瘀血腰痛案

李某，男，24岁，文员，因腰痛伴转侧不利1天余前来就诊，自诉昨日运动时出现腰痛，稍作休息后，症状缓解，故未做进一步处理。今日晨起出现腰痛剧烈，翻身起立均困难，站立时转侧受限，无下肢牵涉性疼痛，一侧腰肌有僵直感，压痛点固定，扶行至门诊。查体排除骨折、腰椎间盘损伤性疾病，胃纳可，二便调，舌淡红，边有瘀斑，苔薄白，脉沉细涩。

**中医诊断：** 腰痛（瘀血型）。

**治法：** 活血祛瘀，通经止痛。

**方药：** 身痛逐瘀汤加味。秦艽10g，羌活10g，桃仁15g，红花10g，当归10g，白芍15g，川芎10g，五灵脂10g，没药10g，川牛膝15g，香附15g，地龙15g，白附片10g，桂枝10g。3剂，水煎服，每日1剂，早晚分服。

**【按语】** 本病因外伤导致腰部经筋受损，局部血瘀于内，致气血运行不畅，凝滞不通，不通则痛。治疗首要活血散瘀，条畅气机，而且患者症状明显为晨起时分，需考虑夜间阴分重，寒邪留滞局部主闭塞收引，受之经脉挛急，则见腰部活动严重受限，因此需兼顾散寒通络。方中秦艽、羌活、地龙祛风湿，通络止痛；桃仁、红花通利血脉，散瘀止痛；五灵脂、没药、香附行气散瘀定痛，消肿；川牛膝逐瘀通经，通利关节；当归、白芍、川芎、甘草活血化瘀兼养血和营，加用白附片散寒止痛，桂枝温通血脉，并以针灸及手法复位进行局部经筋调复。连服3剂后复诊，患者诉腰部疼痛大减，活动转侧恢复。

## 四、肾虚腰痛案

刘某，女，74岁，因腰膝酸软，下肢乏力反复发作3年余，加重1周就诊。患者见腰膝疼痛，稍劳即加重，畏寒肢冷，小便无力，夜尿增多，舌胖大苔薄腻，脉沉细，两尺重按无力。

**中医诊断：** 腰痛（肾虚型）。

**治法：** 温肾化气，通络止痛。

**方药**：金匮肾气丸加减。桂枝 15g，淡附片 10g（先煎），熟地黄 15g，山药 15g，山茱萸 15g，茯苓 15g，泽泻 15g，丹皮 15g，牛膝 15g，地龙 15g，牛蒡子 15g，甘草 10g。7 剂，水煎服，每日 1 剂，早晚分服。

**【按语】**　"腰为肾之府"，肾阳不足则腰痛，阳气不足故劳累加重病情，畏寒肢冷等，肾阳不足，膀胱气化不利，故见小便不利。本方中熟地黄、山茱萸、山药滋补肾阴；桂枝、附子温阳化气；茯苓、泽泻、丹皮利湿泄浊；加之牛膝、地龙、牛蒡子祛风通络，活血止痛。连服 7 剂，复诊诉症状缓解，予以金匮肾气丸继续调护。

# 第二节　痹　证

痹证是由于各种外邪侵袭人体，痹阻经络，气血运行不畅所导致的病证，以肌肉、韧带、关节发生疼痛、麻木、重着、屈伸不利，甚或关节肿大、灼热为主要临床表现。本病常与外感风、寒、湿、热等邪气及人体正气不足等因素有关。病位在肉、筋、骨。外邪侵入机体，痹阻关节肌肉经络，气血运行不畅，则导致此病。临床常分为行痹、痛痹、着痹等。痹证多见于西医学风湿性关节、类风湿关节炎、骨关节炎、纤维组织炎、神经痛等疾病之中。

## 一、行痹案

李某，男，57 岁，2017 年 9 月 26 日以"四肢关节游走性疼痛 3 个月"为主诉初诊。患者于 3 个月前出现四肢关节、肌肉疼痛酸楚，屈伸不利，疼痛呈游走性，初起恶风、头痛等症，纳欠佳，眠可，舌质淡红，苔白厚腻，脉浮缓。

**中医诊断**：行痹。

**治法**：祛风散寒除湿，温经通络止痛。

**方药**：防风汤加减。防风 20g，秦艽 15g，麻黄 15g，肉桂 10g，当归 15g，葛根、白芍各 20g，薏苡仁 15g，茯苓 20g，生姜、大枣、甘草各 10g。30 剂，水煎服，每日 1 剂。

服药 1 个月后四肢关节疼痛及活动不利已大为改善，恶风、头痛等表证也随之消失，胃纳好转。

**【按语】**　患者有十余年冬泳史，寒冬本是阳气收藏之时，患者却违反自然界规律在严寒冰冷的水中做运动使毛孔打开，毛孔开后寒湿之气从毛孔进入，寒湿之气自然留滞经脉，闭阻气血，且寒湿之邪沿经脉气血运行至全身关节、肌肉处，关节结构复杂，空间狭小，最易留邪，寒湿在体内浸淫多年，没有在春夏阳气升发时好好发汗便一直滞留体内，因此可出现全身多处关节肌肉疼痛酸楚，邪留关节自然屈伸不利。宜以辛温方药发汗解表除湿，通经活络。此例病位在四肢关节，关节属于筋之范畴，脾主四肢，肝主筋，故用药除了发汗散寒之品，需兼顾脾胃，养血柔筋。防风、秦艽、麻黄、肉桂祛风散寒温里；当归、葛根活血通络，解肌止痛；白芍柔筋止痛；薏苡仁、茯苓健脾渗湿；生姜、大枣、甘草调和营卫，茯苓、甘草更可固护脾胃。诸药合用可去皮里膜外寒湿之邪。

## 二、痛痹案

甄某，女，27 岁，2018 年 11 月 26 日以"产后半年，右腕疼痛 1 个月"为主诉初诊。患者半年前初孕分娩，右手经常怀抱婴儿，1个月前出现右腕外侧疼痛，痛势较剧，遇寒则痛甚，得热则痛缓，腕部屈伸不利，口淡不渴，微恶风寒，舌质淡，苔薄白，脉弦紧。查体：右侧桡骨茎突红肿，压痛明显，尺偏试验（+）。

**中医诊断**：痛痹。

**治法**：温经通络，行气止痛。

**方药**：乌头汤加减细辛 15g，麻黄 15g，白芍 20g，甘草 10g，黄芪 30g。5 剂，水煎服，每日 1 剂。

患者服药 5 天后腕痛及活动受限明显改善。

**【按语】**　患者产后，气血一度亏虚，筋脉失于濡养，且右手经常怀抱婴儿，右腕部的气血一定程度上受阻滞，俗称"妈妈手"。寒邪兼夹风湿，留滞经络，闭阻气血，故关节疼痛，痛势较剧，部位固定。治以温经通络、行气止痛之法。细辛、麻黄温经散寒，通络止痛；白芍濡养筋血并合甘草缓急止痛；黄芪益气固表，利血通痹。

## 三、着痹案

乔某，女，54 岁，2017 年 3 月 14 日以"双膝疼痛肿胀、活动不利半年"为主诉初诊。患者半年前出现双膝疼痛，屈伸不利，长时间行走及上下楼梯症状明显，局部肿胀，伴双膝附近肌肉酸痛，阴雨天气来临前有症状。舌质淡，苔白腻，舌体胖大，边有齿痕，脉濡缓。查体：双膝浮髌试验（+），双膝膝眼压痛（+）。膝关节片显示双膝骨性关节炎，关节积液少量。

**中医诊断**：着痹。

**治法**：散寒除湿，温经止痛。

**方药**：薏苡仁汤加减。薏苡仁 30g，黄芪、苍术各 20g，羌活、独活、防风各 15g，麻黄、桂枝、制川乌、当归、川芎、生姜、甘草各 10g。14 剂，水煎服，每日 1 剂。

服药 2 周后患者自觉双膝疼痛、肿胀感大为减轻，走路及上下楼较前轻松不少。

**【按语】**　患者体内有湿邪，故逢阴雨天气，同气相求，便会引动体内湿邪。湿邪兼夹风寒，留滞经脉，闭阻气血，故见肢体关节、肌肉酸楚、重着、疼痛、肿胀散漫，关节活动不利。薏苡仁、黄芪、苍术益气健脾除湿；生姜、甘草健脾和中；羌活、独活、防风祛风除湿；麻黄、桂枝、制川乌温经散寒，祛湿止痛；当归、川芎养血活血通脉。

## 四、风湿热痹案

邹某，男，47 岁，2018 年 5 月 30 日以"右跖趾关节红肿热痛 2 天"为主诉初诊。2 天前患者晚餐进食大量海鲜、烧烤后睡前突发右跖趾关节灼热红肿，痛不可触，右足不能着地，自行贴敷止痛膏，服用止痛药效果不明显，伴口干欲饮，烦躁、汗出、小便黄、大便干，舌红，苔黄厚腻，脉滑数。查体：右跖趾关节皮下结节。

**西医诊断**：痛风性关节炎。

**中医诊断**：风湿热痹。

**治法**：清热除湿，通络止痛。

**方药**：四妙白虎汤加减。生石膏 40g（先煎），知母 30g，黄柏、连翘、桂枝、防己、薏苡仁、滑石各 15g，杏仁、赤小豆、威灵仙各 10g。3 剂，水煎服，每日 1 剂。

患者服药 3 天后患关节红肿疼痛大为缓解，可下地行走，口干、烦躁、汗出诸症也改善良多。

**【按语】**　患者体内湿热之邪壅滞经脉，进食海鲜、烧烤等大量蛋白质使脾胃难以充分运化，致使滞留在关节内形成尿酸结晶。气血闭阻不通故见关节肿痛而热。湿为阴邪，重着黏腻，湿胜则肿，且气血不通，故有皮下结节，湿热交阻于内，故口渴、烦躁不安。生石膏、知母、黄柏、连翘清热坚阴；桂枝疏风解肌通络；防己、杏仁、薏苡仁、滑石、赤小豆、威灵仙共奏清利湿热、通络宣痹之功。

## 五、痰瘀痹阻案

田某，男，59 岁，2019 年 1 月 26 日以"左肘僵硬变形、屈伸不利 5 年，加重半年"为主诉初诊。患者 5 年前出现左肘肿胀刺痛，夜间痛甚，5 年期间症状逐渐加重，至近期局部肿胀消失，半年前出现关节僵硬变形，屈伸不利，左上肢重着，局部有硬结，纳一般，眠可，大便时有不成形。面色黧黯，唇色、舌质紫黯，苔白腻，脉弦涩。查体：左肘外侧稍压痛，有明显皮下结节。

**中医诊断：**痹证（痰瘀痹阻型）。

**治法：**化痰行瘀，蠲痹通络。

**方药：**桃红四物汤加减。桃仁 30g，红花、当归、川芎、白芍、茯苓各 20g，法半夏、陈皮各 15g，白芥子、竹沥、姜汁各 10g。15 剂，水煎服，每日 1 剂。

患者服药半个月后左肘外侧压痛消失，左上肢重着感缓解，屈伸活动较前灵活。

**【按语】**　患者为人好思虑，性格内向，常愁闷难解，借酒消愁，思虑及嗜酒皆伤脾生痰湿，此乃痰瘀互结，留滞肌肤，闭阻经脉，故关节肿胀刺痛，固定不移，夜间痛甚，痰瘀留滞皮肤，故见肤色晦暗，皮下硬结。治宜化痰行瘀，蠲痹通络。方中桃仁、红花、当归、川芎、白芍活血化瘀，通络止痛；茯苓、法半夏、陈皮、白芥子、竹沥、姜汁健脾化痰。患者病程日久，肘关节已严重受影响，上方诸药合用有助于疏调关节气血，并嘱患者平日多去户外运动，减少不必要的思虑。

## 六、肝肾两虚案

江某，女，75 岁，2018 年 10 月 26 日以"右膝肿胀畸形，屈伸不利 10 余年"为主诉初诊。患者 10 余年前出现右膝疼痛肿胀，自行敷贴药膏及间断进行针灸治疗感觉效果不明显，后逐渐演变为畸形，屈伸困难，行动不便，肌肉瘦削，关节时有灼热疼痛，伴腰膝酸软，心烦口干，头晕目眩，失眠，纳差，大便干，舌质淡红，苔少，脉沉细弱。

**中医诊断：**痹证（肝肾两虚型）。

**治法：**培补肝肾，舒筋止痛。

**方药：**补血荣筋丸加减。熟地黄、肉苁蓉各 30g，五味子、鹿茸、菟丝子、牛膝、杜仲各 25g，独活、桑寄生、天麻、防风、木瓜各 20g。15 剂，水煎服，每日 1 剂。

患者以上方加减服用 3 个月后右膝疼痛肿胀、腰部酸软有所缓解，局部屈伸受限有所改善。

**【按语】**　患者痹久伤阴，肝肾不足，筋脉失于濡养，故见关节肿胀畸形，屈伸不利；虚火内旺，故关节灼热疼痛；肝肾阴虚，可见腰膝酸软，头晕目眩；虚火扰心，故有心烦，失眠，宜培补肝肾，舒筋止痛。熟地黄、肉苁蓉、五味子滋阴补肾、养血暖肝；鹿茸、菟丝子、牛膝、杜仲补肝肾，壮筋骨；独活、桑寄生、天麻、防风、木瓜祛风湿，舒筋通络止痛。痹证缠绵难愈，需长期治疗，上方可制成丸剂或膏剂长期服用，并提醒患者平素注意防风、防寒、防潮，免受风寒湿邪侵袭，注意生活调摄，适当做舒展筋骨的锻炼，如八段锦等导引术，提高机体对病邪的抵御能力。

# 第三节　痉　病

痉病是以项背强急、四肢抽搐，甚至口噤、角张反张为主要表现的疾病。痉病治疗的原则是急则舒筋解痉以治其标，缓则扶正益损以治其本。同时，必须辨明外感与内伤、虚证与实证，切勿滥用潜镇息风之品。一般来说，外感发痉多属实证，治当先祛其邪，如属风寒湿邪，宜祛风散寒除湿；若邪热炽盛、热动肝风，风火相煽，宜清热息风止痉；若热邪入里而实热内结，消灼阴液致痉，宜泄热存阴止痉；热入心营，扰动神明，宜清心透营止痉；痰浊壅阻经脉，蒙蔽清窍，宜息风止痉，豁痰开窍。内伤发痉，多属虚证，重在治本扶正，临证当辨其损及脏腑而调之，若属伤津脱液，阴血亏虚者，当以增液、养阴、补血为主。

## 一、邪壅经络案

黄某，男，28岁，头痛2天，颈背僵硬不适。患者自诉2天前，与朋友打球时突遇下雨，因未能至兴，遂于雨天继续打球，回家后感四肢酸痛，恶风寒，以为是普通感冒，自服"日夜百服宁"，早早休息，次日起床肢体酸痛更甚，以上肢肩背部为甚，伴有手臂肌肉跳动不适，颈背僵硬，后项头痛。又平素嗜食生冷贪凉。诊其舌苔薄白，脉浮紧。因患者未接触针刺，并且不太愿意接受中药治疗，予悬灸颈背经络腧穴，以膀胱经、督脉为主，灸10分钟后，患者自觉有股热流进入体内，颈背部僵硬感大有缓解。继续灸10分钟。患者仍有头痛，结合灸法疗效，与患者沟通予以针刺治疗，达成一致后，予以针刺百会、风池、风府、肩井、列缺，行针刺泻法，动留针10分钟，出针后，头痛稍缓解，予灸盒灸关元、中脘，巩固疗效。嘱患者次日复诊。

【按语】　风寒湿邪，壅滞经络，故头痛，颈背强直；外邪侵于肌表，营卫不和，则恶寒；湿阻经络肌肉，故肢体酸重，本法可用羌活胜湿汤调和，或用葛根汤合桂枝汤。考虑患者抵触中药针刺，予艾灸温阳散寒，温经通络。见效后予针刺调理阴阳，并结合患者平素嗜食寒凉之物，予灸盒温中补虚调理体质。

## 二、肝经热盛案

高某，40岁，男，右侧脑血管瘤术后2周，神志清楚，言语不能，左侧肢体偏瘫。3天前突发高热，39.7℃，伴有牙关紧闭，手脚不自主抖动，偏瘫侧肢体痉挛，身体呈僵直紧张状态，予以冰袋降温、解热、解痉处理，症状缓解，体温控制在38℃左右，但症状反复，发作时体温曾测到40℃，并伴有角弓反张，予以对症处理后症状均有缓解，为进一步巩固治疗，请针灸科协助诊疗。会诊时见患者神色疲惫，面红目赤，唇红口干，舌质红绛，少苔，脉诊触及手部肤温高，脉弦细而数。患者住院期间发作时予相关西药对症处理，结合患者病情，初定治疗方案，予以针刺水沟、合谷、太冲、阳陵泉、曲池、大椎、后溪、申脉。行针刺泻法，动留针10分钟。出针后予以三阴交、足三里、涌泉针刺静留针20分钟。每日2次，上下午各一次。次日再诊，患者精神状态较前好转，昨夜无发作，体温有所回落，原治疗方案不变，予羚角钩藤汤加减，清肝潜阳，息风止痉。后续随诊。

【按语】　肝经热盛，阳亢于上，故高热；热极引动肝风，故见口中啮齿，手足躁动，项背强急，四肢抽搐，角弓反张。针刺取督脉、足厥阴肝经，督脉为病，脊强反折，水沟属督脉穴，可醒脑开窍，调神导气，为止抽搐的要穴。四关穴，合谷、太冲配，息风定惊的首选穴，"诸风掉眩，皆属于肝"，阳陵泉为筋会，可镇肝息风、缓解痉挛。再配大椎、曲池、后溪、申脉，共奏清热止痉之功。热痉急发，当以降温解痉首选，并保证呼吸通畅，在无西药治疗的条件下，行针刺泻法，可有效控制症状。临床上此类患者多以急救护入院，倘若无法立即用药，针刺开窍止痉可作为首选。

## 三、阳明热盛案

王某，男，65岁，大腹便便，既往高血压3年，不规律用药。症见：壮热汗出，项背强急，手足挛急，口噤啮齿，甚则角弓反张，腹满便结，口渴喜冷饮，舌质红，苔黄燥，脉弦数。

**中医诊断**：痉病（阳明热盛型）。

**治法**：清泻胃热，增液止痉。

**方药**：白虎汤合增液承气汤。生石膏30g（先煎），知母9g，炙甘草3g，粳米6g，玄参30g，麦冬24g，生地黄24g，大黄9g，芒硝5g。5剂，水煎服，每日1剂。

【按语】　邪热熏蒸阳明气分，宿滞中焦，阳明燥热内结，腑气不通，故便秘；热盛伤津，筋脉失养，则口噤啮齿，项背强直，甚至角弓反张，手足挛急，热扰神明，故神昏谵语。高热痉证，腑气不通，热扰神明，应釜底抽薪，急下之，并顾护津液。临床中中风患者多有吞咽受限，治疗上可用汤液舌下咽服，并配合针刺泻法，清热除烦，增液止痉。

## 四、心营热盛案

曹某，40岁，男，2018年春，被蛇咬伤后昏迷1周。全身肢体僵硬。2天前突发高热，体温39.7℃，伴有牙关紧闭，手脚抖动，身体呈僵直紧张状态，予以冰袋降温，解热、解痉处理，症状缓解，体温控制在38℃左右。症见：神昏，唇红齿干，口唇剥皮，舌质红绛，苔黄少津，脉细数。

**中医诊断**：痉病（心营热盛型）。

**治法**：清心透营，开窍止痉。

**方药**：清营汤合清瘟败毒饮化裁。生石膏50g（先煎），水牛角30g（先煎），生地黄18g，栀子10g，黄芩10g，连翘10g，知母10g，丹皮10g，黄连6g，赤芍10g，玄参10g，竹叶10g，桔梗6g，生甘草6g。5剂，水煎服，每日1剂。加以针刺水沟、合谷、太冲、阳陵泉，配膈俞、血海、劳宫、十宣。

二诊：口唇剥皮症状缓解，舌面有少许津液，药证相符，可守方7剂，后续随诊。

【按语】　热伤营阴，高热烦躁，热盛灼津，筋脉失养，热毒引动肝风，项背强直，四肢抽搐，热扰神明，神明失用，神昏谵语。蛇咬伤患者若未能及时祛除伤口毒液，必热毒攻心，伤及营血，痉证发作，除息风止痉，还需清心透营，开窍止痉。

## 五、痰浊阻滞案

郑某，56岁，男，仲夏日，突发头痛，继而自觉眼前发黑，而后四肢抽搐，关节僵硬，口吐白沫，旁人疾呼"120"送至入院，送院途中，逐渐苏醒，自诉眼前发黑后不知发生何事。既往有癫痫病史。入院后予以完善相关检查，对症处理。针灸科会诊，患者神志尚有些呆滞，胸口闷胀感，舌苔白腻，脉弦滑。

**中医诊断**：痉病（痰浊阻滞型）。

**治法**：豁痰开窍，息风镇痉。

**方药**：导痰汤加减。法半夏15g，橘红10g，薏苡仁30g，枳壳(麸炒)15g，胆南星10g，生甘草5g，钩藤10g（后下），石菖蒲10g，珍珠粉30g（冲服）。7剂，水煎服，每日1剂。

另予以针刺印堂、脑户、风府、大椎、百会、头维、太阳、申脉、后溪。风府穴采用刮针手法，大椎穴采用徐徐提插手法，其他各穴均采用捻转泻法，并拟导痰汤加减。次日诊，患者神色较前大有好转，舌脉趋于平缓，守方7日。针刺治疗早晚1次。

**【按语】** 痰浊上蒙清窍见头痛昏蒙、神情呆滞；痰阻经络，故项背强急，四肢抽搐；痰浊困中，运化失健，气机升降失常，胸脘满闷。治以豁痰开窍，息风镇痉。拟导痰汤并配合针刺治疗。印堂位于督脉过之处，为经外奇穴，有镇痉安神的作用。脑户为督脉与膀胱经的会穴也有明目醒神而止抽的作用。风府可以疏散风邪。大椎是手、足三阳经及督脉之会穴，能通调诸阳经之所而止抽搐。再配合其他有关经穴加强机体的调节功能，促进疾病的转愈。患者有癫痫病史，治疗当以调理预防为主，嘱患者定期前往针灸科门诊进行系统针刺调理。

## 六、阴血不足案

曾某，35岁，女。1个月前顺产一足月儿。患者于1天前突发四肢麻木，抽搐，双目直视，牙关紧闭，片刻自醒如常人，伴有汗出，神疲气短。家人遂送其前往医院急诊。入院后予以对症处理。询问病史，分娩时曾因失血过多输注血浆，妊娠期间有高血压病史。查体，形体消瘦，面色发黑，睡眠欠佳，夜间易出汗。易疲乏无力。胃纳欠佳，大便细软，小便频次多。其舌质红无苔，脉细数。

**中医诊断**：痉病（阴血不足型）。

**治法**：滋阴养血，息风止痉。

**方药**：四物汤合大定风珠。生牡蛎、龟板、鳖甲各30g（先煎），鸡血藤20g，阿胶（烊化兑服）、钩藤（后下）、川芎、地龙、生地黄、白芍、麦冬、五味子各10g，川牛膝、当归、火麻仁、郁李仁各15g，全蝎、甘草各6g。5剂，水煎服，每日1剂。

次日患者自诉精神较前好转，昨晚睡眠十分充足。查面色稍有变淡，舌面见少许苔，脉细数。继续守方治疗。考虑患者抽搐症状，予以针刺调理，拟针刺合谷、太冲、阳陵泉、膈俞、血海、足三里。

**【按语】** 气血两虚，不能营养筋脉，故项背强急，四肢麻木；血虚不能上奉于脑，则头目昏眩；血去则元气耗伤，卫外不固，故神疲气短而自汗。治以滋阴养血，息风止痉。针刺可调理阴阳，和营卫，针药并用，增强疗效。

# 第四节 痿 病

痿病是指肢体痿弱无力，不能随意运动的病证。病因有外感与内伤两类。外感多由温热毒邪或湿热浸淫，耗伤肺胃津液而成。内伤多为饮食或久病劳倦等因素，损及脏腑，导致脾胃虚弱、肝肾亏损。本病以虚为本，或虚实错杂。临床虽以肺热津伤、湿热浸淫、脾胃气虚、肝肾两虚、瘀血阻络等证型常见，但各种证型之间常相互关联。临床治疗时要结合标本虚实传变，扶正主要是调养脏腑，补益气血阴阳，祛邪重在清利湿热与温热毒邪。在治疗过程中还要兼顾运行气血，以通利经络，滋养筋脉，并注重预后调理。外邪致痿，务必及时救治，免成痼疾。多数早期急性病例，病情较轻浅，治疗效果较好，功能较易恢复；内伤致病或慢性病例，病势缠绵，渐至百节缓纵不收，脏器损伤加重，大多沉痼难治，年老体弱发病者，预后较差。

## 一、肺热津伤案

黎某，68 岁，男。近半年自觉体重下降明显，体形变瘦，初以为其他大病。到医院体检，查肿瘤项目，未见异常。遂以营养不良回家调理。1 个月前，患者突然发热，肢体软弱无力，以为感冒就诊于普通门诊，予以抗感染、消炎解热处理，症状改善不明显，体形较前更加消瘦，就诊于中医科门诊。见患者皮肤干燥，自诉心烦口渴，咳嗽以呛咳为主，痰少色黄，咽干，小便黄赤，大便干燥。查舌质红，苔黄，脉细数。

**中医诊断：** 痿病（肺热津伤型）。

**治法：** 清热润肺，滋阴润燥。

**方药：** 清燥救肺汤。桑叶 9g，生石膏 5g（先煎），炙甘草 3g，人参 5g（另煎兑服），桑白皮 10g，阿胶 5g（烊化兑服），麦冬 4g，杏仁 5g，胡麻仁 3g，枇杷叶 10g。3 剂，水煎服，每日 1 剂。

嘱患者注意均衡营养。复诊时患者诉症状改善明显，遂守方继续治疗。

**【按语】** 肺燥津伤，五脏失润，筋脉失养，则病起发热，或热后突然肢体软弱无力；热邪伤津，故见心烦口渴，溲短便燥；肺津不能上润肺系，可见咽干不利，咳呛少痰。治当以清热润肺，滋阴润燥。

## 二、湿热浸淫案

王某，65 岁，女。患者于 1 年前出现肢体困重，痿软无力，尤以下肢为甚。1 周前来诊，自诉手足麻木，喜凉恶热，以下午热甚，双下肢足大趾外侧关节疼痛肿胀，伴有小便赤涩热痛，平素有嗜酒史，嗜食海鲜。查体，扪及下肢足背微热。舌质红，舌苔黄腻，脉滑数。

**中医诊断：** 痿病（湿热浸淫型）。

**治法：** 清热利湿，通利筋脉。

**方药：** 加味二妙散。黄柏 10g，苍术 3g，萆薢 3g，龟板 3g（先煎），知母 3g。7 剂，水煎服，每日 1 剂。

嘱患者戒酒、不可贪食海鲜。1 周后复诊，症状好转，无明显疼痛胀感。继续守方 5 剂，并再次嘱患者戒酒、不可贪食海鲜。

【按语】　湿热浸渍，壅遏经脉，营卫受阻，故四肢萎软，身体困重，萎软常以下肢或两足为甚，手足麻木；湿热郁蒸，气机不化，身热不扬；湿热下注，故小便赤涩热痛。此案为痛风患者，治疗上除药物调理外，饮食亦当忌口。"诸湿肿满，皆属于脾"。肥甘厚味易伤脾胃，阻遏气机，化湿阻滞营卫。故需嘱患者戒酒、不可贪食海鲜。

## 三、脾胃气虚案

董某，45 岁，男。患者于 1 年前开始自觉肢体无力，神疲肢倦，少气懒言，初以为劳累所致，未引起注意，近半年无力更加明显，并且肌肉出现萎缩，1 周前来诊，见形体消瘦，神疲乏力，面色㿠白，问病史，纳呆便溏。舌淡，苔薄白，脉细弱。

**中医诊断：** 痿病（脾胃气虚型）。

**治法：** 补中益气，健脾升清。

**方药：** 参苓白术散合补中益气汤加减。党参 10g，茯苓 10g，白术 10g，升麻 10g，柴胡 6g，薏苡仁 15g，砂仁 10g（后下），山药 10g，五味子 10。7 剂，水煎服，每日 1 剂。

**复诊：** 患者精神较前好转，面色少许红润。继续守方半个月。嘱患者注意适当运动，注意营养，坚持复诊。

【按语】　脾主肌肉，脾失健运，生化乏源，气血亏虚，筋脉失养，故肢体痿弱无力，逐渐加重，甚则肌肉萎缩，纳呆便溏，神疲肢倦；气虚不能运化水湿，则见气短懒言，面色㿠白。治以补中益气，健脾升清，并制订适宜的运动方案。

## 四、肝肾两虚案

杨某，65 岁，男。患者于 3 年前出现腰酸背痛，遂前往某中医院就诊，予以针刺推拿手法治疗后，症状稍有缓解，坚持治疗半个月后，症状改善不明显，便停止治疗。2 年前，症状反复，出现腰部无力，不能久站，遂四方求医，针刺、推拿、中药、西药均尝试，效果不佳。2 周前，前来就诊，自诉腰膝酸软，不能久立，甚至走路时间长都辛苦，舌咽干燥，夜尿多，交谈中得知患者比较焦急。查体见腰背肌肉萎缩，腿胫瘦小，舌红少苔，脉细数。

**中医诊断：** 痿病（肝肾两虚型）。

**治法：** 补益肝肾。

**方药：** 虎潜丸加减。黄柏 10g，龟板 20g（先煎），知母 9g，熟地黄 30g，陈皮 10g，生白芍 30g，锁阳 12g，干姜 6g，怀牛膝 30g，鹿角、浙贝母、杏仁各 10g，木蝴蝶 6g，姜半夏 9g，柏子仁、酸枣仁各 30g。14 剂，水煎服，每日 1 剂。

同时配合针刺肾俞、大肠俞、华佗夹脊穴、太溪、三阴交，补法，留针 15 分钟，用悬灸肾俞到次髎直线。次日患者感觉稍有好转。遂守治疗方案，并嘱患者，此证需坚持治疗调理，并根据症状调整治疗方案，不可中途自觉症状缓解不明显就终止治疗。征得患者同意，治疗 2 周后，症状缓解明显。腰部较前明显有力，遂继续治疗，并嘱患者适当运动。

【按语】　肝肾亏虚，阴精不足，筋脉失养，痿病渐成，下肢痿软无力；肝肾亏损，精髓不足，则腰膝酸软，不能久立，甚则步履全废，腿胫大肉渐脱；肝肾精血亏虚，则见目眩发落，咽干耳鸣。拟虎潜丸加减，配合针刺调理阴阳，补益肝肾，并使用悬灸温肾固阳。考虑患者求医心切，需加强患者沟通，配合治疗，方可达到满意效果。

## 五、瘀血阻络案

廖某，78 岁，女。脑梗死后遗症 5 年余。2016 年 7 月 1 日前来就诊，见形体瘦弱，四肢肌肉瘦削，肢体局部青筋显露，舌伸缩不利，复杂言语靠书写文字明确描述，自诉活动时伴有偏瘫侧肌肉隐痛不适，患侧手足麻木不仁。大便无力，小便量少。舌质暗淡有瘀斑，脉细涩。

**中医诊断：**痿病（瘀血阻络型）。

**治法：**益气养血化瘀通络。

**方药：**圣愈汤合补阳还五汤加减。生黄芪 25g，丹参 15g，当归 12g，白芍 15g，川芎 10g，生地 10g，茯苓 15g，白术 10g，牛膝 12g，栀子 10g，丹皮 10g，地龙 10g，桂枝 6g，三七粉 1g（冲服），甘草 6g。7 剂，水煎服，每日 1 剂。

同时针刺水沟、百会、廉泉、肩髃、合谷、太冲、足三里。动留针 20 分钟，足三里针刺补法，余用泻法。1 周后复诊，患者手足麻木感减轻，与患者沟通，嘱其坚持复诊，予以针药配合加强疗效。

【按语】 久病体虚，气虚血瘀，阻滞经络，筋脉失养，故见四肢痿弱，肌肉瘦削，气虚不能鼓舞血行，四末失养，则手足麻木不仁，四肢青筋显露，舌痿不能伸缩。治当益气养血、化瘀通络。结合针药并用，治痿独取阳明，取穴多以阳明经为主，配合督脉，可加强功效。